acute kidney injury

AKI
急性腎障害
治療の実際

編著 阿部雅紀
日本大学医学部内科学系腎臓高血圧内分泌内科学分野主任教授

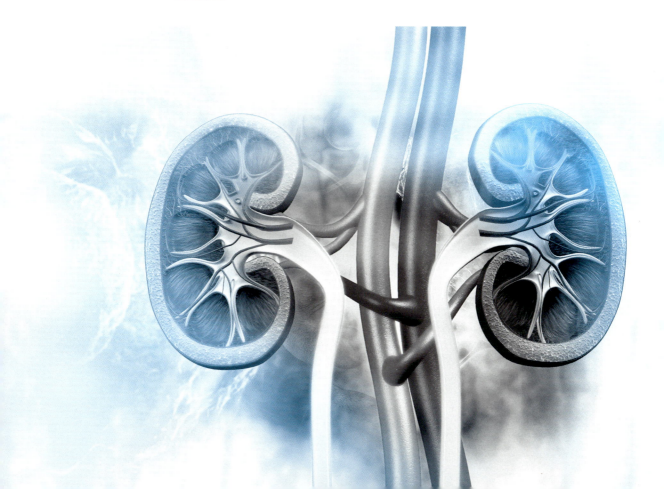

謹 告

本書に記載されている事項に関しては，発行時点における最新の情報に基づき，正確を期するよう，著者・出版社は最善の努力を払っております。しかし，医学・医療は日進月歩であり，記載された内容が正確かつ完全であると保証するものではありません。したがって，実際，診断・治療等を行うにあたっては，読者ご自身で細心の注意を払われるようお願いいたします。
本書に記載されている事項が，その後の医学・医療の進歩により本書発行後に変更された場合，その診断法・治療法・医薬品・検査法・疾患への適応等による不測の事故に対して，著者ならびに出版社は，その責を負いかねますのでご了承下さい。

序文

　第二次世界大戦以降，臨床領域で注目を集めたARF（acute renal failure）ですが，当時は外傷などにより発症することが多く，健康成人を襲う突然の生命の危機でした。一方，1970年以降は血液浄化療法の進歩により救命しうる疾患となったことから，ARFの予後が大きく改善されてきました。しかし，ARF全体の死亡率は50％前後と高い水準にとどまっていました。これは集中治療室（ICU）でよくみられる多臓器不全の一分症としてのARFの死亡率が高いためと考えられてきました。高頻度となった背景には高齢者の増加に加え，医療技術の進歩に伴いより侵襲的な手術が増加したこと，敗血症や術後の多臓器不全が増加したことが挙げられます。また，ICUの普及，循環・呼吸管理の進歩により重症患者の管理の中で「腎機能低下」が課題として残されてきた現状があります。

　そして約60年の時を経て急性腎障害（acute kidney injury；AKI）の概念と診断基準がつくられ，ARFという診断名が過去のものとして扱われる時代に突入しました。AKIの概念が形成される過程での重要な出来事は2004年の「ARFの診断基準としてのRIFLE基準」の提案であり，この段階では「ARFの診断基準」とされていましたが，2005年の「RIFLE基準の改訂版」として「AKIの診断基準」が提案され，AKIの概念と診断基準の基礎が確立されました。その後，2012年にKDIGOによるAKIの診断基準が発表され現在に至っています。

　わが国では日本腎臓学会，日本集中治療医学会，日本急性血液浄化学会などAKIの診療に携わる5学会により「AKI（急性腎障害）診療ガイドライン2016」が策定され，その中で「AKIの診断にはKDIGO基準を用いること」が提案されており，我々腎臓専門医にとって重要なガイドラインとなっています。しかしガイドラインはRCTなどに裏付けされたevidence-based medicineから先に踏み出すことはなかなか難しいのが実状で，この点で腎臓非専門の先生の日々のAKI診療において，細かい具体的な疑問がまだ存在するのも事実です。そこでこの溝を埋めるために，AKI診療に精通する先生方より，ガイドラインから一歩踏み込んだ形で，より本音に近い部分で診療のノウハウを解説して頂く書籍を企画・製作いたしました。

　したがって，本書はAKI診療に関する"最新"かつ"実践的"な内容となっており，日々AKI診療に携わるすべての先生にとってすぐに役立つものと思います。本書が諸先生方の診療の助けとなり，引いては，AKIの予後向上につながれば幸いです。

日本大学医学部内科学系腎臓高血圧内分泌内科学分野主任教授　阿部雅紀

目次

第1章　総論──AKIの診断・鑑別・検査・病理　　**1**

1　ARFからAKIという概念への変遷　　**2**

2　AKIの診断基準──(1) AKIの診断基準　　**5**

3　AKIの診断基準──(2) ベースラインの腎機能評価　　**10**

4　AKIの診断基準──(3) 尿量による評価　　**13**

5　AKIの原因──総論　　**17**

6　腎前性AKIと腎性AKI──(1) 鑑別ポイント　　**23**

7　腎前性AKIと腎性AKI──(2) 腎前性AKIの治療　　**30**

8　AKIのバイオマーカー　　**36**

9　AKIの病理　　**41**

10　AKIの画像診断　　**50**

11　AKIの発症・進展要因──(1) 血管作動性物質・HIF-1α　　**58**

12　AKIの発症・進展要因──(2) 炎症性サイトカイン・ケモカイン　　**64**

第2章　AKIの治療──病因別の対応　　**71**

1　敗血症とAKI　　**72**

2　心不全とAKI　　**83**

3　肝腎症候群　　**90**

4　心臓手術とAKI　　**96**

5　非心臓手術とAKI　　**102**

6　血液疾患とAKI　　**112**

7　薬剤性AKI──(1) 抗腫瘍薬　　**116**

8　薬剤性AKI──(2) ヨード造影剤：造影剤腎症　　**121**

9　薬剤性AKI──(3) NSAIDs, 抗菌薬, 免疫抑制薬　　**126**

10　コレステロール塞栓症　　**131**

11　小児AKI　　**135**

第3章　AKIの予防と治療 **143**

1 薬物療法──(1) 利尿薬 **144**

2 薬物療法──(2) カルペリチド **152**

3 薬物療法──(3) 低用量ドパミン **156**

4 AKI時の輸液 **161**

5 AKI患者の栄養管理 **168**

6 AKIの血圧管理 **178**

7 AKIの呼吸管理と急性肺障害 **184**

8 AKIの水・電解質管理 **190**

第4章　AKIに対する血液浄化療法 **199**

1 開始の指標・開始時期と終了時期 **200**

2 血液浄化量 **204**

3 急性血液浄化療法 **209**

4 Modality──(1) CRRT (持続的腎代替療法) **214**

5 Modality──(2) SLED (持続低効率血液透析) **222**

6 Modality──(3) IRRT (間欠的腎代替療法) **231**

7 抗凝固薬の選択 **239**

8 ヘモフィルターの選択 **245**

第5章　AKIの予後とフォローアップ **251**

1 AKI患者の予後とフォローアップ **252**

索 引 **258**

執筆者一覧

編 者

阿部雅紀　日本大学医学部内科学系腎臓高血圧内分泌内科学分野主任教授

執筆者 (執筆順)

海津嘉蔵　医療法人海の弘毅会 新北九州腎臓クリニック理事長

井上紘輔　高知大学医学部内分泌代謝・腎臓内科助教

寺田典生　高知大学医学部内分泌代謝・腎臓内科教授

一色　玲　東京大学医学部附属病院血液浄化療法部特任臨床医

土井研人　東京大学医学部救急科学講師

山田将平　聖マリアンナ医科大学腎臓・高血圧内科診療助手

小島茂樹　聖マリアンナ医科大学腎臓・高血圧内科助教

渡辺裕輔　埼玉医科大学腎臓内科専任講師/埼玉医科大学国際医療センター血液浄化部部長

岡田浩一　埼玉医科大学腎臓内科教授

松浦　亮　東京大学医学部附属病院腎臓・内分泌内科

野入英世　東京大学医学部附属病院腎臓・内分泌内科特任研究員

吉田輝彦　東京大学医学部附属病院腎臓・内分泌内科

勝馬　愛　日本医科大学解析人体病理学

清水　章　日本医科大学付属病院病理診断科部長/大学院教授

渋谷祐子　NTT東日本関東病院高血圧・腎臓内科部長/総合診療科部長

長谷川　頌　東京大学大学院医学系研究科腎臓内科学

南学正臣　東京大学大学院医学系研究科腎臓内科学教授

迫　恵輔　金沢大学大学院腎病態統御学・腎臓内科学

和田隆志　金沢大学大学院腎病態統御学・腎臓内科学教授

村田真理絵　聖マリアンナ医科大学腎臓・高血圧内科

柴垣有吾　聖マリアンナ医科大学腎臓・高血圧内科教授

髙島弘至　日本大学医学部内科学系腎臓高血圧内分泌内科学分野

後藤大樹　浜松医科大学医学部附属病院第一内科 (腎臓内科)

安田日出夫　浜松医科大学医学部附属病院第一内科 (腎臓内科) 診療科長/病院准教授

守矢英和　湘南鎌倉総合病院腎臓病総合医療センター部長

小林修三　湘南鎌倉総合病院院長代行/腎臓病総合医療センター長

脇野　修　慶應義塾大学医学部腎臓内分泌代謝内科准教授

関根章成	虎の門病院腎センター内科医員
星野純一	虎の門病院腎センター内科部長
近藤尚哉	京都大学大学院医学研究科腎臓内科学講座特定病院助教
柳田素子	京都大学大学院医学研究科腎臓内科学講座教授
小松康宏	群馬大学大学院医学系研究科医療の質・安全学講座教授
下田奈央子	日本医科大学腎臓内科学教室助教
鶴岡秀一	日本医科大学腎臓内科学教室教授
大竹剛靖	湘南鎌倉総合病院腎臓病総合医療センター腎免疫血管内科主任部長
清水翔一	日本大学医学部小児科学系小児科学分野
高橋昌里	板橋中央総合病院副病院長／イムスグループ小児科統括本部長
高橋直宏	東京医科歯科大学大学院医歯学総合研究科医歯学系専攻器官システム制御学講座腎臓内科学
蘇原映誠	東京医科歯科大学大学院医歯学総合研究科医歯学系専攻器官システム制御学講座腎臓内科学准教授
森　潔	静岡県立総合病院腎臓研究科部長
山田博之	京都大学大学院医学研究科腎臓内科学
松原　雄	京都大学大学院医学研究科腎臓内科学講師
鈴木洋行	公益財団法人田附興風会医学研究所 北野病院腎臓内科副部長
塚本達雄	公益財団法人田附興風会医学研究所 北野病院内科統括部長／腎泌尿器センター長
加藤明彦	浜松医科大学医学部附属病院血液浄化療法部 病院教授
平和伸仁	横浜市立大学附属市民総合医療センター腎臓・高血圧内科部長／血液浄化療法部部長
花房規男	東京女子医科大学血液浄化療法科准教授
本田謙次郎	東京大学医学部附属病院腎臓・内分泌内科助教
小口　萌	東京女子医科大学八千代医療センター救急科・集中治療部
貞廣智仁	東京女子医科大学八千代医療センター救急科・集中治療部准教授
佐野達郎	埼玉医科大学総合医療センター腎・高血圧内科助教
小川智也	埼玉医科大学総合医療センター腎・高血圧内科准教授
丸山範晃	日本大学医学部内科学系腎臓高血圧内分泌内科学分野
森口武史	山梨大学医学部救急集中治療医学講師
松田兼一	山梨大学医学部救急集中治療医学教授
鈴木俊嗣	東京女子医科大学血液浄化療法科
土谷　健	東京女子医科大学血液浄化療法科教授
中村謙介	日立総合病院救命救急センター長
根木茂雄	和歌山県立医科大学腎臓内科准教授
重松　隆	和歌山県立医科大学腎臓内科教授

第1章
総論——AKIの診断・鑑別・検査・病理

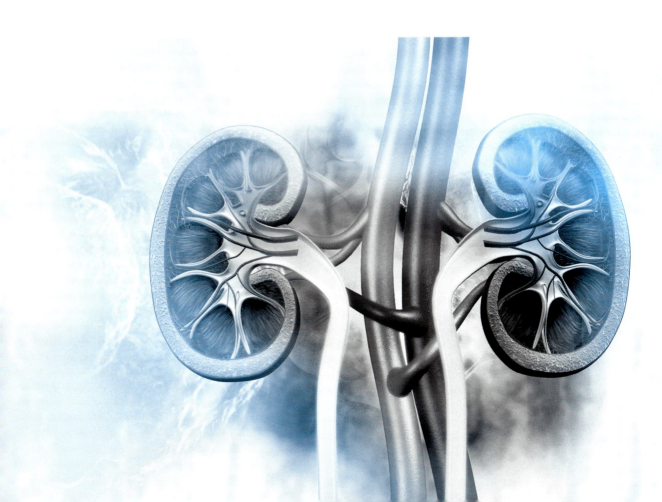

第1章

1

ARFからAKIという
概念への変遷

point

▶ 長い間腎臓医に親しまれてきた急性腎不全（acute renal failure；ARF）という疾患概念は，近年臨床で生じる疾患と病因が大きく変化したこと，予後に大きく影響する急性の腎障害は従来のARFの概念では対応できないことから，急性腎障害（acute kidney injury；AKI，以下本書ではAKIと呼称）という概念に変わった。

▶ 2012年にKDIGOからAKIの診断基準が発表され，日本でも日本腎臓学会・日本集中治療医学会・日本急性血液浄化学会など関係5学会の合同委員会により「AKI（急性腎障害）診療ガイドライン2016」が作成された。

▶ 慢性腎臓病（chronic kidney disease；CKD，以下本書ではCKDと呼称）と同様，AKIはわが国において臨床上きわめて重要な疾患であり，多くの患者のための研究が今後進むことが期待される。

1 AKI診断基準策定の流れ

　急性腎不全（ARF）という概念を初めて提唱し，紹介したのはHomer W. Smithで，成書「The Kidney」の中で紹介された[1]。以来，ARFは多く取り上げられ，研究されてきた。ARFは糸球体濾過量（glomerular filtration rate；GFR）の急速（数時間～数日）な低下によって生じる症候であり，高窒素血症，水，電解質，酸塩基平衡などの生体の恒常性が保てなくなった病態の総称である。多くは腎臓医，腎臓病理医を中心に研究されてきた。

　ところが，この30年間でARFの臨床像は大きく変化した（**表1**）。すなわち従来，ARF患者はあまり多くなく，腎臓だけの不全であることが多く，予後は良好なものから悪いものまで幅広くあった。近年，血液浄化療法の普及と進歩で死亡例は減少していた。しかし近年，心臓外科など大きな侵襲のある外科手術や，ICUにて患者が管理されることが多くなり，腎不全のみだけでなく，呼吸不全や肝不全など多臓器不全を呈する患者が増えた。さらに，新しい抗腫瘍薬の登場などに

表1 ▶ ARFの臨床像の変化

	患者数	病棟	不全臓器	治療医	原因	予後
従来	少	腎臓病棟	腎（単独）	腎臓医	腎前，腎性	良好〜不良
現在	多（急速増加）	ICU	多臓器	集中治療医 腎臓医	敗血症 術後	悪

この30年間にARFの臨床像は大きく変化した。

より，腎毒性の強い薬剤が開発され，腎臓内科以外の診療科においても腎障害を呈する患者が増えてきた。多臓器不全合併腎不全例などは予後がきわめて不良であり，腎代替療法などの高度かつ高額な治療が必要であることから早期診断と早期治療介入の必要性が高まってきた。また，従来のARFは定義が統一されておらず，治療成績の比較などができにくいという欠点があった。このような背景のもと，これらを解決するために，2000年に米国の腎臓内科医などがニューヨークで合同会議を開き，The Acute Dialysis Quality Initiative（ADQI）が結成された。ADQIは2004年4月に，ARFの診断基準としてRIFLE基準を公表した[2]。

その後，同年9月にはイタリアのベネチアに多数の国から代表が集まって会合が開かれ，Acute Kidney Injury Network（AKIN）が結成されて，初めてAKIの診断基準が提唱された。

筆者は第1回AKINに日本透析医学会代表として出席したが，会議の中では議論が沸騰し，かなり混乱した状況であった。それは，RIFLE分類という基準が既に存在した中で新たにAKINから分類を出すことへの抵抗があったためである。RIFLE分類に特別な不都合が乏しい中で，新たなAKINの分類導入の意義に対する疑問があった。各国代表がグループに分かれ，項目ごとに議論し，合意を形成，全体会議で発表し，コンセンサスをつくり上げるというプロセスであった。2日間にわたり議論が行われたが，結局結論は出ず，KDIGO（Kidney Disease：Improving Global Outcomes）から2012年にAKI診断基準が出されるに至ったというのが真実の姿であろう。RIFLE基準，AKIN基準，KDIGO基準については次項，第1章2に収録されているので，各々の相違を比較して頂きたい。

日本腎臓学会・日本集中治療医学会・日本急性血液浄化学会など関係5学会の合同委員会により作成された「AKI（急性腎障害）診療ガイドライン2016」ではAKIの診断にはKDIGO基準が優れているとしている。ただし，腎予後の予測についてはどの基準が優れているのか明らかではないとしている。

2 今後の展望

　臨床像が大きく変化したことから，従来のARFに変わり，AKIが軽度の腎単独の障害から多臓器障害まで多彩な背景を持つ病態を包含する概念となった。今後，AKIの診断基準により早期診断・早期介入することで多くの患者の治療成績が向上することを祈念する。

文献

1）　Smith HW：Acute renal failure related to traumatic injuries；in The Kidney：structure and function in health and disease. Oxford University Press, 1951.
2）　Bellomo R, Ronco C, Kellum JA, et al：Acute renal failure － definition, outcome measures, animal models, fluid therapy and information technology needs：the Second International Consensus Conference of the Acute Dialysis Quality Initiative (ADQI) Group. Crit Care. 2004；8(4)：R204-R212.

―――― 海津嘉蔵

第1章

2 AKIの診断基準──(1)

AKIの診断基準

point

▶ AKIは，集中治療領域で軽度の腎機能低下が，生命予後に影響することが臨床研究で明らかになり提唱されはじめた疾患概念である。

▶ RIFLE基準，AKIN基準と変遷してきているが，現在はKDIGOのAKI診断基準が使用されている。

▶ 基準の画一化が進むことで，臨床研究の評価が行いやすくなり，新たな診断，治療指針の作成が期待される。

1 AKIの疾患概念が生まれた経緯

AKIとは，軽度の腎糸球体濾過量の低下，蛋白尿の存在が，糖尿病，高血圧症等の生活習慣病と独立した心血管イベントの危険因子であることが見出され，CKDとして認識され注目されたように，集中治療領域にて軽度の腎障害が患者の生命予後に影響することが近年の観察研究で明らかとなったことを背景に提唱され，注目されはじめた疾患概念である。

AKIは入院患者の4～5%，ICU入院患者の20%に発症し[1]，近年，発症頻度は増加傾向にある。その一方，ICUにおけるAKIの死亡率は30%にものぼるとの報告もあり，AKIの早期発見と治療方法が確立していないことが死亡率の高い一因と考えられる。

一方，以前から存在していた急性腎不全(ARF)は，腎機能が低下することにより体液の恒常性の維持が急激に破綻した状態とされており，合併症や，基礎疾患の比較的少ない症例で外傷や感染症など突発的で激烈な侵襲により起こる病態を指すことが多く，原因を除去すれば可逆的であるという印象があった。

さらに，ARFには明確な診断基準がなく，定義も統一されていないため，各施設から報告される臨床研究の結果が異なり比較検討できないといった弊害もあった。

この状況を改善するために2004年，Acute Dialysis Quality Initiative

（ADQI）のコンセンサス・カンファレンスにて，血清クレアチニン（sCr）値の上昇程度に応じてステージ分類化したRIFLE（risk, injury, failure, loss and end-stage of kidney disease）基準の提唱は，画期的な出来事であった[2]。

以降，腎臓内科医や集中治療医らにより，Acute Kidney Injury Network（AKIN）が組織され，AKIN基準へと進んだ（48時間以内のsCr 0.3mg/dL以上の上昇をAKIと定義）[3]。一時両者の基準が混同されていたが，2012年，国際腎臓病予後改善委員会（Kidney disease：Improving Global Outcomes；KDIGO）より新たにAKIの診断基準が発表され，統一されている[4]。

このとき，AKIの診療ガイドラインも発表されており，この流れを受けて，わが国においても，日本腎臓学会，日本集中治療医学会，日本透析医学会，日本急性血液浄化学会，日本小児腎臓病学会の5学会合同によるガイドライン作成が始まり，「AKI（急性腎障害）診療ガイドライン2016」の完成に至っている[5]。

本項では，以下それぞれのAKIの診断基準，重症度分類の変遷の概要を述べる。

2 AKIの診断基準（RIFLE基準〜AKI診療ガイドライン2016まで）

1）RIFLE基準

前述のADQIのコンセンサス・カンファレンスにて，国際的な診断基準とそのステージ分類がRIFLE基準として2004年に設定された。RIFLE基準は，sCr値，糸球体濾過量（GFR）もしくは尿量に基づいて7日以内に急性腎障害を診断し，risk, injury, failure, loss, end-stage of kidney disease（end-stage renal disease；ESRD）と5つの段階に分類することを提唱している（**表1**）。risk〜failureは1〜7日以内のsCr値，尿量によって分類され，loss・ESRDは4週間以上において，腎代替療法（renal replacement therapy；RRT）の継続が必要な期間によって分ける。このRIFLE基準にて，院内死亡率をみると，重症度に比例していることが示され，いかに早期にrisk群で診断し，進展を防ぐかが課題となった。一方で，尿量が減少しない利尿薬投与下や，高カルシウム血症のような病態での早期診断が困難であること，イベント発症前のsCr値が不明の場合に診断が困難になることが問題となった。

2）AKIN基準

上記のRIFLE基準における診断精度や問題点を検証するため，2004年にAKINが設立され，RIFLE基準の欠点の補足，および簡略化したAKIN基準が

表1 ▶ RIFLE 基準

	糸球体濾過量（GFR）もしくは血清クレアチニン（sCr）	尿量
risk	基準値よりsCrが1.5倍以上，あるいはGFRの低下＞25％	尿量＜0.5mL/kg/hr，6時間以上
injury	基準値よりsCrが2倍以上，あるいはGFRの低下＞50％	尿量＜0.5mL/kg/hr，12時間以上
failure	基準値よりsCrが3倍以上，あるいはGFRの低下＞75％もしくは，sCrが4mg/dL以上で，sCr上昇が0.5mg/dL以上	尿量＜0.3mL/kg/hr，24時間以上もしくは無尿が12時間以上
loss	腎代替療法が必要な急性腎不全が4週間以上持続	
end-stage of kidney disease	腎代替療法が必要な状態が3カ月以上接続する末期腎不全	

（文献2をもとに作成）

表2 ▶ AKIN 基準

ステージ	糸球体濾過量（GFR）もしくは血清クレアチニン（sCr）	尿量
1	sCr上昇≧0.3mg/dL，またはsCr上昇1.5〜2倍（基礎値から）	6時間以上にわたって0.5mL/kg/hr未満
2	sCr 2〜3倍の上昇	12時間以上にわたって0.5mL/kg/hr未満
3	sCr 3倍以上の上昇，またはsCrが4.0mg/dL以上または腎代替療法開始	24時間以上にわたって0.3mL/kg/hr未満，または12時間以上無尿

（文献3をもとに作成）

2007年に作成された（**表2**）。

AKIN基準では，48時間以内にsCr値が0.3mg/dL以上，または50％以上上昇したもの，もしくは尿量が6時間以上にわたって0.5mL/kg/hr未満に低下した状態をAKI（ステージ1）と定義している。また，重症度はsCr値の上昇程度，尿量低下の持続時間，および低下量にて分類される。RIFLE基準と比較して，医療機関受診後の数時間でも診断が可能になったこと，また，sCr値の絶対的増加量で判断する点が異なる。ただ，簡便にしたことにより，感度は上昇したものの，特異度が低下しているのではないかという懸念が生じ，RIFLE，AKIN基準両者の特徴を備えた新基準が望まれた。

3）KDIGO基準

KDIGOは2012年，RIFLE基準とAKIN基準を統合し，そのガイドラインの中で新たにAKIの定義・分類を設定している。

KDIGOのガイドラインでは，AKIの定義を「48時間以内にsCr値が0.3mg/dL以上の上昇を認めたとき，またはsCr値が7日間の基礎値，あるいは予想さ

れる基礎値から1.5倍以上の増加があったとき，または尿量が6時間にわたって0.5mL/kg/hr未満に減少した場合」と定義し，AKIN基準同様にステージを1〜3に分類している。

ステージ1ではsCr値を基礎値の1.5〜1.9倍まで，ステージ2は2.0〜2.9倍までと変更している。また，RIFLE基準ではGFRを使用していたが，GFRそのものがsCr値から推算されるものであるため，sCr値での診断・分類に原則統一している。ただし18歳未満では，sCr値のみの判断では体格・筋肉量による影響が大きいため，推算糸球体濾過量（estimated glomerular filtration rate；eGFR）35mL/min/1.73m^{2}未満はステージ3とすると追記されている（**表3**）。

表3 ▶ KDIGO基準

定義
1. 48時間以内にsCrが0.3mg/dL以上上昇
2. sCrの基礎値から1.5倍上昇（7日以内）
3. 尿量0.5mL/kg/hr未満が6時間以上持続

ステージ	血清クレアチニン（sCr）	尿量
1	sCr上昇≧0.3mg/dL， または基礎値から1.5〜1.9倍の上昇	尿量<0.5mL/kg/hr，6時間以上持続
2	基礎値から2.0〜2.9倍の上昇	尿量<0.5mL/kg/hr，12時間以上持続
3	基礎値から3倍以上の上昇， またはsCr4.0mg/dL以上の上昇， または腎代替療法の開始， 18歳未満では， eGFR 35mL/min/1.73m^{2}未満への低下	尿量<0.3mL/kg/hr，24時間以上 もしくは無尿が12時間以上持続

（文献4をもとに作成）

また，AKIN基準からの変更点としては，ステージ3においてsCr値が4mg/dL以上とされるが，これにはステージ1と2の条件（48時間以内にsCr値が0.3mg/dL以上上昇もしくはsCr値が7日以内にわかっていた，もしくは予想される基礎値より1.5倍以上）を満たすことが前提となっている。これによりAKIN基準と比較して，ステージの進行度と急性腎障害の重症度の乖離が起こりにくくなっている。

問題点は各基準とも共通しているが，ベースとなる腎機能をどうとらえるかである。尿量基準からもとのsCr値がなくとも診断できることもあるが，臨床研究としてデータを集め比較するためには便宜的にsCr値を推測する必要が出てくる。

現状としては，推定ベースラインのsCr値としてAKI発症前のeGFR 75mL/min/1.73m^{2}とし，年齢・性別から逆算したsCr値を用いるという方法が広く用いられている。ある程度の妥当性は検討されているが，クレアチニンが筋肉量を反映する以上，若年者はベースのsCr値が実測より高めに，高齢者では逆に実測より低めに推測される可能性がある。実際，筆者らの施設での検討では，20〜60

歳では若年ほど推測値が実測と乖離することを認めている[6]。

4)「AKI診療ガイドライン2016」におけるAKIの診断基準の位置づけ

これまでの検討で，KDIGO基準は，RIFLEやAKIN基準と比較し，生命予後予測に同等あるいは優れていると報告されており，日本においてもKDIGO基準をAKIの診断基準として用いるのが妥当としている。数年先にまた，ガイドラインは見直されると思われるが，現時点でのAKIの診断基準のゴールドスタンダードは，やはりKDIGO基準だと思われる。

3 今後の改訂での注目点

以上，現行の診断基準をまとめた。現在，AKIの診断基準をもとに尿中NGAL（neutrophil gelatinase-associated lipocalin；好中球ゼラチナーゼ結合性リポカリン），尿中L-FABP（liver-type fatty acid binding protein；肝臓型脂肪酸結合蛋白），尿中シスタチンC等々のバイオマーカーの早期診断における有用性の検討が進められ，尿中NGALと尿中L-FABP濃度測定は既に保険収載されている。

今後は，これらをAKIの診断基準に反映させていくべきかどうかなどの見直しが必要になると思われる。AKIの早期診断，正確な重症度の把握ができるようになることで，腎代替療法介入の適切なタイミングや，新規ターゲットの腎保護薬などの創薬につながることが期待される。

文献

1) Baraldi A, Ballestri M, Rapanà R, et al：Acute renal failure of medical type in an elderly population. Nephrol Dial Transplant. 1998；13(Suppl 7)：25-9.

2) Bellomo R, Ronco C, Kellum JA, et al：Acute renal failure-definition, outcome measures, animal models, fluid therapy and information technology needs：the Second International Consensus Conference of the Acute Dialysis Quality Initiative (ADQI) Group. Crit Care. 2004；8(4)：R204-R212.

3) Mehta RL, Kellum JA, Shah SV, et al：Acute Kidney Injury Network：report of an initiative to improve outcomes in acute kidney injury. Crit Care. 2007；11(2)：R31.

4) Kidney Disease：Improving Global Outcomes (KDIGO) Acute Kidney Injury Work Group：KDIGO Clinical Practice Guideline for Acute Kidney Injury. Kidney Int Suppl. 2012；2(1)：1-138.

5) AKI（急性腎障害）診療ガイドライン作成委員会（編）：AKI（急性腎障害）診療ガイドライン2016. 東京医学社, 2016.

6) Hatakeyama Y, Horino T, Nagata K, et al：Evaluation of the accuracy of estimated baseline serum creatinine for acute kidney injury diagnosis. Clin Exp Nephrol. 2018；22(2)：405-12.

井上紘輔，寺田典生

第1章

3 AKIの診断基準——（2）
ベースラインの腎機能評価

point

▶ ベースラインの腎機能は，院内発症AKIの場合はAKI発症直前の血清クレアチニン（sCr）値，あるいは入院時のsCr値をベースラインとする。院外発症AKIでは，入院前（入院365日前から7日前）に外来で測定されたsCr値が存在する場合はその値をベースラインとし，ない場合は推定値を用いる。

▶ KDIGO診療ガイドラインでは正常腎機能の下限eGFR 75mL／min／1.73m^{2}と仮定した場合のsCr値をベースラインとすることを推奨しているが，本法ではAKIの誤診断のリスクが高く，実臨床で安易に推定値を用いることは推奨されない。

1 AKI診断のベースラインとなるsCr

現行のAKIの診断基準では，sCr値あるいは尿量に基づいてAKIの診断がなされる。ICUでは尿量測定が頻繁になされる一方で，一般病棟や外来では尿量測定がなされないことが多く，実臨床においてはsCr基準でAKIと診断されるケースが多いであろう。sCr基準では，患者のsCr値がベースラインからどの程度上昇したかでAKIの診断および分類を行う。心臓血管手術後などの院内発症AKIでは，AKI発症直前のsCr値，あるいは入院時のsCr値をベースラインとする。院外発症AKI（入院時，既にAKIを発症している場合）は，入院前（入院365日前から7日前）に外来で測定されたsCr値が存在する場合はその値をベースラインとするが，過去のsCr値が得られない患者は少なからず存在する。そのような場合に，sCrのベースラインの値を推定する必要がある。

2 ベースライン腎機能の様々な推定方法

患者のsCr基礎値を推定する方法は，今までにいくつか検討されている。

1) 正常腎機能の下限eGFR 75mL/min/1.73m^{2}と仮定した場合のsCr

現在最も用いられているベースラインのsCrの推定値は，KDIGO診療ガイドラインでも推奨されている，正常腎機能の下限をeGFR 75mL/min/1.73m^{2}と仮定し，MDRD（Modification of Diet in Renal Disease）式を用いて逆算したsCrである［sCr＝［75/〈186×(age$^{-0.203}$)×(0.742：女性)〉］$^{-0.887}$］[1]。しかしeGFRを75mL/min/1.73m^{2}と仮定していることからAKIの重症度を過大・過小評価しうることが問題となり，特にCKD患者においてはAKIの過大評価の危険性がある。

2) 入院時のsCr

入院時のsCr値をベースラインとする方法もある（図1）[2]。この方法では，入院後にAKIを発症する場合には問題ないが，入院時既にAKIを発症している患者（院外発症AKI）を見逃すこととなり，偽陰性率が高くなる。院外発症AKIは院内発症AKIの2〜3倍にのぼると言われており[3,4]，実際この方法では18%の患者はAKIを見逃されると報告されている[2]。

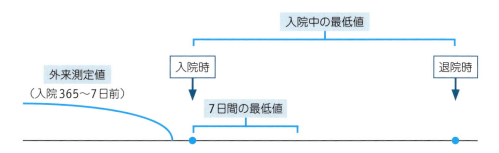

- eGFR 75mL/min/1.73m^{2}と仮定し，推算したsCr値
- 多変数〔年齢，性別，透析，入院形式，心不全，高血圧，CKD，糖尿病，脳血管障害，末梢動脈疾患，冠動脈疾患，慢性肝疾患，Charlson comorbidity index（チャールソン併存患者指数），病院からの距離，入院日数〕から推定したsCr値

図1 ▶ ベースラインの腎機能の推定方法

3) 入院から7日間の最低値，入院中の最低値

入院から入院7日後までの最低値[2]，および入院中の最低値[5]を患者の腎機能のベースライン値として扱うという提案もなされている。しかし，この方法でもAKIの偽陽性が少なからず生じることが報告されている[6]。

4) 複数の因子（年齢，性別，合併症の有無等）から推定したsCr

　年齢，性別，合併症（高血圧，糖尿病等）などの複数の因子から推算したsCr値をベースラインとする提案もなされている[7]。この方法では，正常腎機能の下限eGFR 75mL/min/1.73m^{2}を仮定した場合のsCr値をベースラインとしたときよりはAKIの誤診断率は低下するが，推定に必要となる合併症等の情報を得られない場合が問題となる。

3 ベースライン腎機能の推定は総合的検討の上で行う

　AKI診療においてベースラインの腎機能を推定する方法について述べたが，現時点で推定方法は確立されているとは言い難く，sCr基礎値を得られない場合に安易に推定値を用いてAKI診断を行うことは推奨されない。実臨床では，画像検索による腎萎縮の程度や尿所見，合併症の有無から総合的にCKDの合併の有無を検討し，sCrの上昇が慢性か急性かを推測することが望ましい。

文献

1) Bellomo R, Ronco C, Kellum JA, et al：Acute renal failure-definition, outcome measures, animal models, fluid therapy and information technology needs：the Second International Consensus Conference of the Acute Dialysis Quality Initiative (ADQI) Group. 2004；8(4)：R204-R212.

2) Siew ED, Matheny ME, Ikizler TA, et al：Commonly used surrogates for baseline renal function affect the classification and prognosis of acute kidney injury. Kidney Int. 2010；77(6)：536-42.

3) Der Mesropian PJ, Kalamaras JS, Eisele G, et al：Long-term outcomes of community-acquired versus hospital-acquired acute kidney injury：a retrospective analysis. Clin Nephrol 2014；81(3)：174-84.

4) Wonnacott A, Meran S, Amphlett B, et al：Epidemiology and outcomes in community-acquired versus hospital-acquired AKI. Clin J Am Soc Nephrol. 2014；9(6)：1007-14.

5) Zeng X, McMahon GM, Brunelli SM, et al：Incidence, outcomes, and comparisons across definitions of AKI in hospitalized individuals. Clin J Am Soc Nephrol. 2014；9(1)：12-20.

6) Pickering JW, Endre ZH：Back-calculating baseline creatinine with MDRD misclassifies acute kidney injury in the intensive care unit. Clin J Am Soc Nephrol. 2010；5(7)：1165-73.

7) Siew ED, Peterson JF, Eden SK, et al：Use of multiple imputation method to improve estimation of missing baseline serum creatinine in acute kidney injury research. Clin J Am Soc Nephrol. 2013；8(1)：10-8.

―― 一色 玲，土井研人

第1章

4 AKIの診断基準──（3）
尿量による評価

point

▶ 尿量の評価を行うことで血清クレアチニン値のみよりも早期にAKIを診断できることがあり，AKI診断には重要である。

▶ 尿量や，尿量減少の持続時間は予後予測や透析が必要になる可能性の指標にもなりうる。

▶ 一方で，急性期の正確な尿量把握には尿道留置カテーテルが望ましいので管理が求められ，カテーテル留置による合併症のリスクとのバランスで考える必要がある。

1 AKI診断基準における尿量評価の位置づけ

尿量測定は特別な機器も要さず簡便であることから，古くから腎機能障害の指標として用いられてきた。しかし，AKIの診断基準として尿量評価の重要性が見直されたのは比較的最近で，2004年にAKIの診断基準としてAcute Dialysis Quality Initiative（ADQI）よりRIFLE基準が発表され[1]，血清クレアチニン（sCr）値とともに診断基準のひとつとして尿量評価が採用された。さらに，同年にAcute Kidney Injury Network（AKIN）が設立され，AKIをより簡便に診断できるようにマイナーチェンジしたAKIN基準が2007年に発表された[2]。そして2012年，この2つの基準を集約したKDIGO基準が発表され[3]，現在日常診療で一般に用いられている（**表1**）。

しかし，sCr値の上昇は糸球体濾過量（GFR）の低下より遅れることが知られている[4]。また，速やかな原因除去により可逆的な場合もあるため漏れのない早期診断・早期治療が予後改善の鍵となるAKIの診療において，近年様々な新規バイオマーカーの報告はあるもののゴールドスタンダードとなるものはなく，現状では尿量評価はやはり重要である。

そのため，AKI診断における尿量評価の重要性を述べている報告は散見される。

表1 ▶ AKI診断基準と尿量基準

尿量基準	RIFLE基準	AKIN基準, KDIGO基準
		ステージ
<0.5mL/kg/hr （6時間以上持続）	risk	1
<0.5mL/kg/hr （12時間以上持続）	injury	2
<0.3mL/kg/hr （24時間以上持続） または無尿 （12時間以上持続）	failure	3

（文献1〜3をもとに作成）

KoezeらはRIFLE基準，AKIN基準，KDIGO基準とも，sCrに尿量評価を加えることで，sCrのみで診断するよりも11時間早く，2倍多くのAKIを検出することができたと報告している[5]。類似した報告はほかにもみられ，Wlodzimirowらは ICU入室患者において，RIFLE基準のsCr値と尿量により診断した群（RIFLE $_{sCr+UO}$）と，RIFLE基準のsCr値のみで診断した群（RIFLE $_{sCr}$）を比較したところ，ICU入室時のAKI有病率がRIFLE $_{sCr+UO}$ では45％であったのに対し，RIFLE $_{sCr}$ では24％にとどまり，RIFLE $_{sCr}$ 症例の中には尿量診断も併用していればより早期にAKIの診断がついていた症例が潜んでいたと報告している[6]。

尿量の測定・評価のタイミングについては乏尿の検出に1時間ごとの尿量測定と6時間ごとの尿量測定の間に差はないとしている報告もみられるが[7]，早期診断を行うためには当然ながら可能な限り短時間の間隔で尿量測定を行うことが望ましい。

2 尿量評価による予後予測

尿量が多ければ多いほど予後が良いであろうことは想像に難くないが，それを裏付ける報告は散見される。Ávilaらは無尿や乏尿の患者では尿量が維持されていた患者よりそれぞれ3.56倍，2.54倍死亡リスクが増加したと報告[8]，Harrisらは850mL/day以下の尿量が死亡と強く関連したと報告[9]しており，尿量はAKIの死亡生命予後の強力な独立した予測因子である。すなわち，尿量評価はAKIの診断として使用されるのみならず，予後予測の指標としても有用であると言える。

前述のWlodzimirowらの報告でも，AKIの診断が遅れることからの死亡率の高さについて言及している（死亡率はRIFLE $_{sCr}$ で38％に対し，RIFLE $_{sCr+UO}$ で

は24%だった）。その一方で，sCr値基準単独と尿量基準単独とを比較し，尿量基準単独では過剰診断につながる可能性を指摘している報告もある[7]。しかし，実臨床の現場において尿量単独でAKIの診断を行うことはきわめて稀と思われる。KDIGO基準ステージ3の患者を対象とした，死亡率や透析が必要になる可能性の予測は尿量評価，sCr値単独でもある程度できるが，両方を満たした場合には格段に検出力が上がるとの報告[10]もみられ，感度の向上が求められるAKI診断ではsCr値に尿量を加えて評価することが望ましい。

時間当たりどの程度の尿量が得られていないと死亡や透析導入のリスクが著明に上昇するのかという点については，ステージ3に相当する0.3mL/kg/hr未満で特異度が有意に上昇したとの報告があり[11]，最低でも0.5mL/kg/hr以上の尿量を保つことが理想的と考える。また，Leedahlらは敗血症性ショックの患者において，3～5時間以上の乏尿の持続が28日後の死亡のリスクとなる可能性があることを報告しており[12]，乏尿の持続時間も予後予測に有用であると考えられる。

なお，尿量の維持による尿細管内での脱落細胞による閉塞の予防や，髄質内の酸素濃度上昇，腎髄質の血流増加などの理論的背景から，利尿薬の使用についての是非も議論されているが，体液過剰の補正目的以外での使用を支持する報告はない。

3 尿量測定とその限界

これまで述べたように尿量測定の重要性が見直されているが，外来でAKIが疑われた場合には，正確な尿量を把握することは現実的に不可能であり，また入院中に発症したAKI症例であっても腎疾患以外の理由で入院している場合は尿量測定がされていないことも多い。仮に，尿量測定の指示があっても，自己採尿では取りこぼしの問題は残る。結局，厳密な尿量を知るには尿道カテーテル留置が必要となる。一方で，尿道カテーテル留置は尿路感染症や尿道・前立腺の物理的傷害（出血や浮腫による尿閉など）のリスクにもつながることから，その判断にはリスクとベネフィットの十分なバランス評価が必要である[13]。実際には，AKIのハイリスク症例を主な対象として，短期間に限った愛護的挿入による留置にとどめることが必要と考える。

文献

1) Bellomo R, Ronco C, Kellum JA, et al:Acute renal failure-definition, outcome measures, animal models, fluid therapy and information technology needs:the Second International Consensus Conference of the Acute Dialysis Quality Initiative (ADQI) Group. Crit Care. 2004;8(4):R204-R212.

2) Mehta RL, Kellum JA, Shah SV, et al:Acute Kidney Injury Network:report of an initiative to improve outcomes in acute kidney injury. Crit Care. 2007;11(2):R31.

3) Kidney Disease:Improving Global Outcomes (KDIGO) Acute Kidney Injury Work Group:KDIGO Clinical Practice Guideline for Acute Kidney Injury. Kidney Int Suppl. 2012;2(1):1-138.

4) Moran SM, Myers BD:Course of acute renal failure studied by a model of creatinine kinetics. Kidney Int. 1985;27(6):928-37.

5) Koeze J, Keus F, Dieperink W, et al:Incidence, timing and outcome of AKI in critically ill patients varies with the definition used and the addition of urine output criteria. BMC Nephrol. 2017;18(1):70.

6) Wlodzimirow KA, Abu-Hanna A, Slabbekoorn M, et al:A comparison of RIFLE with and without urine output criteria for acute kidney injury in critically ill patients. Crit Care. 2012;16(5):R200.

7) Macedo E, Malhotra R, Claure-Del Granado R, et al:Defining urine output criterion for acute kidney injury in critically ill patients. Nephrol Dial Transplant. 2011;26(2):509-15.

8) Ávila MO, Zanetta DM, Abdulkader RC, et al:Urine volume in acute kidney injury:how much is enough? Ren Fail. 2009;31(10):884-90.

9) Harris SK, Lewington AJ, Harrison DA, et al:Relationship between patients' outcomes and the changes in serum creatinine and urine output and RIFLE classification in a large critical care cohort database. Kidney Int. 2015;88(2):369-77.

10) Kellum JA, Sileanu FE, Murugan R, et al:Classifying AKI by Urine Output versus Serum Creatinine Level. J Am Soc Nephrol. 2015;26(9):2231-8.

11) Teixeira C, Garzotto F, Piccinni P, et al:Fluid balance and urine volume are independent predictors of mortality in acute kidney injury. Crit Care. 2013;17(1):R14.

12) Leedahl DD, Frazee EN, Schramm GE, et al:Derivation of urine output thresholds that identify a very high risk of AKI in patients with septic shock. Clin J Am Soc Nephrol. 2014;9(7):1168-74.

13) Hooton TM, Bradley SF, Cardenas DD, et al:Diagnosis, prevention, and treatment of catheter-associated urinary tract infection in adults:2009 International Clinical Practice Guidelines from the Infectious Diseases Society of America. Clin Infect Dis. 2010;50(5):625-63.

―― 山田将平, 小島茂樹

第1章

5

AKIの原因——総論

point

▶ AKIは原因部位により腎前性，腎性，腎後性に分類される。

▶ 腎前性AKIは遷延すると連続的に腎性AKIに進展する場合がある。

▶ 非特異性AKIは，背景にあるAKI罹患リスク（感受性因子）に，手術や敗血症，薬剤などの侵襲（曝露因子）が重なることで発症しやすくなる。

1 AKIの原因部位による分類

近年提唱された，RIFLE，AKIN，KDIGOなどAKIの国際的な診断基準は，血清クレアチニン（sCr）値および尿量の変化に基づいている。実臨床では，AKIの診断と重症度判定をこれらの基準で行うことに加えて，原因の鑑別や障害部位の推定および可逆性因子に対する介入を速やかに行うことが求められる。従来，AKIの原因部位による分類として腎前性，腎性，腎後性の区分が広く用いられている[1]。**表1**に原因部位による分類の概要を示す。

腎前性AKIは，血管内脱水や低血圧などにより腎灌流が低下し糸球体濾過量（GFR）が低下する病態であり，腎実質の器質的障害を伴わないものと定義される。腎灌流の改善が得られればGFRも速やかに回復する。しかし腎灌流の低下が高度もしくは遷延した場合は，後述する腎性AKI（虚血性）に進展する。

腎性AKIは腎実質の器質的障害によりGFRが低下する病態である。障害部位により血管障害，糸球体障害，間質性腎炎，急性尿細管障害（acute tubular injury；ATI）に大別される。ATIはさらに虚血性と腎毒性に分けられる。虚血性は腎前性AKIが高度もしくは長時間持続した場合に生じる。つまり腎前性AKIと腎性AKIは概念としては区別されるが，虚血性ATIでは連続的で不可分な病態であることも多いと考えられている。なお従来，尿細管障害による腎性AKI，特に腎灌流低下による虚血性腎性AKIは，急性尿細管壊死（acute tubular necrosis；ATN）と呼ばれていた。しかし，実際の腎病理組織では尿細管上皮細胞の壊死像はあま

5 AKIの原因——総論

17

表1 ▶ AKIの分類と主な原因

①腎前性	a. 体液量・有効循環血漿量の減少：下痢，嘔吐，出血，熱傷，急性膵炎，肝硬変，ネフローゼ症候群，腸閉塞，尿崩症，利尿薬 b. 心拍出量減少：心不全，心筋梗塞，心タンポナーデ，不整脈，肺塞栓 c. 末梢血管の拡張：敗血症，アナフィラキシーショック，降圧薬 d. 腎動脈の閉塞，狭窄：大動脈解離，腎動脈血栓 e. 腎血管の収縮：肝腎症候群，非ステロイド性抗炎症薬（NSAIDs），カルシニューリン阻害薬（シクロスポリン，タクロリムス） f. 輸出細動脈の拡張（糸球体内圧低下）：アンジオテンシン変換酵素（ACE）阻害薬，アンジオテンシンⅡ受容体拮抗薬（ARB）
②腎性	a. 血管障害：結節性多発動脈炎，強皮症腎クリーゼ，悪性高血圧，血栓性微小血管症（溶血性尿毒症症候群，血栓性血小板減少性紫斑病），抗リン脂質抗体症候群，コレステロール塞栓症 b. 糸球体障害：急速進行性糸球体腎炎，急性糸球体腎炎 c. 急性間質性腎炎：薬剤アレルギー，急性腎盂腎炎 d. 急性尿細管障害 　［虚血性］●腎前性AKIが高度もしくは長時間持続した場合 　［腎毒性］●外因性：アミノグリコシド系抗菌薬，ヨード造影剤，白金抗腫瘍薬 　　　　　●内因性：色素性尿細管閉塞〔ミオグロビン尿（横紋筋融解症）〕，ヘモグロビン尿（溶血），蛋白性尿細管閉塞（骨髄腫），結晶性尿細管閉塞（尿酸，シュウ酸）
③腎後性	a. 両側尿管の閉塞：後腹膜線維症，悪性腫瘍の骨盤内浸潤 b. 膀胱・尿道の閉塞：前立腺肥大症，前立腺癌，神経因性膀胱 c. 片腎の場合：尿管結石症，尿管腫瘍

りみられず，刷子縁の消失や尿細管上皮細胞の腫脹などの形態異常にとどまることが多いことが判明しており，現在はATIと表記されることが多い[2]。

腎後性AKIは尿路閉塞が原因で生じる。対側腎の機能低下がなければ，片側性の上部尿路閉塞では腎後性AKIをきたすことはない。両側性の尿管閉塞や膀胱流出路の閉塞により腎後性AKIが生じる。画像検査により両側性の水腎症が認められた場合，腎後性AKIが考えられる。尿路閉塞を解除することで比較的速やかに腎機能の改善が得られる。

AKIの原因の鑑別は，まず超音波検査などで尿路閉塞の有無を評価し，腎後性AKIを否定することから始まる。次に腎灌流低下をきたしうる病態（体液量減少，心機能低下など）の有無で腎前性AKIの可能性を考える。さらに特異的治療介入が必要な急性糸球体腎炎，血管炎，急性間質性腎炎，血栓性微小血管症などを除外し，尿生化学所見などから腎前性AKIと腎性AKIの鑑別を進めていく。また特異的治療介入が困難な，虚血性や腎毒性，敗血症などが原因の場合を非特異性AKIと表現することもある[3]。

2 AKIの原因の疫学

AKIの発症原因は，院外発症か院内発症かなど発症状況によって大きく異なる

ことが報告されている。院外発症AKIは脱水症など腎前性が多く，院内発症AKIは高齢患者の術後合併症や敗血症の合併，腎毒性薬剤の使用などに起因したものが多いとされている[4)5)]。さらに腎代替療法を要する重症AKIの原因としては，敗血症，心原性ショック，心臓手術などの大手術が多いと報告されている[6)7)]。

3 AKI発症の感受性因子

　非特異性AKIの予防として重要なことは，AKIの発症リスクが高い患者を早期に発見し，そのリスクを減じるように患者を管理することである。AKI発症の原因となる侵襲は多数あり，さらに同じ侵襲を受けてもAKIを発症する可能性は患者個々で異なる。これは患者ごとに大きく変化する多くの感受性因子に起因する。

　AKIを発症しやすい感受性因子として，脱水や体液量減少，低アルブミン血症，加齢，性別（女性），人種（黒人），AKIの既往，CKD，糖尿病，心疾患，肺疾患，肝疾患，多発性骨髄腫などが報告されているが，特にCKDとその重症度が最も重要なリスク因子である[8)]。**表2**に，非特異性AKIの主な感受性因子と発症を惹起する侵襲（曝露因子）を記載する。

表2 ▶ 非特異性AKIの主な感受性因子と曝露因子

AKIを起こしやすい背景（感受性因子）	AKIを惹起する侵襲（曝露因子）
脱水症・体液量減少	敗血症
高齢	重篤疾患
女性	ショック
黒人	火傷
CKD	外傷
慢性疾患（心臓・肺・肝臓）	心臓手術（特に人工心肺使用）
糖尿病	心臓以外の大きな手術
がん	腎毒性薬剤
貧血	ヨード造影剤
低アルブミン血症	有毒の植物および動物
AKIの既往	

（文献3をもとに作成）

4 AKI発症の曝露因子

　AKIを惹起しやすい侵襲，曝露として，①敗血症，②大手術（特に心臓手術），③心不全や肝不全などの重篤疾患，薬剤などが挙げられる。以下に，それぞれの病態ごとにおけるAKI発症の感受性因子を解説する。

①敗血症性AKIの発症リスクとしては，発症前腎機能低下，加齢，レニン・アンジオテンシン・アルドステロン系（RAAS）阻害薬の使用などが報告されている[9]~[11]。

②外科手術はAKIの原因として重要な位置を占め，特に心臓手術はAKI発症リスクが高いことが報告されている。心臓手術後AKIについての論文のメタ解析では，術後AKI発症率は22.3%で，腎代替療法（RRT）を要した患者は2.3%であった[12]。これまでの観察研究では，加齢，術前腎機能低下，人工心肺施行時間，肥満，糖尿病，高血圧症，術前貧血などが心臓手術後AKIのリスク因子として報告されている[11][13][14]。

③心不全と腎不全との間の相互連関は，心腎症候群（cardio-renal syndrome；CRS）として認識されている。急性心不全におけるAKI発症のリスク因子としては，CKDの合併，加齢，糖尿病，心機能低下，利尿薬抵抗性，低血圧などが報告されている[11][15]~[17]。

5 薬剤性AKIの原因

薬剤性AKIの主な原因としては，抗腫瘍薬，ヨード造影剤，非ステロイド性抗炎症薬（NSAIDs），抗菌薬，免疫抑制薬などが挙げられる。「薬剤性腎障害診療ガイドライン2016」では，薬剤性腎障害（drug-induced kidney injury；DKI）とは，「薬剤の投与により，新たに発症した腎障害，あるいは既存の腎障害のさらなる悪化を認める場合」と定義されている[18]。DKIはAKIの原因としてきわめて重要である。

DKIは，発症機序から①中毒性，②アレルギー・免疫学的機序，③電解質異常や腎血流量減少などを介した間接毒性，④結晶，結石形成による尿路閉塞性に分類される。

①中毒性DKIによるAKIの原因となる主要な薬剤は，アミノグリコシド系抗菌薬，白金抗腫瘍薬（シスプラチン），ヨード造影剤，バンコマイシン，カルシニューリン阻害薬などである。「腎障害患者におけるヨード造影剤使用に関するガイドライン2018（案）」では，造影剤腎症（contrast induced nephropathy；CIN）とは，「ヨード造影剤投与後，72時間以内に血清クレアチニン値が前値より0.5mg/dL以上または25%以上増加した場合」と定義されている[19]。AKIの原因としてCINは重要な位置を占めている。CIN発症のリスク因子として，腎障害（eGFR＜60mL/min/1.73m^2），CKDを伴う糖尿病，脱水，うっ血性心不全，高齢，薬剤（NSAIDsやループ利尿薬）などが報告されている。また，これらのリスク因子は各々相加的に作用することが知られており，どのようなリスク因子の組み合

わせがCINの発症に関連するかが検討されている[20]。

②アレルギー・免疫学的機序による過敏性腎障害の代表は，急性間質性腎炎である。原因薬剤として頻度が高いものは，β-ラクタム系抗菌薬やニューキノロン系抗菌薬，H_2受容体拮抗薬，NSAIDsなどである。典型的には薬剤投与後2～3週間後に発熱，皮疹などの症状や血中好酸球増多，好酸球尿を伴い発症するが，非典型的な経過をとることも多い。過敏性腎障害のリスク因子として重要なのは，過去のアレルギー歴であり，アレルギー歴のある薬剤は使用しないことに加え，アレルギー薬と同系統の薬剤も使用回避が安全である。

③間接毒性DKIによるAKIとしては，NSAIDsやRAAS（RAS）阻害薬〔アンジオテンシン変換酵素（ACE）阻害薬，アンジオテンシンⅡ受容体拮抗薬（ARB）〕による腎血流低下および向精神薬，脂質異常症治療薬による横紋筋融解症などがある。また，ビタミンD製剤やカルシウム製剤投与に伴う高カルシウム血症による腎性尿崩症および利尿薬などは，血管内脱水をきたすことでAKI発症リスクを高める。

④尿路閉塞性DKIによるAKIとしては，抗腫瘍薬による腫瘍崩壊症候群に伴う尿酸結石や，溶解度の低い抗ウイルス薬などによる結晶形成がある。

6 発症リスクの軽減が重要

AKIの原因による分類，非特異性AKIの主な感受性因子と曝露因子について概説した。高齢でCKDを合併した患者が大手術を受ける場合など，感受性因子と曝露因子が複数重なるとAKIが発症しやすくなる。また，薬剤性AKIの原因として頻度が高いNSAIDs，利尿薬，RAAS阻害薬などが同時に処方されている場合もある。AKI発症リスクが高い患者では，リスクをできるだけ減じるように管理することが，非特異性AKIの予防として重要である。

文献

1) Lameire N, Van Biesen W, Vanholder R：Acute renal failure. Lancet. 2005；365(9457)：417-30.

2) Rosen S, Stillman IE：Acute tubular necrosis is a syndrome of physiologic and pathologic dissociation. J Am Soc Nephrol. 2008；19(5)：871-5.

3) Kidney Disease：Improving Global Outcomes (KDIGO) Acute Kidney Injury Work Group：KDIGO Clinical Practice Guideline for Acute Kidney Injury. Kidney Int Suppl. 2012；2(1)：1-138.

4) Kaufman J, Dhakal M, Patel B, et al：Community-acquired acute renal failure. Am J Kidney Dis. 1991；17(2)：191-8.

5) Nash K, Hafeez A, Hou S: Hospital-acquired renal insufficiency. Am J Kidney Dis. 2002; 39(5): 930-6.

6) Yasuda H, Kato A, Fujigaki Y, et al: Incidence and clinical outcomes of acute kidney injury requiring renal replacement therapy in Japan. Ther Apher Dial. 2010; 14(6): 541-6.

7) Iwagami M, Yasunaga H, Noiri E, et al: Current state of continuous renal replacement therapy for acute kidney injury in Japanese intensive care units in 2011: analysis of a national administrative database. Nephrol Dial Transplant. 2015; 30(6): 988-95.

8) Hatakeyama Y, Horino T, Kataoka H, et al: Incidence of acute kidney injury among patients with chronic kidney disease: a single-center retrospective database analysis. Clin Exp Nephrol. 2017; 21(1): 43-8.

9) Plataki M, Kashani K, Cabello-Garza J, et al: Predictors of acute kidney injury in septic shock patients: an observational cohort study. Clin J Am Soc Nephrol. 2011; 6(7): 1744-51.

10) Medeiros P, Nga HS, Menezes P, et al: Acute kidney injury in septic patients admitted to emergency clinical room: risk factors and outcome. Clin Exp Nephrol. 2015; 19(5): 859-66.

11) AKI（急性腎障害）診療ガイドライン作成委員会（編）: AKI（急性腎障害）診療ガイドライン2016. 日腎会誌. 2017; 59(4): 419-533.

12) Hu J, Chen R, Liu S, et al: Global Incidence and Outcomes of Adult Patients With Acute Kidney Injury After Cardiac Surgery: A Systematic Review and Meta-Analysis. J Cardiothorac Vasc Anesth. 2016; 30(1): 82-9.

13) Ng RR, Chew ST, Liu W, et al: Identification of modifiable risk factors for acute kidney injury after coronary artery bypass graft surgery in an Asian population. J Thorac Cardiovasc Surg. 2014; 147(4): 1356-61.

14) Ozkaynak B, Kayalar N, Gümüş F, et al: Time from cardiac catheterization to cardiac surgery: a risk factor for acute kidney injury? Interact Cardiovasc Thorac Surg. 2014; 18(6): 706-11.

15) Amin AP, Spertus JA, Reid KJ, et al: The prognostic importance of worsening renal function during an acute myocardial infarction on long-term mortality. Am Heart J. 2010; 160(6): 1065-71.

16) Wang YN, Cheng H, Yue T, et al: Derivation and validation of a prediction score for acute kidney injury in patients hospitalized with acute heart failure in a Chinese cohort. Nephrology. 2013; 18(7): 489-96.

17) Zhou Q, Zhao C, Xie D, et al: Acute and acute-on-chronic kidney injury of patients with decompensated heart failure: impact on outcomes. BMC Nephrol. 2012; 13: 51.

18) 薬剤性腎障害の診療ガイドライン作成委員会: 薬剤性腎障害診療ガイドライン2016. 日腎会誌. 2016; 58(4): 477-555.

19) 日本腎臓学会, 日本医学放射線学会, 日本循環器学会（編）: 腎障害患者におけるヨード造影剤使用に関するガイドライン2018(案). [https://www.jsn.or.jp/topics/news/_3429.php]

20) Mehran R, Aymong ED, Nikolsky E, et al: A simple risk score for prediction of contrast-induced nephropathy after percutaneous coronary intervention: development and initial validation. J Am Coll Cardiol. 2004; 44(7): 1393-9.

渡辺裕輔, 岡田浩一

第1章

6 腎前性AKIと腎性AKI ――（1）

鑑別ポイント

point

▶ 腎前性／腎性AKIの鑑別には様々な方法が知られているが，検査の精度はあまりよくない。また最近ではtransient／persistent AKIなど，時間軸をもとにして分類されることが多い。

▶ 腎前性／腎性AKIもしくはtransient／persistent AKIを鑑別する方法としては，L-FABPやNGALといったバイオマーカー，患者の背景因子と血清クレアチニンの軽微な変化から算出されるRAI（renal angina index）などがある。

1 従来の鑑別方法

腎血流の低下に伴う腎障害が疑われる場合に，腎前性AKIと診断される。原因となる病態・疾患としては脱水，心機能低下，薬剤などによる血管拡張などが挙げられる（**表1**）。それに対して腎性AKIとは，腎臓に含まれる構造（尿細管，糸球体，間質，血管）のどれかが傷害を受けることでAKIを引き起こす場合を指し，原因は**表2**にあるような病態が考えられる。

表1 ▶ 腎前性AKIの原因

原因	疾患
体液減少	消化管出血
	嘔吐・下痢
	利尿薬の使用
心機能低下	心不全，心筋梗塞
	肺動脈塞栓症
血管拡張	降圧薬の使用
	敗血症
	肝硬変

両者を鑑別するにあたってはclinical context（臨床状況）によるところが大きく，原因に応じて対応することが中心となる。

加えて両者を明確に鑑別する方法からいくつか知られており，最も古典的な方法としてはナトリウム排泄分画（fractional excretion of sodium；FENa）が挙げられる。すなわちFENaが1％以下になることが診断補助に使われる。そのほかにも，尿素排泄分画（fractional excretion of urea；FEUN）が使われることがある。そのほかの指標となりうる検査としては**表3**に挙げたような項目がある。し

6 腎前性AKIと腎性AKI ――（1）鑑別ポイント

表2 ▶ 腎性AKIの原因

尿細管	虚血（ショック，出血，外傷，菌血症，膵炎，妊娠） 腎毒性薬剤の使用（抗菌薬，抗腫瘍薬，造影剤，麻酔薬，重金属） 内因性（ミオグロビン，ヘモグロビン，尿酸）
糸球体	感染後糸球体腎炎 ループス腎炎 感染性心内膜炎 Goodpasture症候群 Wegener肉芽腫症
間質	感染症 薬剤（NSAIDs，利尿薬，抗菌薬など）
血管	大血管障害（腎動脈狭窄症，腎静脈血栓症） 小血管障害（血管炎，悪性高血圧，塞栓症，HUS，TTP）

表3 ▶ 腎前性・腎性急性腎不全の鑑別診断

	腎前性	腎性
Uosm (mOsm/kg·H$_2$O)	＞500	＜350
比重	＞1.020	1.010～1.012
UNa (mEq/L)	＜20	＞40
クレアチニンU/P比	＞40	＜20
FENa	＜1	＞2
BUN/Cr	＞20	10～20
尿所見	軽微	muddy brown cast

Uosm；尿浸透圧
Cr；クレアチニン

かし，利尿薬の使用や敗血症によって変動することが多く，臨床状況に応じて注意して判断する必要がある。

また検査そのものの精度があまりよくないことも知られている。それを裏付ける報告がフランスから出されている。6 ICU・244人の患者に対して行われた前向き観察研究[1]であるが，そのうち54人が腎前性AKI，93人が腎性AKIであった。両者を鑑別するためにFENa，FEUN，BUN/Cr，クレアチニンU/P比が用いられたが，いずれもうまく切り分けができなかった。検査結果の影響を受けやすい利尿薬使用患者や敗血症の患者を除いた場合でも，同様であった。

また，従来腎前性AKIの病理像としてはネフロンに障害はきたしていないと考えられているが，実際にそれを証明した報告は存在しない。同様に腎性AKIの病理像としては急性尿細管壊死（ATN）が考えられているが，AKIを合併した敗血症患者の剖検例では，尿細管壊死の所見は一部にしか認められず，大半は正常なままであることが報告されている[2)3)]。

2 腎前性AKI？ transient AKI？

　最近では病因で区別することよりもAKIが回復するまでの期間（AKI duration）で区別することが多くなっている。具体的には2〜3日以内に改善する場合を「transient AKI」，それ以上続く場合は「persistent AKI」と定義されることが多い。

　また，図1にあるように，PubMedで「prerenal AKI」「transient AKI」とそれぞれ検索してみると（2017年12月時点），2015年まではprerenalでの検索結果が多かったが，2010年頃よりtransient AKIが徐々に増加し，2015年に逆転していることがわかる。

　なぜこのような分類が注目を浴びているのだろうか？　1つには先述の通り，病因で明瞭に区別することは難しく，複合的な因子が重なっている症例が多いことが挙げられる。もう1つはこの分類を行うことで，腎代替療法などの治療戦略や生命予後に結び付きやすいことが挙げられる[4]。

　その例として，次のようなデータがある。フランスで行われた，477人のICU患者を対象とした多施設後ろ向き研究では，283人がAKIを発症し，175人が

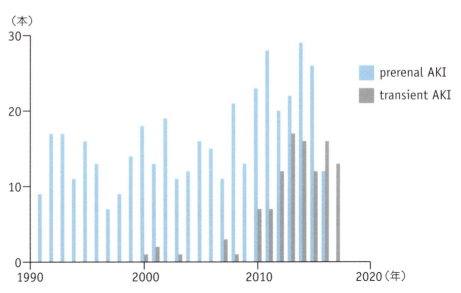

図1 ▶ PubMedでの「prerenal AKI」「transient AKI」の検索結果のグラフ

persistent AKI（＞3日），108人がtransient AKI（≦3日）であった。transient AKI患者で腎代替療法（renal replacement therapy；RRT）を行ったものはおらず，persistent AKI患者のうち54人がRRTを行っていた[5]。RRTの可能性が生じるかどうかを検討する上で，transientであるかpersistentであるかを予測すること，またその予測を可能にするバイオマーカーがあると有意義かもしれないことを示唆した報告であった。

生命予後に関しても，全米に123施設ある退役軍人病院での35,302人の患者を対象とした大規模研究で明らかになっている[6]。この研究ではAKI罹病期間を2日以内，3〜6日，7日以上と分けているが，期間が長くなればなるほど生命予後が悪いことを示している。AKIステージ別に分けても，AKI durationと予後の関連性が失われないことが特筆すべき点である（図2）。

以上のようにtransientであるか，persistentであるかを区別することは，AKIの原因を正確に論じようとしていないものではあるが，治療戦略や予後予測を考える上では有用な分類と言えるだろう。

ただ，AKI durationが長くなればなるほど予後も悪くなるため，transientとpersistentを区別するためのカットオフを何日にするかは明確に定まっていない。

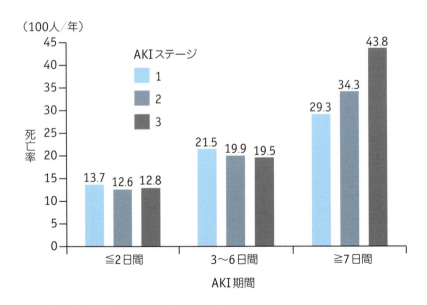

図2 ▶ AKI罹病期間と死亡率との関係
AKIステージに関係なく，罹病期間が長いほど死亡率が高いことを示している。
（文献6をもとに作成）

3 バイオマーカー

　AKIバイオマーカーは，研究段階のものから臨床使用が認可されているものまで数多く報告されている。そのうち日本で保険収載となっているものは尿L-FABP，尿NGALである。また，米国ではNephroCheck® (TIMP-2/IGFBP-7) がFDAの承認を受け，臨床で使用可能となっている。これらは欧州でCEマークを取得している。

　従来定義されていた腎前性/腎性AKIであっても，transient/persistent AKIであっても鑑別に有用である。東京大学医学部附属病院ICUでの検討[7]においても，337人のうち51人のtransient AKIでバイオマーカーが軽度に上昇することを確認しているが，それ以上に78人のpersistent AKI（ここではrenal AKIと同等）でもバイオマーカーが上昇していることを確認している（図3）。

　日本では未承認であるが，TIMP-2/IGFBP-7の有用性については様々な臨床試験[8)9)]で確認されており，死亡リスクも規定できるものとして注目を浴びている。しかし，少人数の臨床試験ではあるが，transient/persistentの鑑別には意外と不向きであることが報告されている[10]。

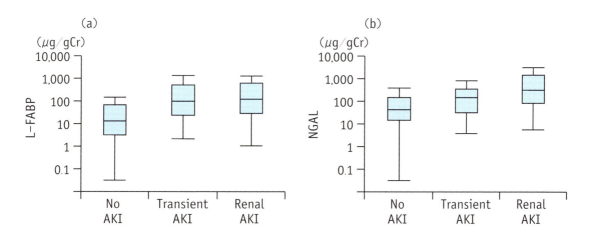

図3 ▶ AKIバイオマーカーによるtransient/persistent AKIの鑑別
(a) はL-FABP，(b) はNGALを示している。両者ともAKIでは上昇しているだけでなく，transient/persistent AKIも鑑別できる。

（文献7をもとに作成）

4 RAI (renal angina index)

　先述のバイオマーカーが有意義なのは言うまでもないが，すべての患者に闇雲に計測を行うことは合理的ではなく，対象者を絞る必要がある。そこでその1つの方法としてはRAIが提唱されている。

　RAIは，AKI発症リスクの分類と早期の軽度の腎障害を組み合わせたスコアリングである。もう少し詳しく述べると，患者の臨床状況（例：人工呼吸管理中，カテコラミン依存など）や合併症（例：糖尿病，高齢，高血圧など）から，AKI発症リスクを3段階に分類する（図4）。血清クレアチニン（sCr）の軽度の上昇や数時間の尿量減少を早期の腎障害と考えて，それぞれのリスクにおいてsCr上昇があらかじめ定めた基準を満たした場合にはRAI陽性と判断し，早期の腎障害が生じており，persistent AKIのリスクが高いと判断する[11]。

　特に小児領域ではRAIの有用性は報告されており，特に陰性尤度比が高く，persistent AKIのリスクが高くない患者を除外することに役立つことが報告されている[12]。またRAIとAKIバイオマーカーを組み合わせることで，よりpersistent AKIを検出する確率が上がることも報告されている[13]。

　成人での有用性についても報告されている。成人の場合は合併症も多いため，AKI発症リスクが小児の場合に比べて複雑ではあるものの，重症AKIの発症を予測することを可能にしている。具体的には506人の多施設ICU患者において，

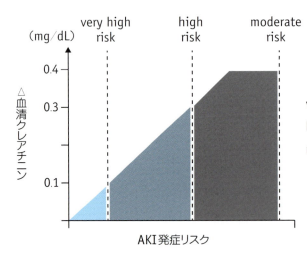

図4 ▶ RAI（renal angina index）の簡略図
患者の背景因子に応じてリスク分類を行い，それぞれのリスクに応じて，早期にpersistent AKIの発症リスクを察知する。
（文献11をもとに作成）

RAI陽性であった患者（214人）の24.8％が重症AKIで，14.5％がRRTを要したのに対して，RAI陰性であった患者（292人）の2.1％が重症AKIで，1.7％がRRTを要する結果であった[14]。このことからも persistent AKIだけを検出することは難しいが，そのリスクが高い集団を拾い上げることにRAIは長けている可能性がある。

文献

1) Pons B, Lautrette A, Oziel J, et al：Diagnostic accuracy of early urinary index changes in differentiating transient from persistent acute kidney injury in critically ill patients：multicenter cohort study. Crit Care. 2013；17(2)：R56.

2) Langenberg C, Bagshaw SM, May CN, et al：The histopathology of septic acute kidney injury：a systematic review. Crit Care. 2008；12(2)：R38.

3) Takasu O, Gaut JP, Watanabe E, et al：Mechanisms of cardiac and renal dysfunction in patients dying of sepsis. Am J Respir Crit Care Med. 2013；187(5)：509−17.

4) Kellum JA：Persistent Acute Kidney Injury. Crit Care Med. 2015；43(8)：1785−6.

5) Perinel S, Vincent F, Lautrette A, et al：Transient and Persistent Acute Kidney Injury and the Risk of Hospital Mortality in Critically Ill Patients：Results of a Multicenter Cohort Study. Crit Care Med. 2015；43(8)：e269−e275.

6) Coca SG, King JT Jr, Rosenthal RA, et al：The duration of postoperative acute kidney injury is an additional parameter predicting long−term survival in diabetic veterans. Kidney Int. 2010；78(9)：926−33.

7) Doi K, Katagiri D, Negishi K, et al：Mild elevation of urinary biomarkers in prerenal acute kidney injury. Kidney Int. 2012；82(10)：1114−20.

8) Kashani K, Al−Khafaji A, Ardiles T, et al：Discovery and validation of cell cycle arrest biomarkers in human acute kidney injury. Crit Care. 2013；17(1)：R25.

9) Honore PM, Nguyen HB, Gong M, et al：Urinary Tissue Inhibitor of Metallo−proteinase−2 and Insulin−Like Growth Factor−Binding Protein 7 for Risk Stratification of Acute Kidney Injury in Patients With Sepsis. Crit Care Med. 2016；44(10)：1851−60.

10) Daubin D, Cristol JP, Dupuy AM, et al：Urinary Biomarkers IGFBP7 and TIMP−2 for the Diagnostic Assessment of Transient and Persistent Acute Kidney Injury in Critically Ill Patients. PLoS One. 2017；12(1)：e0169674.

11) Goldstein SL, Chawla LS：Renal angina. Clin J Am Soc Nephrol. 2010；5(5)：943−9.

12) Basu RK, Zappitelli M, Brunner L, et al：Derivation and validation of the renal angina index to improve the prediction of acute kidney injury in critically ill children. Kidney Int. 2014；85(3)：659−67.

13) Basu RK, Wang Y, Wong HR, et al：Incorporation of biomarkers with the renal angina index for prediction of severe AKI in critically ill children. Clin J Am Soc Nephrol. 2014；9(4)：654−62.

14) Cruz DN, Ferrer−Nadal A, Piccinni P, et al：Utilization of small changes in serum creatinine with clinical risk factors to assess the risk of AKI in critically lll adults. Clin J Am Soc Nephrol. 2014；9(4)：663−72.

—— 松浦 亮，野入英世

第1章

7 腎前性AKIと腎性AKI ——（2）

腎前性AKIの治療

point

▶ 腎前性に限らず，AKIの治療は原因の特定とその除去が基本である。

▶ 輸液管理による適正循環血漿量の維持と血圧維持が治療の主体である。

▶ AKIバンドルが治療に適応できる可能性がある。

1 AKIの鑑別と腎前性AKIの原因特定

　AKIの原因は多岐にわたり，その鑑別については他項を参照して頂くが，AKI
の原因と治療を考える上で長く使われている腎前性（pre-renal）・腎性（renal）・
腎後性（post-renal）という3つのサブタイプは，一定の有用性があるため現在も
臨床現場で使用されている[1]。腎後性AKIに対しては尿路閉塞機転の解除，腎性
AKIに関しては原因となった病態・薬剤の除去が主な治療となるが，本項では腎前
性AKIに対する治療に関して概説する。

　腎前性AKIは定義から腎への低灌流が原因と想定されるAKIであるので，いか
に腎への灌流を回復させるかが治療の主眼となる。裏を返すと腎への低灌流が存
在し，治療介入によって可逆的なAKIを想定する場合に腎前性AKIと表現する。
古くはprerenal azotemia（腎前性高窒素血症），臨床研究においては一過性AKI
（transient AKI）として呼称されることが多い。transient AKIの定義が用いら
れる理由としては，腎前性AKIの中でも背景病態により治療対応に一貫性がなく，
また腎前性と腎性の明らかな鑑別も不可能なことから，可逆的であったAKIを
transient AKI，それ以外をpersistent AKI（持続性AKI）と定義して明確に区別
することが狙いである[2]。transient AKIとpersistent AKIではその予後に違い
があることが指摘されている。しかし，臨床現場においてはAKIがtransientか
persistentかどうかの鑑別がその時点では不可能であることから，両者の予測因
子の抽出が試みられている。

　腎前性AKIの原因としての低灌流の原因はショックが最多であり，ショックは

古典的には循環血漿量減少性ショック（hypovolemic shock），心原性ショック（cardiogenic shock），閉塞性ショック（obstructive shock），血液分布異常性ショック（distributive shock）に大別することができるが，そのショックの各原因を特定し治療を行うことがAKIに対する治療にほかならない。低灌流が遷延すると腎性AKIである虚血性急性尿細管壊死（ischemic acute tubular necrosis；ischemic ATN）に至ってしまうことが予想され，腎性AKIは腎前性AKIよりも予後不良であることが多数の臨床試験で証明されているため，早期の治療開始と病態改善が望まれる。ショックに至らないまでも，脱水に伴う循環血漿量減少（volume depletion），敗血症（sepsis）が原因となって腎前性AKIに至っている状態は実臨床で多く遭遇する。

　以上の考察から，腎前性AKIの治療もほかのAKIの治療と同様に原因の特定と除去が基本であり，それはすなわち低血圧・低灌流を伴う循環血漿量減少に対する対処にほかならない。

2 AKI治療における優先順位・臨床評価

　AKI治療においてまず優先されるのは血行動態の改善である。具体的には血圧維持と適切な循環血漿量維持が実効的な目標となる。適切な量の細胞外液を主体とした補液と，血圧目標を意識した昇圧薬の使用が行われる。volume overloadが明らかな場合や輸液負荷による心不全の悪化が危惧される場合を除いて，まずは細胞外液を主体とした初期補液を行い，輸液反応性が不十分な場合はアルブミン製剤や血液製剤の使用も考慮する。循環血漿量減少が明らかな場合は細胞外液500mL程度の急速輸液を最初に行い，早期の腎灌流改善を図る。同時に低血圧を合併する場合はノルアドレナリンを主体とした昇圧を開始する。AKIの加療経過中は血清クレアチニン（sCr）値のピークアウトまでは連日の血液・尿検査が必須と考えられ，腎臓の発するサインに耳を傾ける必要がある。

　sCrは慢性腎臓病での腎機能指標として確立しているが，AKIにおいては腎機能の急な変化を直ちには反映せずタイムラグが生じることが知られている。sCrの上昇以前に腎機能が低下していると同様に，sCrピークアウトよりも前に腎機能改善がみられていると考えられ[3]，AKI診療においてもsCr以外の，尿量など他の指標を含めた総合判断が重要である。

3 腎前性AKIに対する輸液

腎前性AKIに対する治療の主体は適切な量の輸液であり，その種類と投与量の見きわめが臨床医に必要なスキルとなる。腎性AKIに移行してしまった場合はその限りではないが，腎前性AKIが想定される病態の場合は腎障害の程度は軽微で可逆的と考えられ，尿量が治療の際の最重要指標になると考えられる。尿量それ自体がAKIの重症度分類に使用されている通り，尿量を保つことがAKI重症度を下げることにつながり，予後を改善することが期待される。

尿量低下を伴う乏尿性AKIではKDIGO分類でのAKIステージ1診断基準となっている0.5mL/kg/hrという尿量が最初に目標とされる尿量である。尿量をモニタリングしつつ輸液量の調節をすることと同時に，十分量の輸液を行い細胞外液量が保たれる状況となったと判断された場合には，維持量輸液に移行することも重要である。AKIに対する輸液の選択については，晶質液が推奨される。生理食塩水の投与は高クロール(Cl)性代謝性アシドーシスの原因となり腎血管収縮をきたす可能性も指摘されており[4]，晶質液と比較し腎代替療法必要例を増加させるとの結果も得られている[5]。晶質液を基本とした循環血漿量を保つ輸液管理ができていればよいということになるが，循環血漿量を推定する単一の絶対的な指標は存在しないことが知られている。尿量・血圧・脈拍・体温といったバイタルサイン，血液検査結果，日々の体重経過，in-outバランス，超音波検査による下大静脈径と呼吸性変動，下腿浮腫の程度，胸部X線写真での心胸郭比といった指標を複合的に適宜検討しつつ適正な輸液量を設定していく必要がある。

AKIにおいて過剰輸液による「Wetな」管理が腎予後も悪化させうることが臨床試験の結果[6)7]から指摘されているが，腎性AKIに移行してしまったにもかかわらず尿量維持を第一目標として過剰に輸液を行った可能性がある。尿量は治療介入により変動しうる「結果」であり，治療すべき「原因」ではないことを肝に銘じ，尿沈渣で顆粒円柱や尿細管上皮がみられてきた場合など，腎性のATNが想定される病態に移行した場合には輸液を「絞る」判断をして，過剰輸液を避ける必要がある。またそれにより不要な腎代替療法も避けることができる。

尿量減少に対して対症的に利尿薬が投与されることがあるが，体液過剰の是正目的以外には利尿薬投与は推奨されない。AKIに対して利尿薬投与が腎予後を改善したという報告はいまだ存在しないことからも，体液過剰がないAKIにおいては利尿薬を使用すべきでなく，体液過剰とならないよう輸液管理を行うことが本道である。腎前性AKIが想定される場合は，利尿薬投与で腎低灌流を増悪させる可能性があるため十分注意する必要がある。

右心不全に伴う腎前性AKIにおける除水

　　腎前性AKIは腎低灌流が原因であり，大半の病態は経静脈的輸液療法によって対処される。しかし，右心不全による心原性ショックの場合は心拍出量の低下による腎前性AKIと同時に除水が必要な病態を呈する。重症心不全では利尿薬抵抗性が生じるため，体外循環による除水が試みられることがあり，限外濾過（ultrafiltration）による除水の有効性が指摘されてきている[8]。また，サイトカイン除去効果や体液恒常性の維持効果も期待した持続的血液濾過の有効性も示唆されてきている[9]。

腎前性AKIにおける血圧管理

　　腎前性AKIの血圧管理を考える際に，頭に入れておくべき概念が正常圧AKI（normotensive AKI）である[10]。慢性腎臓病や高血圧がある患者やNSAIDsやACE阻害薬/ARB内服中の患者は，腎灌流圧が低下する拡張期血圧のセットポイントが健常人よりも高くなっており軽度の血圧低下でAKIを発症する場合がある，ということである。そういったハイリスク患者の場合はショックに至らない程度の正常範囲の血圧低下にもかかわらず，腎灌流が低下して腎前性AKIを呈し乏尿をきたすことをしばしば経験する。拡張期血圧を通常よりも高めに維持することを意識して昇圧薬・補液の用量調整を行う必要があり，ある血圧を超えると尿量が得られることが想定される。また腎灌流を低下しうる被疑薬は中止する必要がある。個々の症例によって血圧のセットポイントは異なるため，病前の血圧経過や降圧薬の服用歴を含めて評価を行う必要がある。降圧を必要とする頭蓋内出血合併例などでは至適血圧が脳と腎で食い違うことがしばしば経験されるため，その都度血圧の管理目標値についてdiscussionを行う必要がある。

　　AKIを伴うショックにおける昇圧は一般にノルアドレナリンを第一選択に行われる。低用量ドパミンが腎灌流を増加させ尿量を増加させることが生理学的には期待されてきたが，過去のランダム化比較試験[11]やメタアナリシス[12]の結果からドパミンが腎予後を改善しないことが証明されてきており，国際ガイドラインであるKDIGOガイドラインでもドパミンの使用は現在では推奨されておらず，日本のAKI診療ガイドラインでも同内容が明記されている。

6 AKIバンドル

　ここまで腎前性AKIに対する治療について述べてきたが，AKI自体が原因の多岐にわたる症候群であり，標準化は困難であることが現実である。しかし，AKIに対しても提供する治療を標準化しようという動きが始まっている[13]。バンドルとは米国において医療の質確保のため活用が始められたものであり，敗血症治療・人工呼吸器関連肺炎予防・中心静脈カテーテル関連感染予防に用いられてきた歴史がある，治療プロセス・予後改善を目的とした医療従事者を補助するためのチェックリストである。英国のロンドンAKIネットワークからAKIマニュアルが作成されておりアプリも配布されているが，その中にAKIバンドルが記されておりダウンロードも可能である。このAKIバンドルを一部改変して図1に示した。AKIに対して日本でもこのようなバンドルを用いることで治療の標準化がなされ，治療の質が向上する可能性がある。

診断	血清クレアチニン（sCr）値 1.5倍以上，0.3mg/dL上昇 乏尿＜0.5mL/kg/hr，6時間以上
生理的評価	ショック・低灌流徴候の評価 循環呼吸管理・集中治療部と連携
補液療法	心拍数・血圧・頸静脈圧・意識を評価 循環血漿量低下➡250〜500mL急速輸液 循環血漿量正常➡維持輸液継続
モニタリング	尿量・体重測定：尿道カテーテル留置を検討 BUN，sCr，電解質をsCr上昇中は毎日測定 体液量評価・尿毒症症状を定期的に評価 血液ガス：アシドーシスの評価
精査	AKIの原因検索を行う 尿検査・超音波検査を行う 肝酵素・CRP・CK・溶血所見（血小板減少の場合）を確認する
支持療法	NSAIDs／ACE阻害薬／ARB／メトホルミン／造影剤などの薬剤中止 敗血症に対する抗菌薬加療 低血圧➡降圧薬中止　血管内脱水➡利尿薬中止

図1 ▶ AKIバンドルの例
（http://www.londonaki.net/downloads/LondonAKInetwork-CareBundle.pdf
　をもとに作成）

文献

1) Thadhani R, Pascual M, Bonventre JV : Acute renal failure. N Engl J Med. 1996 ; 334(22) : 1448-60.

2) Kellum JA : Persistent Acute Kidney Injury. Crit Care Med. 2015 ; 43(8) : 1785-6.

3) Waikar SS, Bonventre JV : Creatinine kinetics and the definition of acute kidney injury. J Am Soc Nephrol. 2009 ; 20(3) : 672-9.

4) Wilcox CS : Regulation of renal blood flow by plasma chloride. J Clin Invest. 1983 ; 71(3) : 726-35.

5) Yunos NM, Bellomo R, Hegarty C, et al : Association between a chloride-liberal vs chloride-restrictive intravenous fluid administration strategy and kidney injury in critically ill adults. JAMA. 2012 ; 308(15) : 1566-72.

6) Bagshaw SM, Brophy PD, Cruz D, et al : Fluid balance as a biomarker : impact of fluid overload on outcome in critically ill patients with acute kidney injury. Crit Care. 2008 ; 12(4) : 169.

7) Grams ME, Estrella MM, Coresh J, et al : Fluid balance, diuretic use, and mortality in acute kidney injury. Clin J Am Soc Nephrol. 2011 ; 6(5) : 966-73.

8) Costanzo MR, Ronco C, Abraham WT, et al : Extracorporeal Ultrafiltration for Fluid Overload in Heart Failure : Current Status and Prospects for Further Research. J Am Coll Cardiol. 2017 ; 69(19) : 2428-45.

9) Premuzic V, Basic-Jukic N, Jelakovic B, et al : Continuous Veno-Venous Hemofiltration Improves Survival of Patients With Congestive Heart Failure and Cardiorenal Syndrome Compared to Slow Continuous Ultrafiltration. Ther Apher Dial. 2017 ; 21(3) : 279-86.

10) Abuelo JG : Normotensive ischemic acute renal failure. N Engl J Med. 2007 ; 357(8) : 797-805.

11) Bellomo R, Chapman M, Finfer S, et al : Low-dose dopamine in patients with early renal dysfunction : a placebo-controlled randomised trial. Australian and New Zealand Intensive Care Society (ANZICS) Clinical Trials Group. Lancet. 2000 ; 356(9248) : 2139-43.

12) Friedrich JO, Adhikari N, Herridge MS, et al : Meta-analysis : low-dose dopamine increases urine output but does not prevent renal dysfunction or death. Ann Intern Med. 2005 ; 142(7) : 510-24.

13) Bagshaw SM : Acute Kidney Injury Care Bundles. Nephron. 2015 ; 131(4) : 247-51.

―――― 吉田輝彦，野入英世

第1章

8

AKIのバイオマーカー

point

▶ AKIバイオマーカーは，血清クレアチニン（sCr）よりも早期に腎障害を検出することからAKIの早期診断に用いられている。日本では尿中L-FABP，尿中NGALがAKIのバイオマーカーとして保険収載されている。

▶ AKIバイオマーカーはAKIの早期診断のみならず，腎代替療法の施行や死亡，CKDの進展といった患者予後予測にも有用である可能性が示されている。

▶ sCr値の上昇は認めないがAKIバイオマーカー（腎障害マーカー）が上昇している状態をsubclinical AKIと呼び，その臨床的意義が検討されている。

1 AKIバイオマーカーは血清クレアチニン値よりも早期に腎障害を検出

　AKIは頻度が高く予後が悪い疾患であることが複数の研究から示され，AKIの早期診断・早期介入の必要性が認識されてきている。現行のAKIの診断基準にはsCr値が用いられているが，sCrは糸球体濾過量（GFR）よりも24～48時間程度遅れて変動するため，急性の変化をとらえきれない可能性がある。

　これに対し，sCrよりも早期に腎障害を検出するというコンセプトのもと，複数の新規AKIバイオマーカーがここ十数年で研究開発されている（図1）[1]。これらバイオマーカーは，腎機能を反映する血清クレアチニン尿量などの機能マーカーに対し，AKIの病態の主座である尿細管上皮細胞の傷害を検出する傷害マーカーと位置づけられる。その一部は既に臨床応用されAKIの早期診断に用いられており，日本においては尿中NGAL（neutrophil gelatinase-associated lipocalin），尿中L-FABP（liver-type fatty acid-binding protein），尿中NAG（N-acetyl-β-D-glucosaminidase）が保険診療下で測定可能となっている。

1）NGAL

　上記バイオマーカーの中で世界的に臨床研究が最も多く実施されているバイオ

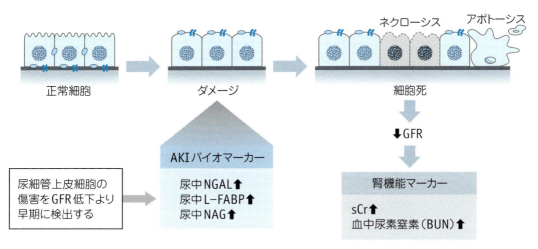

図1 ▶ sCrの上昇よりも早期に尿細管上皮細胞の傷害を検出するAKIバイオマーカー
NGAL；neutrophil gelatinase-associated lipocalin（好中球ゼラチナーゼ結合性リポカリン）
L-FABP；liver-type fatty acid-binding protein（肝臓型脂肪酸結合蛋白）
NAG；N-acetyl-β-D-glucosaminidase

（文献1をもとに作成）

マーカーはNGALであろう。NGALは分子量25kDaのポリペプチドで、好中球のmatrix metalloproteinase-9（MMP-9）に共有結合している蛋白として発見された。2005年、森らによりヒト急性腎不全の血液中や尿中でNGALが上昇していることが報告され、NGALが腎障害マーカーとして用いられる可能性が示された。基礎研究では、腎虚血再灌流モデル[2]、シスプラチン投与モデル[3]などのAKIを呈する動物モデルでNGALが上昇することが報告されている。生体内においては腎臓の遠位尿細管、大腸、肝臓、肺の上皮細胞が傷害されることで産生が誘導される。またNGAL産生は細菌感染時にも増加することが知られており、尿中NGALが上昇する機序は、遠位尿細管での産生増加、近位尿細管での再吸収不全に加え、感染に伴う上昇を考慮する必要がある。

わが国においては2017（平成29）年2月に保険収載され測定可能となった。基準値は、濃度30.5（ng/mL）以下、クレアチニン補正値2.17μg/gCre以下である。

2) L-FABP

L-FABPは、近位尿細管の低酸素・酸化ストレスにより誘導され、傷害時には尿細管周囲の虚血/再灌流障害による酸化ストレスから生じた過酸化脂質に結合し、細胞外に排出することで腎保護的に機能していると考えられている。NGALと同様、腎虚血再灌流モデル[4]、シスプラチン腎症[5]でもL-FABPが上昇すると報告されている。また、生体内ではL-FABPは腎障害のほか、肝障害においても

上昇することが報告されている。

わが国においては2011(平成23)年8月に保険収載され測定可能となった。基準値は8.4µg/gCre以下である。

3) NAG

NAGは分子量11万〜15万程度の酸性加水分解酵素である。近位尿細管上皮細胞の刷子縁に多く存在するため，尿細管細胞の傷害時に尿中NAGが上昇する。NAGは前立腺液，精子にも含まれるためこれらの混入で高値を示し，また排尿後測定までの時間が長ければ失活して本来よりも低値を示すことがある。

2 AKIバイオマーカーによるAKIの早期診断および予後予測

AKIバイオマーカーはsCrの上昇よりも早期に腎障害を検出できる性質を利用し，AKIの早期診断における精度が検討された。当初は心臓血管手術後や造影剤使用後といった腎障害起点がはっきりした場合のAKI診断におけるバイオマーカーの精度が評価され，有用であることが複数の研究から示された。その後，腎障害起点がはっきりせず腎障害の原因が複数混在するICU患者の場合においても，AKI早期診断に有用である可能性が示された[6]。さらに，AKI早期診断のみならず腎代替療法の施行，腎代替療法からの離脱，AKIからの回復，入院期間や院内死亡といった予後とも関連することが報告されている(**表1**)。

表1 ▶ AKIバイオマーカーとの関連が報告されている予後

短期予後	AKIの診断，AKIからの回復 入院期間 腎代替療法の施行 腎代替療法からの離脱 院内死亡
長期予後	再入院 死亡 CKDへの進展

3 AKIバイオマーカーによる患者長期予後の予測

上述の通り，AKIの早期診断の臨床応用に期待されているAKIバイオマーカーであるが，実はAKIの早期診断のみならず，患者の長期予後予測にもAKIバイオマーカーが有用である可能性が複数の観察研究から報告されている。もともとAKI

は可逆性の腎機能障害であると考えられていたが，実はそうではなく長期的には高率にCKDへ移行することが近年知られてきており，AKIを発症すると後のCKD進展のハザード比が3.1倍，末期腎不全（end-stage renal disease；ESRD）に至るハザード比は8.8倍にものぼることがメタアナリシスにより示されている[7]。さらにAKIは長期的なCKD進展のリスクであるのみならず，死亡，主要心血管イベント（major adverse cardiac events；MACE）のリスクも高めることが報告されている。米国の心臓血管手術後のコホートでは，NGAL，L-FABPを含めた複数の尿中バイオマーカーの値が3年後の総死亡率と関連したとの報告がなされている[8]。新規AKIバイオマーカーがAKI後の患者におけるリスク層別化の一助となる可能性がある。

4 新しい疾患概念──subclinical AKI

現在，KDIGO（国際腎臓病予後改善委員会）のAKI診療ガイドラインでは，sCr値や尿量といった機能マーカーのみでの評価でAKIの診断を行っている。一方で，sCr値が上昇しない程度の腎障害であっても，透析療法の施行や死亡率といった患者予後と関係することが観察研究から明らかになってきており[9]，subclinical AKIという疾患概念が提唱され，その臨床的意義が検討されている（図2）[10]。同時に，AKIの診断基準にNGALやL-FABPといった腎障害マーカーを組み入れるべきとの議論がなされている。

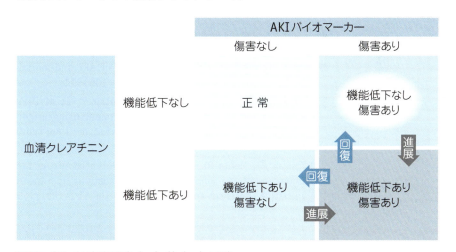

図2 ▶ 新しい疾患概念（subclinical AKI）
機能マーカー（sCr値，尿量）と傷害マーカー（新規AKIバイオマーカー）を組み合わせて腎障害をとらえることで新たに提唱される疾患概念がsubclinical AKI。機能は障害されていないが傷害マーカー（主に尿細管傷害）が上昇している状態を言う。

（文献10をもとに作成）

5 より早期のAKI診断に向けて

　新規AKIバイオマーカーについて述べた。AKI患者の予後が厳しいことが認識されているが，その原因のひとつとしてsCr上昇によるAKI診断は，実際の腎への障害発生のタイミングとはタイムラグがあり，そのことで治療介入に遅れが生じている可能性が挙げられる。日本では2011（平成23）年8月に尿中L-FABPが，2017（平成29）年2月に尿中NGALが保険収載され，臨床現場での測定が可能となった。今後はこれら腎障害マーカーを用いたAKIの早期診断の普及により，AKIの予後が改善することが期待される。

文献

1) Vaidya VS, Ferguson MA, Bonventre JV, et al：Biomarkers of acute kidney injury. Annu Rev Pharmacol Toxicol. 2008；48：463-93.

2) Mishra J, Ma Q, Prada A, et al：Identification of neutrophil gelatinase-associated lipocalin as a novel early urinary biomarker for ischemic renal injury. J Am Soc Nephrol. 2003；14(10)：2534-43.

3) Mishra J, Mori K, Ma Q, et al：Neutrophil gelatinase-associated lipocalin：a novel early urinary biomarker for cisplatin nephrotoxicity. Am J Nephrol. 2004；24(3)：307-15.

4) Yamamoto T, Noiri E, Ono Y, et al：Renal L-type fatty acid-binding protein in acute ischemic injury. J Am Soc Nephrol. 2007；18(11)：2894-902.

5) Negishi K, Noiri E, Sugaya T, et al：A role of liver fatty acid-binding protein in cisplatin-induced acute renal failure. Kidney Int. 2007；72(3)：348-58.

6) Doi K, Negishi K, Ishizu T, et al：Evaluation of new acute kidney injury biomarkers in a mixed intensive care unit. Crit Care Med. 2011；39(11)：2464-9.

7) Coca SG, Singanamala S, Parikh CR：Chronic kidney disease after acute kidney injury：a systematic review and meta-analysis. Kidney Int. 2012；81(5)：442-8.

8) Coca SG, Garg AX：Urinary biomarkers of AKI and mortality 3 years after cardiac surgery. J Am Soc Nephrol. 2014；25(5)：1063-71.

9) Nickolas TL, Schmidt-Ott KM, Canetta P, et al：Diagnostic and prognostic stratification in the emergency department using urinary biomarkers of nephron damage：a multicenter prospective cohort study. J Am Coll Cardiol. 2012；59(3)：246-55.

10) Murray PT, Mehta RL, Shaw A, et al：Potential use of biomarkers in acute kidney injury：report and summary of recommendations from the 10th Acute Dialysis Quality Initiative consensus conference. Kidney Int. 2014；85(3)：513-21.

—— 一色 玲，土井研人

第1章

9

AKIの病理

point

▶ AKIの症例で，原因が明確でない腎性AKIや腎機能低下が遷延する症例では，正確な診断，治療方針決定や予後推定のために組織学的評価が有用である。全身状態や臨床所見をふまえ，必要に応じて慎重に腎生検の適応を決定する。

▶ AKIの中でも頻度の高いATIは，背景の病態や，臨床的重症度や発症からの経過などの臨床所見と，腎生検病理所見（障害・修復所見，急性・慢性所見の範囲と程度など）を総合して評価する。

▶ ATI以外の腎性AKIの原因となる腎疾患を確実に鑑別し，適切な治療を選択する。

1 腎生検による病理評価の重要性

AKIの予後は不良であり，その発症には様々な病態が複雑に関与しているが，主たる原因を鑑別することは，治療の選択および予後の推定に必須である。その診断の際に，組織学的検査は有用となりうる。腎生検で得られた組織からできるだけ多くの情報を可能な限り正確に把握することが重要である。

2 AKIの腎組織

AKIの原因は多種多様であるが，腎前性や腎後性などの原因が明白な場合には，一般的には組織学的検索の適応にならない。主に腎性AKIが疑われる場合に腎生検を考慮し，腎生検から得られる情報の有用性が，侵襲的な手技による不利益を上回ると判断された際に施行する。腎性AKIの原因は，血管性，糸球体性，尿細管/間質性に大別される（**図1**）。糸球体や血管疾患が原因の場合や，間質性腎炎などは治療方針を決定する際に組織学的評価が重要になる。臨床的に頻度が最も高いとされる急性尿細管障害（ATI）・急性尿細管壊死（ATN）については，外傷，

9 AKIの病理

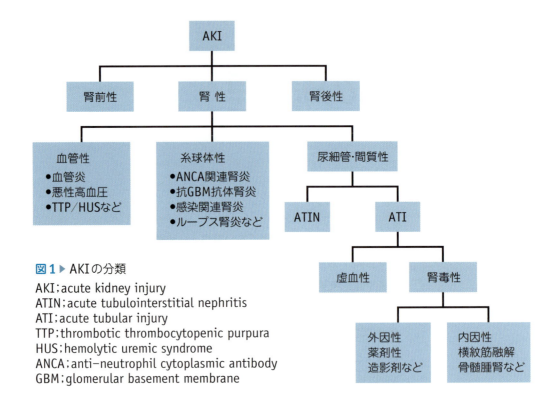

図1 ▶ AKIの分類
AKI；acute kidney injury
ATIN；acute tubulointerstitial nephritis
ATI；acute tubular injury
TTP；thrombotic thrombocytopenic purpura
HUS；hemolytic uremic syndrome
ANCA；anti-neutrophil cytoplasmic antibody
GBM；glomerular basement membrane

手術，ショック後など因果関係がはっきりしていれば腎生検の適応とならないことも多いが，原因の除去後に腎機能の回復が想定以上に遅延する場合に組織学的な評価が検討される。集中治療領域において多臓器不全のひとつとして発症するAKI症例が増加しており，その予後が不良であることが問題になっている。実際，AKI症例に腎生検が実施される頻度が低い理由としては，症例の基礎疾患が重篤で，全身状態が不良な場合が多いからということが挙げられる。

3 急性尿細管障害（ATI）

虚血性や腎毒性によるAKIの腎病理像について，これまでATNという用語が広く汎用されてきたが，その病態と実際に観察される組織像にはしばしば乖離がみられる。特に臨床検体においては，軽度の尿細管の変性像を認めるのみで，実際に「壊死」がみられない場合も多く，現在では，急性尿細管障害（ATI）という用語が用いられている[1]。ATIの原因もまた，虚血性と腎毒性に大別される。実臨床においては，その両方およびその他複数の因子が重複することが多い。一般的にATIは，その原因が解除されれば，発症期，維持期（乏尿・無尿期），利尿期を経て回復していく。前述のように腎機能の低下が遷延する場合，ほかの病態の存在

や合併を疑って，また予後を予測する目的で腎生検を考慮することがある。その際，原因となる障害の程度，障害の持続時間や，腎生検を行うタイミングによって組織像が異なるため病変の解釈が複雑になる。

 ATIの原因

原因が虚血性であっても，腎毒性であっても，障害の主体は尿細管・間質である。虚血性の原因としては全身の循環血漿量低下や血圧低下のほか，腎梗塞や血管炎，悪性高血圧/強皮症腎など様々である。腎毒性の場合には，薬剤によることが多いが，その他，重金属や毒物によるものもある。

1）虚血性

虚血性の場合は，尿細管上皮細胞傷害の形態学的変化は一般的には軽度である。ネフロンにおける局在はS_3セグメント（近位尿細管直部）が最も傷害され，ヘンレループの上行脚も巣状に傷害される。傍髄質ネフロンより皮質ネフロンのほうが受ける傷害は強い傾向がある。

2）腎毒性

腎毒性のATIでは，尿細管上皮の傷害はより重篤であり，範囲が局所的で不連続である。原因によって傷害される部位は異なり，水銀ではS_3セグメントが傷害されるが，ほかの重金属や有機毒ではすべての部位を傷害しうる。特徴的な上皮の所見を示す例もあり，ゲンタマイシン毒性では尿細管上皮細胞の中にミエリン様小体が，エチレングリコール中毒では近位尿細管上皮細胞に大きな空胞変性を形成し，内腔にシュウ酸結晶の沈着がみられることがある。虚血性と同じく，傍髄質ネフロンより皮質ネフロンのほうが強い傷害を受ける。

 ATIの腎病理像

1）光学顕微鏡所見

ATIの病理組織を評価する上でのポイントとなるのは，①尿細管上皮細胞の変化，②傍尿細管毛細血管と間質の変化，③炎症細胞浸潤である（**表1**）。それぞれの所見の重症度（範囲や広がり），急性期なのか慢性期なのか，傷害像なのか再生

表1 ▶ ATIの病理組織を観察する際のポイント

1. 臨床情報の把握	臨床情報から推測される原因と，発症早期の重症度，発症からの期間とその間の推移をふまえて観察する	
2. 腎組織の部位と固定状態	近位尿細管，遠位尿細管，集合管は区別する 尿細管上皮細胞，傍尿細管毛細血管，間質，炎症細胞を把握する	
3. 病期による形態像の変化	1）尿細管上皮細胞の変化	変性，細胞死，脱落，増殖
	2）傍尿細管毛細血管（PTC）の変化	CD34免疫染色の併用
	3）間質の変化	浮腫，線維化，αSMA陽性細胞の増加
	4）炎症細胞浸潤	細胞の種類と分布，PTC炎

PTC：peritubular capillary

修復像なのかを評価する必要がある。

①尿細管上皮細胞の変化

ATIの組織像は，尿細管上皮の変性，細胞死，二次的な間質の傷害，尿細管上皮の再生を認める。尿細管上皮の変性像として尿細管上皮細胞の膨化，菲薄化，扁平化や，blebの形成，核の消失や濃染，刷子縁の消失などを認める。臨床検体では，明らかな尿細管の凝固壊死像（核の消失）がみられる頻度は低いという報告が多い。傷害の程度が強い場合には尿細管上皮が脱落し，遠位系の尿細管管腔内でTamm-Horsfall蛋白（THP）も含む顆粒円柱が形成される。壊死にまで至らない尿細管傷害を検出するために，kidney injury molecule-1（KIM-1）に対する免疫染色が有用となることが示唆されている[2]。傷害された尿細管上皮は残存上皮細胞や間葉系幹細胞の増生によりいったん過剰増生し，尿細管腔内に小ポリープ状の隆起を伴って過形成を示す。

Ki67（細胞分裂関連蛋白）に対する免疫染色は，細胞増生の程度を把握するのに役立つ。修復時には過剰増生した尿細管上皮細胞はその後しだいに脱落し，ほぼ正常の尿細管上皮の分布に戻り，幼弱な上皮細胞は急速に分化し，尿細管の再生・再構築が完成する[3]。上皮細胞の増生が不完全な場合には，扁平な上皮細胞が傷害尿細管を覆い，尿細管径の拡大がみられる。尿細管上皮の細胞死の機序として，ネクローシス以外にアポトーシスが大きく関与していることが知られている。傷害の修復過程においても，過剰増生した上皮がしだいに減少し再構築する際，アポトーシスによる細胞数の制御が行われている（図2）。

②傍尿細管毛細血管と間質の変化

尿細管上皮の傷害所見の確認とともに，傍尿細管毛細血管（PTC）と間質の変化を観察する。間質の早期の変化として，傷害された尿細管周囲に浮腫像が広がる。傷害が遷延すると，間質の線維化が徐々に進展し，不可逆的な変化となっていく。αSMA（α-smooth muscle actin）の免疫染色は，今後の間質線維化の進展を予測するのに有用である（図3）。

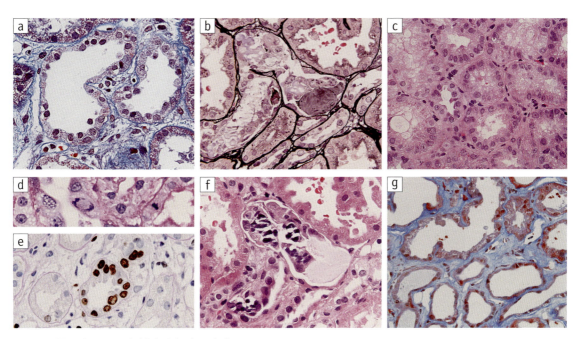

図2 ▶ ATIにおける尿細管上皮細胞の変化
a：尿細管上皮は壊死までは至っていないが，刷子縁の消失や上皮細胞の扁平化がみられる。
b：傷害が強い場合，臨床検体においても尿細管上皮の壊死像が観察される。
c：再生過程では，尿細管上皮の過剰増生がみられる。
d，e：mitosisの像やKi67陽性細胞は，再生が良好であることを示唆している。
f：傷害の傷痕として石灰化がみられることがある。
g：再生が不良な場合，尿細管上皮の扁平化，尿細管の萎縮・拡張と間質の線維化がみられる。

③炎症細胞浸潤

浸潤している炎症細胞の種類，分布，程度を評価する。ATIでは，急性期を過ぎて腎生検が行われることも多く，PTCの炎症細胞浸潤は目立たないことが多い。しかし急性期では好中球や単核球を主体とした炎症細胞浸潤をPTC内やその周囲に認める（図3）。尿細管基底膜が断裂するほどの傷害が生じた場合には，尿細管周囲に炎症細胞が集簇し，肉芽腫様の炎症もみられる。間質の炎症細胞浸潤は，ATINとの鑑別を要することもあるが，ATIでは，ATINより炎症細胞浸潤の程度は軽く尿細管炎もみられない。

2）免疫組織化学所見

糸球体や尿細管に免疫グロブリンや補体の沈着はみられない。

3）電子顕微鏡所見

近位尿細管の刷子縁の消失と，尿細管上皮細胞の側底部にある細胞膜嵌入の消失，ミトコンドリアの萎縮・変性がみられる。

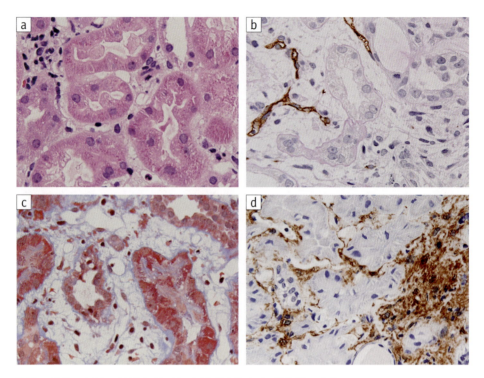

図3 ▶ ATIにおける傍尿細管毛細血管（PTC）および間質の変化
a：間質は浮腫状で拡大し，PTCに炎症細胞浸潤がみられる。
b：PTCの内腔の狭小化，CD34陽性細胞の消失（PTCの脱落）がみられる。
c：尿細管傷害に伴って，間質の浮腫，出血所見がみられる。
d：傷害が遷延すると間質の線維化に先行し，αSMA陽性細胞が増加する。

6 その他の病態によるAKIの病理像

　　ATI以外の腎性AKIの原因となる腎疾患について，血管性，糸球体性，間質性に大別してその組織像の特徴を簡単に述べる。ATI以外の腎疾患は，頻度は低いものの，積極的治療により改善しうるものが多い。これらの疾患を確実に鑑別することが大切である。臨床所見から，糸球体腎炎や間質性腎炎，血管炎などが疑われる場合は積極的に腎生検を行い，治療方針を決定する（図4）。

1）血管性

　　血管炎の中で，弓状動脈レベル以下の血管を標的とする疾患は，顕微鏡的多発血管炎（microscopic polyangiitis；MPA），多発血管炎性肉芽腫症（granulomatosis with polyangiitis；GPA），好酸球性多発血管炎性肉芽腫症（eosinophilic granulomatosis with polyangiitis；EGPA），結節性多発動脈炎（polyarteritis nodosa；PN）が挙げられる。MPA，GPA，EGPAはANCA（抗好中球細胞質抗体）関連血管炎に含まれ，その腎病理像は小〜細小動脈を中心としたフィブリノイド壊死性血管炎，壊死性半月体形成性糸球体腎炎，PTC炎，静脈炎である。一方，PNはANCA陰性で病変の好発部位も異なり，中小動脈に壊死性血管炎を認め，基本的には細動脈や糸球体に炎症を認めない。

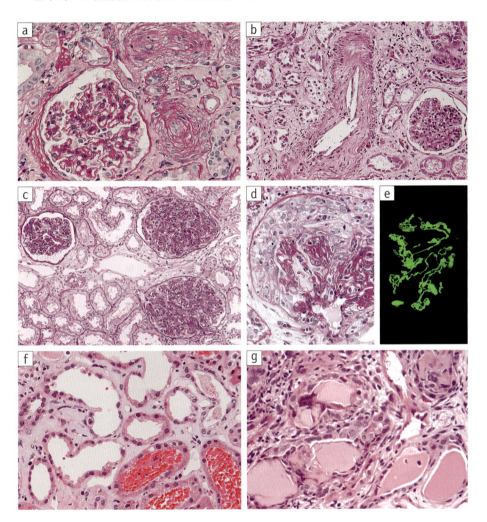

図4 ▶ ATI以外の病態によるAKIの病理像

a：強皮症高血圧性腎クリーゼ所見。高血圧緊急症にみられる細小動脈の所見と同様，細小動脈のonion skinを伴う内膜の肥厚を認めている。
b：コレステロール塞栓症所見。小葉間動脈に，針状のコレステリン結晶が沈着し，周囲の尿細管間質にも傷害像を認める。
c：感染後急性糸球体腎炎所見。糸球体には高度の管内増殖性病変を認める。
d，e：抗GBM病の所見。蛍光抗体法（e）ではIgGが糸球体係蹄に線状に強い陽性像を示し，PAS染色（d）では全周性の細胞性半月体の形成を認める。
f：肉眼的血尿関連AKI所見。尿細管腔内には赤血球円柱がみられ，尿細管上皮障害や間質への炎症細胞浸潤を認める。
g：多発性骨髄腫のmyeloma cast nephropathy所見。拡張した尿細管腔内に特異な円柱が充満し，周囲には異物肉芽腫反応や炎症細胞浸潤，間質の線維化を認める。

高血圧緊急症（悪性高血圧）によるAKIは，血圧の異常高値により引き起こされる急性の腎血管障害による。細小動脈，糸球体のフィブリノイド壊死，弓状～小葉間動脈の内膜の浮腫状～ムコイド肥厚による内腔狭窄が特徴である。強皮症の高血圧性腎クリーゼにおいても類似した所見がみられる。

血栓性微小血管症（thrombotic microangiopathy；TMA）には，溶血性尿毒症症候群（hemolytic uremic syndrome；HUS），血栓性血小板減少性紫斑病（thrombotic thrombocytopenic purpura；TTP）が含まれる。HUSでは糸球体が病変の主体となり，TTPでは小葉間～細小動脈の病変も認める。いずれも内皮細胞傷害の像を呈する。妊娠高血圧症に関連したAKIも類似した病変を呈する。

コレステロール（結晶）塞栓症（cholesterol crystal embolism；CCE）は，コレステロールの結晶が小動脈に塞栓を生じ，臓器障害を引き起こす。血管カテーテル操作，大血管手術手技の発達，老年人口の増加によりその発症頻度は増加している。臨床所見と比較的侵襲の少ない皮膚生検で確定診断がつくことも多いが，AKI症例で腎生検を行うことで初めて診断される場合もある。

2）糸球体性

AKIの原因となる糸球体病変として頻度が高いのは，ANCA関連腎炎や抗GBM病（抗糸球体基底膜抗体病）などの壊死性半月体性腎炎を主体とする疾患である。その他の感染関連糸球体腎炎，IgA腎症やループス腎炎などもその原因疾患になりうる。原発性または二次性の糸球体腎炎に伴うAKIについては，臨床所見と腎生検所見を併せて判断することになる。

3）間質・尿細管性

ATINはAKIで発症することが多い。ATINは間質への炎症細胞浸潤と間質浮腫および尿細管への白血球浸潤（尿細管炎）やPTCへの炎症細胞浸潤（PTC炎）を特徴とする。リンパ球を主体とし，好中球や好酸球を含んだ多彩な炎症細胞浸潤を認める。原因として薬剤性が最も多く，その中でもNSAIDsや抗菌薬によるものが多いとされている[4]。しばしばATIとの鑑別が困難であるため，注意を要する。

ワーファリン関連腎症（warfarin-related nephropathy；WRN）は，ワーファリン内服中にPT-INR（プロトロンビン時間国際標準比）の上昇とともに肉眼的血尿がみられ，AKIを発症する。最近では，ほかの抗凝固薬でもAKIが起こることから抗凝固薬関連腎症（anticoagulant-related nephropathy）と呼ばれたり，肉眼的血尿や血尿に関連してAKIが発症することからmacroscopic hematuria-associated AKIやhematuria induced AKIとも呼ばれている。赤血球円柱による尿細管の閉塞やヘモグロビンによる腎毒性が関連していると考えられている。

骨髄腫腎（myeloma cast nephropathy；MCN）は，M蛋白として血中や尿中で過剰な遊離軽鎖が生じ，その軽鎖がTHP蛋白と重合して特異な円柱（「割れるような」と称される亀裂を伴う。PAS陰性）を形成し，尿細管傷害や異物肉芽腫反応や炎症細胞浸潤によりAKIを発症する。

7 背景の病態，臨床経過，臨床所見も含めて診断

　本項ではAKIの成因として，ATIの組織所見を中心に概説した。ATIの尿細管間質病変は特異的な変化が少ないため，組織像のみからの診断や病変の解釈が困難な場合が多い。各症例の背景となる病態，詳細な臨床経過，臨床所見を把握し，組織所見を統合して診断する必要がある。

文献

1) Jennette JC, Olson JL, Silva FG, et al(eds.)：Heptinstall's Pathology of the Kidney. 7th edition, Wolters Kluwer(Nankkodo ED.), 2015, p1167.
2) Lee HT, Park SW, Kim M, et al：Acute kidney injury after hepatic ischemia and reperfusion injury in mice. Lab Invest. 2009；89(2)：196-208.
3) Shimizu A, Yamanaka N：Apoptosis and cell desquamation in repair process of ischemic tubular necrosis. Virchows Arch B Cell Pathol Incl Mol Pathol. 1993；64(3)：171-80.
4) Praga M, González E：Acute interstitial nephritis. Kidney Int. 2010；77(11)：956-61.

――――― 勝馬 愛，清水 章

第1章

10 AKIの画像診断

point

▶ AKIの診断のための検査は簡易，安全，安価で早期診断に有用，程度の評価や治療の決定や予後予測に役立つものが望まれ，画像診断はこれらを満たす。

▶ 画像診断は腎後性，腎性，腎前性の鑑別に有用で，他の検査より早く結果を得ることができる。

▶ 腎障害の増悪やその他の副作用の出現を回避するため，まずは造影剤を使用しない超音波検査，コンピュータ断層撮影，核磁気共鳴画像法，核医学検査などが選択される。

1 AKIにおける画像診断の有用性

AKIの診断に有用な検査の1つは，画像診断である。検査は，簡易，安全，安価で早期診断に有用，程度の評価や治療の決定，予後予測に役立つものが望まれ，画像診断はこれを満たす。言い換えれば，画像診断は，診断と治療につながる多くの情報を提供する。

AKIの診断基準は，集中治療の観点からRIFLE，AKIN，KDIGO[1]など，血清クレアチニン（sCr）の上昇度，尿量を用いることで統一されつつある。この診断基準は，世界共通の基準を決めて，AKIの統一した評価を行うという発想から作成されたものである。しかし，臨床現場において，AKIの原因を明らかにすることが，治療の選択と患者の予後に関わるため重要である。AKIの原因分類として，以前から用いられている腎後性，腎性，腎前性の鑑別は，AKIの診断基準が統一されても重要であることに変わりがない。画像診断はこの腎後性，腎性，腎前性の鑑別に有用であり，また他の検査結果よりも早く結果を得ることが可能なため施行されるべき検査である。

腎障害の増悪やその他の副作用の出現を極力回避するため，まずは造影剤を使用しない超音波検査，コンピュータ断層撮影，核磁気共鳴画像法，核医学検査な

どが選択される[2]。

本項では，AKIの画像診断について述べる[3]。

2 超音波検査 (ultrasonography；US)

USは迅速，安全，簡便な検査である。AKIが疑われる場合には，ベッドサイドで最初にUSを行うべきである。

AKIの鑑別診断のUSでの観察手順は，①腎後性腎障害の除外，②腎前性腎障害の除外，③腎性腎障害の急性と慢性の鑑別である。この鑑別の順番が重要な理由は，腎前性，腎後性AKIは，腎代替療法が不要なことが多く，腎代替療法を行うか否かの決定に関わるからである。

1) 腎後性急性腎障害の除外

腎後性のAKIの原因は，前立腺肥大，尿路結石，尿路系悪性腫瘍，悪性腫瘍の腹膜播種，帯状疱疹や薬剤による尿の通過障害，尿路閉塞，水腎症など院内発症より院外発症が多い。腎後性の除外のためUSで腎盂の拡大，尿管の拡大，膀胱内の尿量を確認し，水腎症の有無について調べる。腎盂のみ拡大している場合は，腎臓近位尿管狭窄，腎盂と尿管の拡大があれば，下部尿管の狭窄，また膀胱まで拡大していれば，前立腺部位の閉塞と診断する。**表1**に小児の水腎症の分類[4]を，**図1**に程度の異なる水腎症を示す。

ただし，USは腎臓に近い部位での尿管狭窄や閉塞には診断力を発揮するが，下腹部での尿管の閉塞，狭窄は肥満などの体型，腸管のガスの影響を受けやすいため診断能力は低下する。この場合は，CTとの併用が有用である。

腎後性のAKIの場合は，腎代替療法ではなく，まず膀胱留置カテーテル挿入や腎瘻挿入など外科的処置で改善することが多い。

表1 ▶ 水腎症（小児）の分類——腎後性腎障害

Grade 0	腎盂は確認不可
Grade 1	腎盂が軽度確認
Grade 2	拡張した腎盂が腎臓内に確認
Grade 3	拡張した腎盂が腎臓外にも確認，腎杯も拡張
Grade 4	高度拡張した腎盂腎杯，腎臓の皮質も菲薄

（文献4をもとに作成）

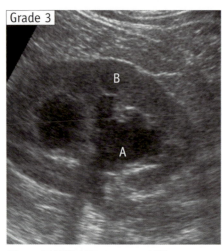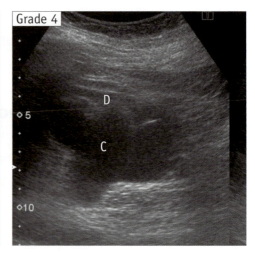

図1 ▶ 腎後性AKIのエコー所見
Grade 3：拡張した腎盂が腎臓外にも確認，腎杯も拡張（A），皮質は保たれている（B）。
Grade 4：高度に拡張した腎盂腎杯（C），腎臓の皮質は菲薄している（D）。

2）腎前性腎障害の除外

　　腎前性腎障害の除外のためUSを行い，下大静脈径，心臓のエコーでの左室径の縮小などで鑑別する[5]。下大静脈径は，呼吸性に変動すれば腎前性が疑われる（**表2**）。脱水，出血，あるいは心機能低下による腎前性腎障害なのかは，身体所見（血圧低下，頻脈，皮膚ツルゴールの低下など），血液・尿検査値を含め画像診断とともに，総合的に診断する。

表2 ▶ 下大静脈径からの評価——腎前性腎障害の鑑別

最大下大静脈径	呼吸性変動	推定右房圧
≦21mm	≧50%以上	0〜5
≦21mm	<50%	5〜10
>21mm	≧50%以上	5〜10
>21mm	<50%	15

3）腎性腎障害の急性と慢性の鑑別

　　Bモードエコーにおいて腎臓のサイズを測定，腎臓の形態を観察する。腎臓サイズの萎縮，皮質の菲薄化，エコー輝度の上昇，皮質表面の不整があるなどの場合は慢性腎障害と考える。
　　一方，長径が保たれ，両側腎臓腫大があればAKIを考える（**図2**）。腎臓の腫大は，腎組織の浮腫や炎症細胞浸潤による。悪性リンパ腫，急性糸球体腎炎，急性

尿細管壊死，急性間質性腎炎，腎臓深部血栓症，腎臓移植の拒絶反応などが原因となる。慢性腎障害で腎腫大を呈する疾患には，糖尿病腎症の初期，アミロイドーシス，囊胞腎がある。

施行者の手技と患者の体型に影響されるが，腎臓の血流の観察にも有用である。腎血管動脈抵抗値（resistive index；RI）は，弓状動脈から葉間動脈の血管内血流パターンを検索し，収縮期のpeak systolic flow velocity（S）と拡張期終末のend diastolic flow velocity（D）からRI＝（S－D）/Sを算出するが[6]，この値が0.7を超えるものが腎血管抵抗上昇を意味し，AKIの判断に使用できる[7]（図3）。

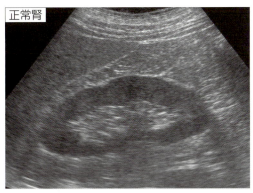

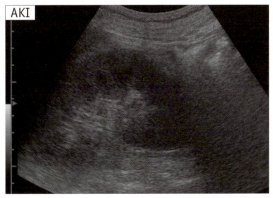

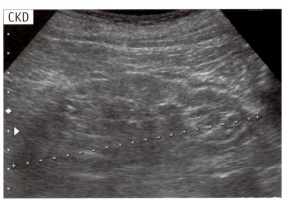

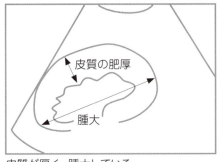

皮質が厚く，腫大している。

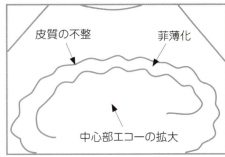

腎臓皮質の菲薄化，中心部エコーの拡大，皮質の不整を認める。

図2 ▶ 腎性AKIのエコー所見（正常腎，CKDとの比較）

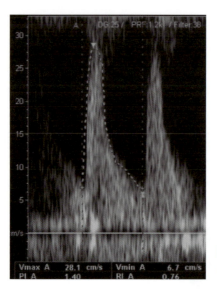

図3 ▶ ドプラーエコーによるRI
RI 0.76でAKIと診断。

3 コンピュータ断層撮影（computed tomography；CT）

　AKIを総合的に把握するには，CTが有用である。USよりも施行者の手腕によらず，また腎臓尿路系のみならず，他の臓器も同時にみられるので原因検索にも有用である。AKIでは腎機能悪化の危険もあるので，まずは非造影CTを行う。非造影CTでも大動脈瘤からのリーク，腹腔内炎症などの腎前性腎障害の診断が可能である。

　腎後性では，前述したUSの弱点である下腹部での尿管の閉塞の診断を補う。図4は，前立腺肥大による腎後性AKIのCT所見である。

　腎性は，USでも記載した通り，腎組織の浮腫や細胞浸潤を意味した腎臓の腫大所見である。図5は薬剤性間質性腎炎の高齢女性で，プレドニゾロンと血液透析療

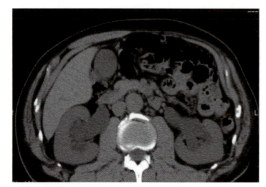

図4 ▶ 腎後性AKIのCT所見
両側水腎症を認める。

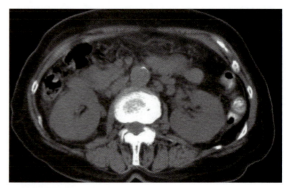

図5 ▶ 腎性AKIのCT所見
両側とも皮質が肥厚，腎臓が腫大している。

法併用で，14日後に透析離脱したAKI症例のCT所見である。

AKIで造影CTが必要な場合は，大動脈解離や深部静脈血栓症のような患者の生命予後に関わる場合に行うことが一般的であるが，最近造影剤によってAKIの発症は増加せず，患者の状態によるものであるとの報告もある。適応を考え，造影を行うか否かを検討すべきである[8]。

4 核磁気共鳴画像法（magnetic resonance imaging；MRI）

腎血流量を測定することが可能で，腎前性，腎性の診断では腎血管性高血圧，結節性動脈炎，深部静脈血栓症による血管系のAKIの診断に有用である。以前はガドリニウムによる腎性全身性線維症（nephrogenic systemic fibrosis；NSF）の発症が懸念されたが，近年，微小超常磁性体酸化鉄（ultrasmall superparamagnetic particles of iron oxide；USPIO）が腎機能低下症例にも安全に使用可能となった[9]。USPIOは，陰性に荷電され，活性化した単球やマクロファージに取り込まれ炎症を示す。腎移植拒絶反応や急性糸球体腎炎の診断に有用と考えられている。

5 核医学検査（nuclear medicine imaging）

1）ガリウム（gallium 67 scintigraphy）

急性間質性腎炎（acute interstitial nephritis；AIN）によるAKIの診断に有用である。腎生検が行えない患者には安全で有用であると考える。AINでの腎臓間質内に浸潤した好中球の産生したラクトフェリンとガリウム（gallium；Ga）が結合し取り込まれる。

Grahamらは，76人のAIN疑いの患者に対して後ろ向きの解析を行い，Gaシンチグラフィ（以下，Gaシンチ）の有用性を述べ，Gaシンチ画像をGrade 0〜5に分類した（表3）[10]。腎生検と臨床所見より，GaシンチのGrade 0〜1ではAINはなく，Gradeが上昇するにつれて特異度，鋭敏度が上昇する。図6に，薬剤性AINによるAKI2症例のGaシンチGrade 3所見とGrade 4所見とを示す。

表3 ▶ 急性間質性腎炎のGaシンチ所見による分類──腎性腎障害

Grade 0	腎臓に取り込みなし
Grade 1	腎臓に椎体より弱い取り込み
Grade 2	腎臓に椎体と同等の取り込み
Grade 3	腎臓に椎体より強い取り込み
Grade 4	腎臓に肝臓と同等の取り込み
Grade 5	腎臓に肝臓より強い取り込み

（文献10をもとに作成）

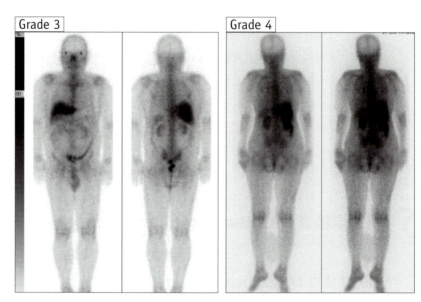

図6 ▶ 急性間質性腎炎によるAKIのGaシンチ所見
Grade 3とGrade 4の取り込みを認める。

2）テクネチウム（technetium 99m scintigraphy）

　低放射線，6時間の半減期で比較的安全である。腎性のAKI発症時に取り込みが低下するため診断に有用と考えられている。1〜2分の取り込み（腎前性AKIでは正常，腎性AKIでは低下）と，20分での取り込み（腎前性AKIでは上昇，腎性AKIでは上昇，腎後性AKIでは低下）により腎前性，腎性，腎後性の鑑別に使用できる可能性がある[11]。

6 その他の画像診断

　FDG(fluoro-2-deoxy-D-glucose)-PET(positron emission tomography) scanも，AINによるAKIの診断に使用できると言われている。FDGが悪性細胞だけでなく炎症細胞に取り込まれるためである[12]。

文献

1) 藤垣嘉秀：診断基準(RIFLE, AKIN, KDIGO分類の概要). 特集 急性腎障害：診断と治療の進歩. 日内会誌. 2014；103(5)：1061-7.
2) Kalantarinia K：Novel imaging techniques in acute kidney injury. Curr Drug Targets. 2009；10(12)：1184-9.
3) 渋谷祐子：AKIの診断 画像評価. 腎と透析. 2017；83(3)：335-9.
4) Fernbach SK, Maizels M, Conway JJ：Ultrasound grading of hydronephrosis：introduction to the system used by the Society for Fetal Urology. Pediatr Radiol. 1993；23(6)：478-80.
5) 井上聖司：AKIの超音波画像診断. ICUとCCU. 2015；39(1)：17-21.
6) Platt JF, Ellis JH, Rubin JM, et al：Intrarenal arterial Doppler sonography in patients with nonobstructive renal disease：correlation of resistive index with biopsy findings. AJR Am J Roentgenol. 1990；154(6)：1223-7.
7) 渋谷祐子：肝腎症候群. 内科. 2008；101(6)：1223-5.
8) Hinson JS, Ehmann MR, Fine DM, et al：Risk of Acute Kidney Injury After Intravenous Contrast Media Administration. Ann Emerg Med. 2017；69(5)：577-86.
9) Neuwelt EA, Hamilton BE, Varallyay CG, et al：Ultrasmall superparamagnetic iron oxides (USPIOs)：a future alternative magnetic resonance (MR) contrast agent for patients at risk for nephrogenic systemic fibrosis (NSF)? Kidney Int. 2009；75(5)：465-74.
10) Graham F, Lord M, Froment D, et al：The use of gallium-67 scintigraphy in the diagnosis of acute interstitial nephritis. Clin Kidney J. 2016；9(1)：76-81.
11) Haufe SE, Riedmüller K, Haberkorn U：Nuclear medicine procedures for the diagnosis of acute and chronic renal failure. Nephron Clin Pract. 2006；103(2)：c77-c84.
12) Perazella MA：Diagnosing drug-induced AIN in the hospitalized patient：a challenge for the clinician. Clin Nephrol. 2014；81(6)：381-8.

　　　　　　　　　　　　　　　　　　　　　　　　　　　　　　　渋谷祐子

第1章

11 AKIの発症・進展要因——(1)
血管作動性物質・HIF-1α

point

▶ 腎臓は低酸素に脆弱な臓器であり，低酸素は腎臓病進行に深く関わっている。

▶ 低酸素は腎臓の線維化を惹起し，線維化がさらに低酸素をまねく悪循環が生じる。

▶ 低酸素に対する防御機構をターゲットとした治療の可能性が注目されている。

1 あらゆるステージの腎臓病に深く関わる低酸素

腎臓は，心拍出量全体の20～25％の血液を受け取る血流が豊富な臓器であるものの，その血流の多くは尿の生成に用いられることから，腎臓自体はその血流量と比較してわずかな酸素しか受け取ることができず，一方で糖やNaの再吸収のためにエネルギー需要が非常に高い。この酸素需要と供給のアンバランスのため，腎臓は生理的に低酸素状態にあり，低酸素に対して脆弱な臓器となっている。

AKIの多くは腎臓の虚血，すなわち低酸素が直接の原因であり，また腎毒性物質によるAKIでも虚血が病態に深く関与している。これらが慢性化すると間質の線維化を引き起こし，その線維化がさらに低酸素を惹起する悪循環が生じ，CKDが進展していく。このように，低酸素は腎臓病のfinal common pathwayとして急性期から慢性期まであらゆるステージに深く関わっており[1]（**図1**），低酸素に対する防御機構をターゲットとした治療の可能性が注目されている。

2 腎臓における低酸素状態の進展

1) 傍尿細管毛細血管（PTC）の脱落

蛍光微小血管造影によってマウスの腎虚血再灌流モデルの毛細血管を可視化した報告では，AKIが生じた8週後に傍尿細管毛細血管（peritubular capillary；

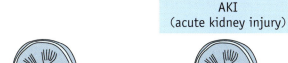
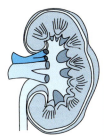
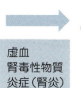
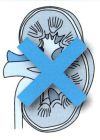
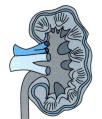

図1 ▶ あらゆるステージの腎臓病に深く関わる低酸素

PTC）の長径および数が減少し，結果としてPTCの灌流域が低下していることが明らかになっており[2]，PTCの脱落は低酸素をまねく一因となっている。

そのメカニズムは完全には明らかになっていないが，PTCの状態を保つ上でpericyteが重要な働きをすることが報告されている。PTC周囲にあるpericyteの脱落がαSMA陽性線維芽細胞を増加させるとともに，PTCの減少をもたらすことがわかっており[3]，同部位の炎症をターゲットとする治療応用の試みが，腎虚血再灌流モデルにおいて報告されている[4]。また，尿細管障害時に産生される血小板由来成長因子（platelet derived growth factor；PDGF）がPTC周囲のpericyteを活性化し，pericyteが血管内皮から遊離することでPTCが脆弱となって脱落するとの報告もある[5]。

2）尿細管の酸素需要拡大

尿細管の酸素消費はNa再吸収量によって規定されるが，尿細管での酸素消費（QO_2）とNa再吸収量（TNa）の関係は可変的で，高酸化ストレス状態ではQO_2/TNaが増加することがわかってきた。たとえば糖尿病腎症では，uncoupling protein-2（UCP-2）の発現増加を伴う尿細管ミトコンドリアの脱共役が生じて，酸素消費が増すことが報告されており[6]，尿細管の酸素需要の拡大が，さらに間質の低酸素状態を増悪させている可能性がある。

3）その他のメカニズム

上記に挙げた以外にも，糸球体血流がうっ滞することで生じるPTC血流の低下，血管作動性物質のimbalance，腎性貧血による酸素運搬能の低下など，様々な要

素が介在して腎臓の慢性低酸素状態が形成されていく。

3 慢性低酸素障害と線維化

腎臓の慢性低酸素は，主に尿細管障害を介して間質の線維化を惹起していく。腎部分切除を行ったラットはそうでないラットと比較して，虚血再灌流4週後に，尿細管上皮細胞の分化異常を伴ってPTC脱落・間質の線維化が有意に多く認められた[7]。また，低酸素は尿細管上皮細胞のアポトーシスを引き起こすことも報告されている[8]。一方，低酸素は炎症とも密接に関係しており，dinitrophenolによって惹起された低酸素が腎臓へのマクロファージ集積を引き起こし，それらがTGF-βなどのサイトカインを産生して，線維芽細胞を活性化させることも報告されている[9]。さらに低酸素はそれ自体が線維芽細胞を直接活性化させ，コラーゲンIやtissue inhibitor metalloproteinase（TIMP）1のmRNA産生を亢進させて，線維化を促進する[10]。

4 生体の低酸素防御機構

生体は低酸素状態に晒されると，血管新生・赤血球造血など低酸素に対する防御を司る遺伝子を協調的に発現させる。それらの遺伝子発現を調節しているのが低酸素誘導因子（hypoxia inducible factor；HIF）である。HIFはα鎖とβ鎖から構成されるヘテロ二量体で，HIF-αは常に細胞内で産生されており，酸素依存的に分解されることで細胞内の量が調整されている。すなわち，通常の酸素分圧ではHIF-αはプロリン水酸化酵素（prolyl hydroxylase domain-containing protein；PHD）によって水酸化を受け，これが引き金となってプロテアソーム分解を受けるが，低酸素状態ではPHDの活性が低下することで水酸化されず，HIF-αが細胞質から核へと移行してHIF-βとヘテロ二量体を形成し，HIF標的遺伝子のエンハンサー（hypoxia response element；HRE）に結合して転写を亢進させる（図2）[11]。

HIF-αにはHIF-1α，HIF-2α，HIF-3αのアイソフォームがあり，それぞれが固有の機能を有している。腎臓では，低酸素に応じてHIF-1αは尿細管上皮に発現し，HIF-2αは血管内皮・間質に発現してエリスロポエチン（EPO）産生に関係することが知られている。腎虚血再灌流モデルでは，尿細管上皮におけるHIF-1αの発現は虚血時に上昇したのち，いったん低下するものの，再灌流の過程で再び上昇

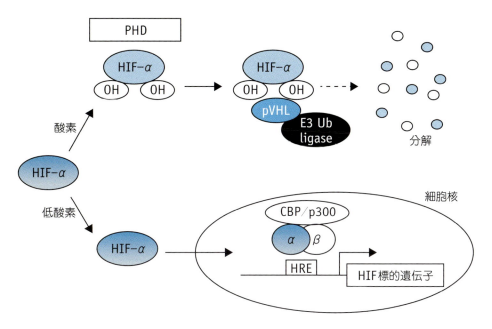

図2 ▶ 低酸素誘導因子（HIF）の発現制御
HIF-αは，通常の酸素分圧ではPHDによって水酸化を受け，ユビキチンリガーゼ複合体の構成成分であるvon Hippel-Lindau蛋白（pVHL）が結合してプロテアソーム分解を受けるが，低酸素下ではPHDの活性が落ちるためHIFが安定化する。分解を逃れたHIF-αは細胞質から核へと移行してβ鎖とヘテロ二量体を形成し，HIF標的遺伝子のエンハンサーに結合して転写を亢進させる。
PHD；プロリン水酸化酵素，pVHL；von Hippel-Lindau蛋白質，
E3 Ub ligase；E3ユビキチンリガーゼ，CBP；CREB結合蛋白，HRE；低酸素応答性領域

（文献11より引用）

することがわかっており，これが障害の回復に重要であることを示唆する報告もある[12]。

腎臓病におけるHIFの発現・機能修飾

　　腎臓病が進展すると尿細管の低酸素状態のためにHIFの発現が認められるが，その発現量は低酸素の程度と比較して不十分と考えられている。
　　ストレプトゾシン（STZ）による1型糖尿病モデルのラットに抗酸化薬であるテンポールを投与したところ，尿細管のHIF-1αおよび間質のHIF-2α陽性細胞数が増加した[13]。また，STZラットでは虚血再灌流障害によるHIF標的遺伝子の発現が対照群と比較して有意に減少していた[14]。これらを合わせると，酸化ストレスは低酸素に対するHIFの発現を抑制していると考えられ，またインドキシル硫酸などの尿毒症物質もHIFの発現・機能低下を生じることが知られている。

6 PHD阻害薬による腎臓病治療の可能性

　先述したように，PHDは酸素依存的にHIFの分解を調節することで生体内の低酸素センサーとして働いており，PHD阻害薬によるHIFの活性化は腎臓病の病態進展を抑制する可能性がある。PHD阻害薬は腎性貧血の治療薬として開発され，現在少なくとも6種類が第Ⅱ／Ⅲ相試験に入っているが[15]，基礎研究では腎保護効果に関する研究も進められている。

　PHD阻害薬を前投与したラットに虚血再灌流を行った検討では，尿細管・間質におけるHIFの発現が亢進し，血清クレアチニン（sCr）上昇および組織学的障害が軽減したとの報告は多数みられる[16]。ただし，臨床的には前投与は現実的ではなく，AKIが生じた後にPHD阻害薬を投与する状況のほうが多いと考えられるが，この状況でのPHD阻害薬の効果については相反する結果が得られており，今後の検討課題である。

　線維化については，虚血再灌流障害を長期間観察した腎線維化モデル（AKI to CKD）において，PHD阻害薬の前投与が線維化を抑制したとの報告がある[17]。さらに同報告では，虚血再灌流で急性期に生じた血中尿素窒素（BUN）の上昇が，同程度のマウスを選んだサブグループ解析においてもPHD阻害薬投与群のほうが線維化の程度が軽減されていたことから，PHD阻害薬は虚血によって生じたAKIの程度を改善させるだけでなく，その後に生じる線維化への移行をも抑える可能性が示唆されている。

文献

1) Nangaku M：Chronic hypoxia and tubulointerstitial injury：a final common pathway to end-stage renal failure. J Am Soc Nephrol. 2006；17(1)：17-25.

2) Kramann R, Tanaka M, Humphreys BD：Fluorescence microangiography for quantitative assessment of peritubular capillary changes after AKI in mice. J Am Soc Nephrol. 2014；25(9)：1924-31.

3) Kramann R, Wongboonsin J, Chang-Panesso M, et al：Gli1＋Pericyte Loss Induces Capillary Rarefaction and Proximal Tubular Injury. J Am Soc Nephrol. 2017；28(3)：776-784.

4) Tanaka S, Tanaka T, Kawakami T, et al：Vascular adhesion protein-1 enhances neutrophil infiltration by generation of hydrogen peroxide in renal ischemia/reperfusion injury. Kidney Int. 2017；92(1)：154-164.

5) Chen YT, Chang FC, Wu CF, et al：Platelet-derived growth factor receptor signaling activates pericyte-myofibroblast transition in obstructive and post-ischemic kidney fibrosis. Kidney Int. 2011；80(11)：1170-81.

6) Friederich M, Fasching A, Hansell P, et al：Diabetes-induced up-regulation of uncoupling protein-2 results in increased mitochondrial uncoupling in kidney proximal tubular cells. Biochim Biophys Acta. 2008；1777(7-8)：935-40.

7) Polichnowski AJ, Lan R, Geng H, et al：Severe renal mass reduction impairs recovery and promotes fibrosis after AKI. J Am Soc Nephrol. 2014；25(7)：1496-507.

8) Tanaka T, Hanafusa N, Ingelfinger JR, et al：Hypoxia induces apoptosis in SV40-immortalized rat proximal tubular cells through the mitochondrial pathways, devoid of HIF1-mediated upregulation of Bax. Biochem Biophys Res Commun. 2003；309(1)：222-31.

9) Friederich-Persson M, Thörn E, Hansell P, et al：Kidney hypoxia, attributable to increased oxygen consumption, induces nephropathy independently of hyperglycemia and oxidative stress. Hypertension. 2013；62(5)：914-9.

10) Norman JT, Clark IM, Garcia PL：Hypoxia promotes fibrogenesis in human renal fibroblasts. Kidney Int. 2000；58(6)：2351-66.

11) 田中哲洋, 南学正臣：腎線維化と低酸素の薬物療法. 日腎会誌. 2015；57(7)：1215-24.

12) Conde E, Alegre L, Blanco-Sánchez I, et al：Hypoxia inducible factor 1-alpha (HIF-1 alpha) is induced during reperfusion after renal ischemia and is critical for proximal tubule cell survival. PLoS One. 2012；7(3)：e33258.

13) Rosenberger C, Khamaisi M, Abassi Z, et al：Adaptation to hypoxia in the diabetic rat kidney. Kidney Int. 2008；73(1)：34-42.

14) Katavetin P, Miyata T, Inagi R, et al：High glucose blunts vascular endothelial growth factor response to hypoxia via the oxidative stress-regulated hypoxia-inducible factor/hypoxia-responsible element pathway. J Am Soc Nephrol. 2006；17(5)：1405-13.

15) Sugahara M, Tanaka T, Nangaku M：Prolyl hydroxylase domain inhibitors as a novel therapeutic approach against anemia in chronic kidney disease. Kidney Int. 2017；92(2)：306-12.

16) Bernhardt WM, Câmpean V, Kany S, et al：Preconditional activation of hypoxia-inducible factors ameliorates ischemic acute renal failure. J Am Soc Nephrol. 2006；17(7)：1970-8.

17) Kapitsinou PP, Jaffe J, Michael M, et al：Preischemic targeting of HIF prolyl hydroxylation inhibits fibrosis associated with acute kidney injury. Am J Physiol Renal Physiol. 2012；302(9)：F1172-F1179.

――――――――――――――――――――――――――――――――――― 長谷川 頌, 南学正臣

第1章

12 AKIの発症・進展要因──（2）

炎症性サイトカイン・ケモカイン

point

▶ 虚血性AKIにおける炎症は尿細管上皮細胞を中心とした炎症性サイトカイン・ケモカインのカスケードと，それに伴った炎症細胞浸潤が重要である。

▶ AKIによる組織障害に対する修復には，時相で異なるマクロファージの役割が重要である。

▶ 今後の治療のターゲットとして，regulatory T cellやTLR2，脂肪由来間葉系幹細胞などが期待される。

1 AKIにおける炎症

AKIでは，組織障害の発症，進展および修復といった一連の組織変化がみられる。AKIの主な原因である虚血や薬剤による障害の標的になるのは主に尿細管上皮細胞であり，尿細管上皮細胞の障害とともに周囲の間質への炎症細胞浸潤がみられる[1]。AKIによる間質への炎症細胞浸潤は，細胞傷害の進展および傷害後の修復に重要な役割を果たしている。また，線維化誘導の機序にも関与していることが報告されている。

炎症細胞浸潤は，AKIの原因とその病態特異的なサイトカイン・ケモカインにより誘導される。筆者らは，これまでに虚血腎障害を中心に検討を進め，局所の障害進展機序における炎症・免疫反応に関して得られた結果から炎症カスケードの概念を提唱してきた[2][3]。

本項では，AKIの主要な病変である尿細管間質障害を中心に，炎症性サイトカイン・ケモカインに着目し，障害，再生，線維化といったAKIの進展機序について記載するとともに，治療ターゲットとしての可能性について述べる。

2 AKIによる障害と炎症

AKIの発症とその進展には，炎症が重要な役割を果たしている。原因の違いによりAKIの発症機序は異なるが，尿細管周囲の炎症がその機序の一部に関与していることが多くの研究で示されている。AKIによって引き起こされる尿細管上皮細胞の傷害は程度により，①極性の消失，②ネクローシス・アポトーシス，③上皮細胞の基底膜からの脱落，④円柱形成による尿細管腔の閉塞という機序で進行する。この過程の特に②における傷害で，炎症性サイトカイン・ケモカインのカスケードと，それに伴った炎症細胞浸潤が認められる[2]。傷害が比較的軽度の場合は，細胞はcaspaseの活性化によりアポトーシスの経過を示し，細胞死に至る。アポトーシスでは周囲への炎症惹起は少ない。一方，細胞死を引き起こすほどの強い傷害の場合は，ネクローシスの形態を取ることが多く炎症の惹起が大きく異なる[4]。

3 炎症細胞浸潤

AKI発症早期の傷害では，自然免疫系である樹状細胞，好中球，natural killer (NK) 細胞，マクロファージが主体となる。

傷害を受けた尿細管上皮細胞は，その傷害の程度によりインターロイキン(IL)-1やTNF(腫瘍壊死因子)-α，CSF(コロニー刺激因子)-1，マクロファージ走化性蛋白(MCP)-1，IL-8，regulated upon activation normal T cell expressed and presumably secreted (RANTES) などの炎症性サイトカインを分泌し，腎臓への炎症細胞浸潤を引き起こす[5][6]。

樹状細胞は正常腎に最も多く含まれる白血球分画であり，AKIによる炎症・免疫カスケードの第1段階を担っている。

マウス腎虚血再灌流モデルでは，再灌流後30分で傍尿細管毛細血管への好中球浸潤が観察され，活性酵素や蛋白分解酵素，myeloperoxidase(MPO)を放出して直接的に組織を傷害する[1]。また，サイトカイン，ケモカイン産生により，マクロファージやリンパ球浸潤を誘導し，炎症を増悪・持続させる。

NK細胞も虚血再灌流後4時間と，早期に腎臓への浸潤がみられる。傷害を受けた尿細管上皮細胞に発現するRae-1(1型レチノイン酸初期誘導蛋白)を認識し，パーフォリンにより細胞傷害を引き起こすことが報告されている。また，NK細胞マーカーであるCD161とともにT細胞受容体を発現しているNKT細胞は迅速に大量のサイトカインを分泌し，AKIの炎症に関与していると考えられる[7]。

好中球，NK 細胞に引き続いて，マクロファージの浸潤が認められる．傷害を受けた尿細管上皮細胞が産生するCCL2（MCP-1），マクロファージ炎症性蛋白（MIP）-1α，RANTES，CSF-1 などが，マクロファージのCCケモカイン受容体（CCR）1，CCR2，CCR5，CSF-1受容体（CSF-R）を介して組織に誘導することが知られている[8)9)]．マクロファージは，INF-γなどの刺激により炎症促進系に働くclassically activated（M1）マクロファージへ分化する[10)]．M1マクロファージはTNF-α，MCP-1などの炎症性サイトカインの発現を特徴とし，炎症の増悪に関与している．逆にマクロファージ欠損マウスでは，虚血による腎障害の改善がみられる[11)]．

リンパ球浸潤も，AKI後に増加することが確認されるが，好中球，マクロファージに比べ少数である．T，Bリンパ球が欠損する*RAG-1*ノックアウトマウスにおいては障害の程度に差を認めず，虚血性AKIにおいてその役割は大きくないと考えられる[12)]．しかし，制御性T細胞（Treg）が好中球やマクロファージの浸潤に抑制的に作用しているとの報告もあるため，リンパ球のサブセットごとの検討が必要である[13)]．

4 細胞死を起こさない虚血ストレス

一方，細胞死を引き起こさない程度の虚血ストレスの場合は，ミトコンドリアから始まるcytochrome Cを介したインフラマソームの関与が重要である．細胞のアポトーシスを誘導するとともに，IL-1を活性化する．筆者らの検討でも，caspase 1によると考えられるIL-1の活性化は，炎症反応の上流として多くの液性因子の発現に関与していることが示されている[14)]．ただし，ミトコンドリア障害によるATP低下はネクローシスの原因になりうる．

また最近では，虚血性AKIにおいて虚血ストレスに鋭敏に反応するHIF（低酸素誘導因子）がその障害の起点として着目されている．HIFが誘導する分子は，虚血障害からの回復あるいは虚血を回避するように作用することが推測される分子群〔erythropoietin，VEGF（血管内皮細胞増殖因子），endothelin-1，nitric oxide synthaseなど〕である．HIFの詳細に関しては，第1章11を参照頂きたい．

5 AKI後の炎症の収束と組織修復（図1）

惹起された炎症は，いずれ収束を認める．炎症の収束には，①炎症浸潤細胞の

消失，②障害組織の修復（尿細管上皮細胞の再生），③組織の線維化の3点が，大変重要である。

しかし，炎症の収束機序については依然として不明な点が多い。尿細管上皮細胞にCSF-R1が発現し，オートクライン/パラクライン的に作用することで，CSF-1はマクロファージの誘導だけでなく，直接作用でも上皮細胞の増殖や組織の修復を促進することが示されている[15]。また，障害後に浸潤するfractalkineに誘導されるCX3CR3陽性細胞や，IP-10（interferon-inducible protein of 10 kDa）に誘導されるCXCR3陽性細胞は線維化や修復への関与が考えられている。

筆者らは，虚血ストレスにより障害早期から遅れて尿細管上皮細胞および浸潤マクロファージが発現する，CXCL10（IP-10）がCXCR3陽性マクロファージの浸潤に関与し，尿細管上皮細胞の増殖制御に関与することを示してきた[16]。IP-10/CXCR3は発生の器官形成期に腎臓において一過性の発現がみられるケモカインでもある。さらに筆者らは，遅れて発現するfractalkineがCX3CR1陽性マクロファージの浸潤および線維化に関与することを示した[17]。これらは，マクロファージが炎症惹起だけでなく，炎症の収束や組織修復，線維化に至る過程において重要であることを示している。近年では，炎症や線維化は尿細管上皮細胞の正常

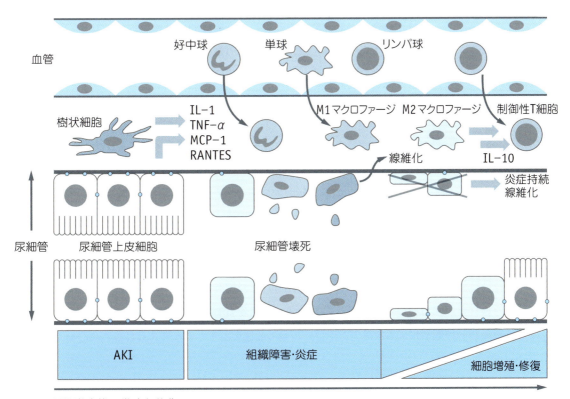

図1 ▶ AKI発症後の炎症と修復

な修復がなされないことで起こることも示されており，細胞増殖やcell cycleの関与も注目されている[18)19)]。

　また，マクロファージにIL-4，IL-10，IL-13などの刺激が加わると免疫抑制系に働くalternatively activated（M2）マクロファージへ分化することが報告されている[10)]。M2マクロファージはIL-10を発現し，Tregを誘導することで組織修復を促進する[20)]。

　Tregは，AKIに対して障害の軽減および修復の促進を担っていることが明らかとなってきている。CD25に対する抗体（PC61）を投与することで，Tregを除去したマウスの腎臓に虚血再灌流障害を加えると，炎症，尿細管壊死および腎機能障害が増悪することが示されている。また，虚血再灌流後24時間でPC61を投与すると，3〜10日後の腎機能の改善が少なく，尿細管上皮の細胞増殖が少ないことが示されている[21)]。最近では，MSC（間葉系幹細胞）によるTregの誘導やTregをターゲットとした臨床応用も試みられており，今後AKIの治療への発展も期待される[22)]。

6 臓器連関

　AKIでは全身の臓器障害を伴うことも臨床的に重要である。AKIに伴う心臓や肺の障害は生命予後にも関連し，多くの基礎的，臨床的検討でこの遠隔臓器障害に腎臓の炎症が関与していることが示されている。動物実験では，脳，肝，小腸でも炎症がみられることが報告されている[23)]。筆者らも虚血性AKIモデルにおいて，肺で腎臓と同様の炎症カスケードが生じることを確認した。その機序は不明であるが，少なくとも単純な血液を介した炎症性サイトカイン，ケモカインの影響だけではなさそうである。

　一方，臓器連関の中で脂肪内に多く存在する脂肪由来間葉系幹細胞（adipose-derived MSC；ASC）は，再生医療の面からも注目されているが，抗炎症効果を示すことが知られている。腎虚血障害を誘導したマウスにASCを投与すると，腎での炎症が軽減する[24)〜26)]。筆者らの検討でも，投与したASCのほとんどが肺に集積するにもかかわらず，腎局所での抗炎症作用がみられた。この相互作用に関する機序は不明な点も多いが，ASCを介した液性因子などの遠隔臓器に作用する因子による炎症コントロールの可能性を示すものと考えられる。

7 今後の展望

　現在，AKIに対する有効な治療方法がない点が最も重要な課題である。最近では
マイクロRNAに関する実験結果などの報告もあるが，まだ臨床応用には遠い[27]。
また，動物モデルでの制限（系統差，性別，人為的なモデル）による限界も示され
ている[28]。

　今後は，さらに臨床病態に近いモデルの開発とそれぞれの病態に即した治療介
入の検討が必要と考えられる。また，TregやASCの機序をより詳細に検討する
ことや，現在進行中の治験（TLR2など）などによるAKIの治療薬の開発が期待さ
れる[29]。

文 献

1) Jang HR, Rabb H：Immune cells in experimental acute kidney injury. Nat Rev Nephrol. 2015；11(2)：88-101.

2) Furuichi K, Kaneko S, Wada T：Chemokine/chemokine receptor-mediated inflammation regulates pathologic changes from acute kidney injury to chronic kidney disease. Clin Exp Nephrol. 2009；13(1)：9-14.

3) Furuichi K, Wada T, Kaneko S, et al：Roles of chemokines in renal ischemia/reperfusion injury. Front Biosci. 2008；13：4021-8.

4) Linkermann A, Chen G, Dong G, et al：Regulated cell death in AKI. J Am Soc Nephrol. 2014；25(12)：2689-701.

5) Furuichi K, Wada T, Iwata Y, et al：Interleukin-1-dependent sequential chemokine expression and inflammatory cell infiltration in ischemia-reperfusion injury. Crit Care Med. 2006；34(9)：2447-55.

6) Lee DW, Faubel S, Edelstein CL：Cytokines in acute kidney injury (AKI). Clin Nephrol. 2011；76(3)：165-73.

7) Bajwa A, Kinsey GR, Okusa MD：Immune mechanisms and novel pharmacological therapies of acute kidney injury. Curr Drug Targets. 2009；10(12)：1196-204.

8) Furuichi K, Wada T, Iwata Y, et al：CCR2 signaling contributes to ischemia-reperfusion injury in kidney. J Am Soc Nephrol. 2003；14(10)：2503-15.

9) Furuichi K, Wada T, Iwata Y, et al：Gene therapy expressing amino-terminal truncated monocyte chemoattractant protein-1 prevents renal ischemia-reperfusion injury. J Am Soc Nephrol. 2003；14(4)：1066-71.

10) Sica A, Mantovani A：Macrophage plasticity and polarization：in vivo veritas. J Clin Invest. 2012；122(3)：787-95.

11) Ferenbach DA, Sheldrake TA, Dhaliwal K, et al：Macrophage/monocyte depletion by clodronate, but not diphtheria toxin, improves renal ischemia/reperfusion injury in mice. Kidney Int. 2012；82(8)：928-33.

12) Park P, Haas M, Cunningham PN, et al：Injury in renal ischemia-reperfusion is independent from immunoglobulins and T lymphocytes. Am J Physiol Renal Physiol. 2002；282(2)：F352-F357.

13) Kinsey GR, Sharma R, Okusa MD：Regulatory T cells in AKI. J Am Soc Nephrol. 2013；24(11)：1720-6.

14) López-Armada MJ, Riveiro-Naveira RR, Vaamonde-García C, et al:Mitochondrial dysfunction and the inflammatory response. Mitochondrion. 2013;13(2):106-18.

15) Menke J, Iwata Y, Rabacal WA, et al:CSF-1 signals directly to renal tubular epithelial cells to mediate repair in mice. J Clin Invest. 2009;119(8):2330-42.

16) Furuichi K, Wada T, Kitajikma S, et al:IFN-inducible protein 10 (CXCL10) regulates tubular cell proliferation in renal ischemia-reperfusion injury. Nephron Exp Nephrol. 2008;109(1):c29-c38.

17) Furuichi K, Gao JL, Murphy PM:Chemokine receptor CX3CR1 regulates renal interstitial fibrosis after ischemia-reperfusion injury. Am J Pathol. 2006; 169(2):372-87.

18) Djudjaj S, Martin IV, Buhl EM, et al:Macrophage Migration Inhibitory Factor Limits Renal Inflammation and Fibrosis by Counteracting Tubular Cell Cycle Arrest. J Am Soc Nephrol. 2017;28(12):3590-604.

19) Venkatachalam MA, Weinberg JM, Kriz W, et al:Failed Tubule Recovery, AKI-CKD Transition, and Kidney Disease Progression. J Am Soc Nephrol. 2015;26(8):1765-76.

20) Biswas SK, Mantovani A:Macrophage plasticity and interaction with lymphocyte subsets:cancer as a paradigm. Nat Immunol. 2010;11(10):889-96.

21) Kinsey GR, Sharma R, Huang L, et al:Regulatory T cells suppress innate immunity in kidney ischemia-reperfusion injury. J Am Soc Nephrol. 2009;20(8):1744-53.

22) Alikhan MA, Huynh M, Kitching AR, et al:Regulatory T cells in renal disease. Clin Transl Immunology. 2018;7(1):e1004.

23) National Taiwan University Hospital Study Group on Acute Renal Failure (NSARF) and the Taiwan Consortium for Acute Kidney Injury and Renal Diseases (CAKs):Long-term remote organ consequences following acute kidney injury. Crit Care. 2015;19:438.

24) Zhou L, Song Q, Shen J, et al:Comparison of human adipose stromal vascular fraction and adipose-derived mesenchymal stem cells for the attenuation of acute renal ischemia/reperfusion injury. Sci Rep. 2017;7:44058.

25) Yasuda K, Ozaki T, Saka Y, et al:Autologous cell therapy for cisplatin-induced acute kidney injury by using non-expanded adipose tissue-derived cells. Cytotherapy. 2012;14(9):1089-100.

26) Furuichi K, Shintani H, Sakai Y, et al:Effects of adipose-derived mesenchymal cells on ischemia-reperfusion injury in kidney. Clin Exp Nephrol. 2012;16(5):679-89.

27) Fan PC, Chen CC, Chen YC, et al:MicroRNAs in acute kidney injury. Hum Genomics. 2016;10(1):29.

28) Acute Dialysis Quality Initiative XⅢ Working Group:Cellular and Molecular Mechanisms of AKI. J Am Soc Nephrol. 2016;27(5):1288-99.

29) Acute Dialysis Quality Initiative Consensus XⅢ Work Group:Inflammation in AKI: Current Understanding, Key Questions, and Knowledge Gaps. J Am Soc Nephrol. 2016;27(2):371-9.

―――――――――――――――――――――――――――――― 迫 恵輔, 和田隆志

第2章

AKIの治療──病因別の対応

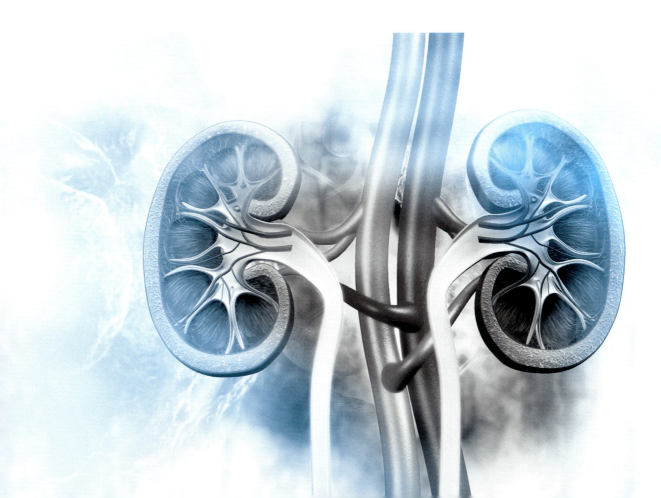

第2章

1 敗血症とAKI

point

▶ 敗血症性AKI（septic AKI）は，ICU患者で高頻度に認められると同時に，短期的・長期的予後を左右する合併症である。

▶ septic AKIの早期では，構造的変化よりむしろ微小血管や尿細管の機能的変化が主体であると考えられ，早期介入と進行の予防が望まれる。

▶ septic AKIの治療ではsepsisにおける血行動態や免疫応答の変化への配慮が重要であるが，特異的な治療は存在しない。適切な体液管理や患者背景に合わせた目標血圧の設定が，腎予後や生命予後を改善する可能性がある。

1 septic AKIの定義・診断

　　敗血症性AKI（septic acute kidney injury；septic AKI）は短期的予後に関わる急性の機能障害であると同時に，長期的な予後にも大きな影響を与えることから，早期診断による予防・適切な治療介入が非常に重要である。

　　septic AKIは，AKIとsepsis（敗血症）の両者が同時に存在し，AKIの原因としてsepsis以外の明らかな要素が除外できる場合に定義される。ただし，AKIは単一疾患でない症候群であるため，明確な単一原因に立脚する病態でないことは注意が必要である。

　　AKI自体は，2012年にKidney Disease：Improving Global Outcomes（KDIGO）Acute Kidney Injury Work Groupによって提唱されたKDIGO基準[1]に基づいて診断することが現在のglobal consensusとなっている。2016年にsepsisの定義が変更されたことから（Sepsis-3, 表1）[2]，septic AKIはSepsis-3とKDIGO分類を同時に満たすものとして特徴づけられる病態である。

　　KDIGO分類では血清クレアチニン（sCr）値の変化が診断基準に含まれるが，sepsisにおいてはCr産生の低下や体液量過剰によってsCrが低く測定されることや[3]，AKI発症時のsCrの変化はGFR（糸球体濾過量）の低下に引き続いて生じる

表1 ▶ 敗血症の新しい定義と診断基準（Sepsis-3）

	定義	診断基準
敗血症 （sepsis）	感染に対する制御不能な生体反応に起因する臓器障害を呈する状態	SOFAスコアの合計で2点以上の上昇
敗血症性ショック （septic shock）	敗血症のうち，循環不全と細胞機能や代謝の異常により，死亡率が高まった状態	適切な輸液負荷にもかかわらず平均血圧≧65mmHgを維持するのに昇圧薬が必要，かつ血中乳酸値≧2mmol／Lを呈する状態

SOFA：sequential organ failure assessment

（文献2をもとに作成）

Crの蓄積によって生じることなどから，鋭敏な指標ではない。正確かつ迅速な診断のために，今後は各種バイオマーカーもAKIの診断基準に組み込まれる可能性がある（バイオマーカーの詳細は第1章8を参照）。

尿量低下はKDIGO分類の診断項目に含まれると同時に，sCrと相加的にAKIの重症化や死亡率を予測する因子としても重要である[4]。ICUでは尿量がモニタリングされている状況が多く，積極的な活用が望まれている。一方，septic AKIでは尿沈渣所見の異常は乏しく，尿生化学所見（腎前性と腎性の鑑別）も鑑別診断自体にはあまり有用でないと報告されている[5]。

2 septic AKIの疫学・予後

ICUに入院するような重症患者がAKIを発症した場合，しばしば複数の原因を合併する。その鑑別は多岐にわたるが，2001年に23カ国54施設で行われた重症AKI患者に関する多施設前向き研究であるBeginning and Ending Supportive Therapy for the Kidney（BEST Kidney）study（対象患者1,753人，重症AKIの予後に関する疫学的研究の中で最も大規模な研究である）では，ICU患者におけるseptic AKIの頻度は50％程度と報告されている[6]。

多くの報告では，septic AKIは短期的な死亡率が高い。BEST Kidney studyのサブグループ解析でも，septic AKIの院内死亡率は非septic AKIに比べて50％高いと報告されている[6]。死亡率はAKIの重症度とも密接に関係し，腎代替療法（RRT）を必要とする重症AKIの場合は特に死亡率が高率である[7]。

一方，生存退院するような患者では，septic AKIはそのほかの原因によるAKIと比較して腎機能が改善しやすい。BEST Kidney studyでは，septic AKIのRRT依存率はそのほかのAKIと比較して低い傾向（9 vs. 14%，$P = 0.052$）であった[6]。腎機能の回復は病前の状態によっても大きく左右されるが，最近ではAKI

1 敗血症とAKI

の持続期間や回数にかかわらず，その後のCKDや末期腎不全のリスクと関連していることが明らかとなっている[7]。高齢化とともにCKDの有病率は増加しており，AKIが長期的予後に与える影響は多大である。

3 septic AKIの病態生理

1）血行動態の変化

septic AKIの病態生理に関してはいまだ不明な点も多いが，その病態は虚血によるAKIとはまったく異なる。エンドトキシンを投与したseptic AKIモデルで腎血流量（renal blood flow；RBF）が減少することが報告されて以降，炎症による全身の低灌流が腎血管収縮を惹起し，虚血によってseptic AKIが起こると考えられていた。しかしその後，動物のseptic AKIモデルでRBFを測定した159の研究結果から，心拍出量が保たれた症例では，RBFは不変または増加していることが確認された[8]。RBFの減少がなくても乏尿やAKIが急速に進行することから，GFRを規定するのはRBFそのものではなく腎内の血行動態であると考えられるようになり，この現象はヒトでも同様に確認されている[9]。具体的には，輸入細動脈よりも輸出細動脈が相対的に拡張することによる糸球体内圧の低下からGFR低下が生じており，ノルエピネフリン（ノルアドレナリン）などの昇圧薬による血行動態正常化により改善する可逆的現象であることが示されている。また，動物のseptic AKIモデルにおいては，sepsis発症後に炎症細胞浸潤に伴う腎血管抵抗上昇がみられ，炎症によって二次的にRBFが低下する可能性が示唆されているほか[10]，RBFが変化する以前の早期から腎内で微小循環の変化が起こり，腎髄質から腎皮質に血流が再分布することによって腎髄質の低酸素が誘導されることも観察されている[11]。

2）尿細管障害

sepsisでは，血中に増加した炎症性サイトカインや補体断片などが糸球体で濾過され，尿細管で再吸収される過程でさらに濃縮することによって尿細管障害が惹起されることが示唆されている[12]。また，lipopolysaccharide（LPS）などの傷害や病原体に関連する分子（PAMPs；pathogen-associated molecular patterns，DAMPs；damage-associated molecular patterns）は，尿細管細胞のtoll-like receptor（TLR）によって認識され，過剰な免疫応答が惹起される。動物のAKIモデルではTLRアンタゴニストの投与によってseptic AKIが軽減することが報告

されている[13]。さらに，炎症によって，腎臓ではオートファジーによるエネルギー消費の減少，ミトコンドリア機能低下，細胞極性の喪失が起こると考えられており，これらもAKIの病態として注目されている。CKD患者が敗血症を発症した場合は病態がさらに複雑であり，サイトカインの腎クリアランス低下が強い予後悪化因子となる[14]。

これらの報告から，過剰な免疫反応の抑制もまた，今後septic AKI治療のターゲットとなる可能性がある。

3) 病理学的変化

敗血症に伴うAKIの腎組織を系統的にレビューした報告では，急性尿細管壊死（ATN）を認めた例は22％と少なく，多くの症例では尿細管の組織変化を認めないか，あっても軽度なものであった[15]。ヒツジを用いたseptic AKIの系統的組織学的検討によると，重症のseptic AKIであっても多くのネフロンの形態は正常で，アポトーシスやオートファジーなどの細胞死・細胞障害，白血球浸潤などが部分的に認められる（ATN）のみであったことから病理学的変化と腎機能との関連は乏しいと報告されている[16]。

septic AKIの早期では，構造的変化よりむしろ微小血管や尿細管の機能的変化が主体であると考えられ，早期介入と進行の予防が重要な意味を持つ。

4 septic AKIの予防・治療

septic AKIに対する推奨度の高い予防法や治療は存在しない。他の原因によるAKIと同様，支持療法が主体となり，反応が乏しい場合や増悪した場合はRRTの適応を考慮する。

1) 予防と早期診断

AKIに対する有効な治療が確立されていない以上，最も重要なことは発症リスクが高い患者の早期認識と，予防や可逆的な段階での介入を行うための早期診断である。敗血症患者は全例ハイリスクであるという認識がきわめて重要であるが，そのほかのリスク因子として糖尿病や慢性疾患（心・肺・肝），貧血・体液量異常（過剰あるいは欠乏）のほか，特に高齢や既存のCKDが重要である。このような患者に対しては，早期診断のためのAKIマーカー（早期に異常が出にくいsCrだけでなく，L-FABP，NGAL等の尿バイオマーカーおよび尿量）のモニタリングを行い，腎毒性物質の使用回避，薬剤投与量の適正化や中止を検討する。

リスクが高い患者や発症初期のAKI患者を早期に認識する取り組みは複数報告されている。電子カルテにsCr値上昇や尿量低下を警告するAKIの自動警告システムを導入することで，早期の積極的な治療介入や腎機能改善率の上昇がみられたという報告がある[17]。腎毒性を有する物質を投与する際に腎機能を連日測定するだけでも，薬剤の曝露量やAKI発生率が減少するという[18]。これらの取り組みによる予後改善のエビデンスはいまだ示されていないが，今後さらなる研究や普及が期待される。

2）抗菌薬と感染巣のコントロール

septic AKIの病態が感染に伴う血行動態の異常や免疫学的異常のカスケードに起因していることを考慮すれば，原因である感染を早期治療・コントロールすることが，septic AKIの予防および治療の要である。早期の適切な抗菌薬投与と感染巣のコントロールはAKIのリスクを低下させる[19]。抗菌薬投与が1時間遅れるごとにAKIのリスクは約40％ずつ上昇し，24時間以内の腎機能回復率にも関与している。免疫調整機能や微小循環を改善させる介入が研究段階であるが，いまだ臨床応用には至っていない。

3）血行動態の適正化

septic AKIの管理では，sepsisにおける血行動態を理解した上で，輸液や昇圧薬の適切な投与によって血行動態の構成要素である体液量と血圧の管理を行うことが重要となる。

①適正な体液量管理

輸液の量（適切な投与量）

かつては，sepsisとAKIいずれにおいても積極的な輸液投与が推奨されていた。敗血症性ショックの早期に達成すべき循環・酸素代謝指標として，2001年にEGDT（early goal-directed therapy；早期目標指向型治療）が提唱されたが，後にAKIの持続時間，RRT導入率，腎機能の回復の点で有益でないことが示された。EGDTの有効性を検証した3つのRCT（ProMISe研究[20]，ProCESS研究[21]，ARISE研究[22]）でも，EGDT群において死亡率の改善は認めず，輸液量が多い群でRRT施行率が高いことが示された。

septic AKIの病態の主体が腎灌流量の低下ではないことを考慮すれば，積極的な輸液は非合理的である。むしろ，被膜に覆われた腎臓はうっ血や虚血に陥り，腎障害を助長する可能性がある。うっ血による弊害は腎臓のみならず多臓器に及ぶ[23]。過剰輸液による体液過剰は死亡率上昇と関連し，septic AKI患者を含む多様な母集団において有害であることが複数の研究から報告されている。septic AKI

において，初期蘇生後の輸液を制限した群と通常通り輸液した群を比較した試験（CLASSIC研究）では，通常輸液群のほうがAKIは重症化する傾向にあった[24]。循環血液量不足による組織低灌流に対する蘇生輸液と，組織低灌流から離脱した後の輸液管理は明確に区別する必要がある。EGDTで記述されているのはあくまでも組織低灌流に対する蘇生輸液の投与量であるが，実際の医療現場では初期蘇生後も漫然と大量輸液が継続され，体液過剰をまねいている状況を散見する。私見もあるが，積極的輸液の効果は早期（6時間以内）に判断し，効果に乏しければ，輸液は絞り，積極的な昇圧（や強心薬使用，輸血など）が行われるべきである。

輸液の質（適切な輸液製剤）

輸液製剤の中で最も一般的に使用される生理食塩水に関しては，クロライド負荷によるAKIのリスク上昇や死亡率増加との関連が観察されている。生理食塩水と緩衝晶質液を比較した多施設RCT（SPLIT研究）では，輸液の種類によってAKIの発症やRRTの施行率を含めたアウトカムに有意差はなかったが[25]，総輸液量が限られていたために有意な差が現れにくかった可能性が指摘された。その後に発表されたSALT研究[26]でも，生理食塩水群と緩衝晶質液群で30日後のAKI発生率に有意差はなかった。しかし，sepsis患者260人のサブグループ解析では生理食塩水群での腎有害事象発生率が高く，総輸液量が多いほどその差が顕著であったことから，外因性クロライドの量と腎有害事象の関連が示唆されている。しかし，現時点で生理食塩水群と緩衝晶質液群の優位性を確実に論じることができる十分な根拠はないと考えられる。

代表的な膠質液であるアルブミン製剤は，血漿の膠質浸透圧を保つことができるという理論上の理由で用いられることがある。アルブミン製剤と晶質液を比較したRCTとしてSAFE研究[27]やALBIOS研究[28]が知られているが，いずれの研究でも両群で腎予後には差がなかった。一方，ヒドロキシエチルデンプン（HES）製剤のような人工膠質液は，sepsis患者において死亡率を上昇させ，AKIやRRTのリスクとなることが報告されている[29]。これらのリスクは人工膠質液の尿細管細胞への蓄積と関連しており，晶質液と比較して高価であることも考慮すれば，septic AKIにおいて人工膠質液の使用は避けるべきである。

② 昇圧薬

昇圧薬は，septic shockにおいて低血圧の是正および臓器灌流の改善を目的として使用される。現時点では，どの昇圧薬がseptic AKIの予防または治療に最も有効かは明らかでない。ノルエピネフリンは，昇圧により一時的に腎機能を改善しうるという報告がある[30]一方，septic AKIでの腎機能に対する有効性において，バソプレシンと比較し有意差を認めないといった報告もある[31]。また上述のように，septic AKIの初期には腎髄質から腎皮質に血流がシフトすると考えられて

おり[11]，ノルエピネフリンの使用により腎髄質の虚血がさらに助長されることが
septic AKIの動物実験モデルで明らかとなっている[32]。こうした腎内部での変化
に対し，昇圧薬が予後に及ぼす影響は現時点では明らかになっていない。アンジ
オテンシンⅡの有効性も研究されており，septic AKIでは輸出細動脈の相対的拡
張によって糸球体内圧が低下するという仮説[9]に基づいて，理論的にはアンジオテ
ンシンⅡによる輸出細動脈の収縮が腎障害を改善する可能性が考えられている[33]。
しかしエビデンスはまだ不十分である。

　血圧の目標値は，患者背景を考慮して決定する。一般的に臓器灌流を維持する平
均動脈圧（MAP）は65mmHg以上とされ，Surviving Sepsis Campaignによる
新ガイドライン（SSCG 2016）[34]においても目標値として推奨されている。しか
し，septic AKIの昇圧目標を検討したRCT（SEPSISPAM研究）では，MAP80～
85mmHgを目標とする群とMAP65～70mmHgを目標とする群を比較し，高血
圧症を有する患者においては前者のほうがAKIの重症化が少なく，RRT導入率が
低いことが報告されている[35]。私見も入るが，動脈硬化の強い高血圧患者（特に高
齢者やCKD患者）では，場合によっては昇圧薬も併用して血圧の目標値を高く設
定して管理することでAKI管理の上では有利に働く可能性がある。

③ 腎代替療法（RRT）

　上述のような介入が有効でなかった場合，RRTの適応を考慮する。重症AKIの
場合，ある一定の割合で最終的にはRRTを必要とする。しかし，RRTに関する
RCTの中で敗血症患者に限定したものはほとんど存在しない。

　AKIに対するRRTを考える上で，RRT開始および中止のタイミング，浄化量，
治療法は主要な論点である。AKIに対するRRTのタイミングに関しては，2016
年に2つのRCT（AKIKI研究[36]，ELAIN研究[37]）が発表された（**表2**）。しかし，
両研究の研究デザイン，対象患者，早期群と晩期群の定義の違いなどから，矛盾
した結論が出ている。現時点では，早期のRRT導入によって臓器障害の程度を軽
減するエビデンスはない。RRT開始および中止のタイミングに関する研究は多く
行われているが，いまだ明確な基準がなく，現在2つの大規模なRCT（敗血症患
者を対象としたIDEAL-ICU研究，敗血症と非敗血症のICU患者を対象とした
STARRT-AKI研究）が進行中であり，結果が待たれる。

　浄化量と予後の関係に関しては，2つの大規模多施設共同RCT（RENAL研
究[38]，ATN研究[39]）の結果，AKIに対する持続的腎代替療法（continuous renal
replacement therapy；CRRT）で浄化量を20～25mL/kg/hr以上に増量する
有益性は認められなかった。敗血症患者においてはサイトカインクリアランス増
加による予後改善効果が期待されていたが，上述の2つのRCT[38][39]のサブグル
ープ解析や，高流量血液濾過（high volume hemofiltration；HVHF）の効果を

表2 ▶ AKIKI研究とELAIN研究の対比

	AKIKI (NEJM)[36]	ELAIN (JAMA)[37]
デザイン，N	多施設，N＝610	単施設，N＝231
患者背景	内科系（主に敗血症）	外科系
inclusion criteria	KDIGOステージ3	KDIGOステージ2
delayed群の定義	絶対的適応を満たした場合	KDIGOステージ3 or 絶対的適応を満たした場合
人工呼吸	85％	88％
カテコラミン	85％	85～90％
血清Cr（mg/dL）	3.2	2.0
RRTまでの時間	55hr	20hr
治療法	持続的腎代替療法または間欠的血液透析	持続的腎代替療法
結果	●early群 ≒ delayed群 60日死亡率に有意差なし ●delayed群の約50％がRRTを受けずに終了	●early群＞delayed群 90日死亡率，RRT期間，入院期間が有意に低い ●delayed群の約90％がRRTを施行されている

（文献36，37をもとに作成）

検証した多施設RCT（IVOIRE研究[40]）の結果から，高浄化量群での予後改善効果は否定された。これらを受け，海外ではAKIに対するCRRTの浄化量は20～25mL/kg/hrが推奨されている。日本では保険適用上，浄化量が海外の推奨量を下回っている（15～20L/day）。しかし，Uchinoらの報告によると，日本の12施設のICUでCRRTを施行したAKI患者（平均浄化量14.3mL/kg/hr）とBEST Kidney study[6]の対象患者（平均浄化量20.4mL/kg/hr）を比較し，日本の患者群のほうがICU死亡率，院内死亡率ともに低い傾向であった[41]。敗血症患者のサブグループ解析でも同様の結果であり，septic AKIにおいても日本の標準的なCRRTの浄化量は予後を悪化させないと報告している。

　治療法としては，CRRT，間欠的腎代替療法（intermittent renal replacement therapy；IRRT），持続低効率血液透析（sustained low-efficiency dialysis；SLED）があり，血行動態が不安定な患者に対してはCRRTが選択されることが多い。しかし，sepsis患者で治療法の選択による予後への影響に関しては明確なエビデンスがない。

5 septic AKI治療のポイント

表3にseptic AKIの治療のポイントをまとめた。

septic AKIの病態生理についてはいまだ不明な点が多く，特異的あるいは有効な治療はない。ハイリスク患者の同定（sepsisは全例ハイリスクだが，特に高齢・CKD患者）とAKIモニタリング（sCrだけでなく，尿量や尿バイオマーカーを含む）による早期発見，血行動態の適正化（特に圧の維持と体液量過剰の回避）と遅滞ない血液浄化療法の導入がきわめて重要である。

表3 ▶ septic AKIにおける治療

- ハイリスク患者（sepsis患者は全例だが，特に高齢・CKD患者）を同定する。
- ハイリスク患者では血清クレアチニンだけでなく，尿量（や尿バイオマーカー*）のモニタリングにより早期に（可逆的段階で）AKIを認識する。
  - ＊：日本での保険適用は尿L-FABP，尿NGAL
- 早期AKIでは以下を行う。
  - 1) 潜在的腎毒性薬・物質の可能な限りの回避（NSAIDs，造影剤，一部の抗菌薬など）
  - 2) 血行動態の適正化
    - 2-1) 体液量はeuvolemic維持（体液量過剰は避ける）
    - 2-2) 十分な血圧維持（最低でもMAP＞65mmHg。エビデンスは乏しいが，動脈硬化が強ければMAP＞80mmHgを目標とすることも検討される）
- 腎代替療法の考え方
  - 1) 早期導入のエビデンスは乏しい。しかし，適切な体液量の維持や全身状態維持の観点からは遅すぎない導入が良い可能性がある。
  - 2) 治療法および透析量についても，信頼性の高いエビデンスに乏しい。日本の保険適用の範囲内で，施設の利用可能状況，患者状態で判断する。

文献

1) Kidney Disease：Improving Global Outcomes（KDIGO）Acute Kidney Injury Work Group：KDIGO Clinical Practice Guideline for Acute Kidney Injury. Kidney Int Suppl. 2012；2(1)：1-138.

2) Singer M, Deutschman CS, Seymour CW, et al：The Third International Consensus Definitions for Sepsis and Septic Shock (Sepsis-3). JAMA. 2016；315(8)：801-10.

3) Doi K, Yuen PS, Eisner C, et al：Reduced production of creatinine limits its use as marker of kidney injury in sepsis. J Am Soc Nephrol. 2009；20(6)：1217-21.

4) Kellum JA, Sileanu FE, Murugan R, et al：Classifying AKI by Urine Output versus Serum Creatinine Level. J Am Soc Nephrol. 2015；26(9)：2231-8.

5) Bagshaw SM, Bennett M, Devarajan P, et al：Urine biochemistry in septic and non-septic acute kidney injury：a prospective observational study. J Crit Care. 2013；28(4)：371-8.

6) Bagshaw SM, Uchino S, Bellomo R, et al：Septic acute kidney injury in critically ill patients：clinical characteristics and outcomes. Clin J Am Soc Nephrol. 2007；2(3)：431-9.

7) Wald R, Quinn RR, Adhikari NK, et al：Risk of chronic dialysis and death following acute kidney injury. Am J Med. 2012；125(6)：585-93.

8) Langenberg C, Bellomo R, May C, et al：Renal blood flow in sepsis. Crit Care. 2005；9(4)：R363-R374.

9) Prowle JR, Molan MP, Hornsey E, et al：Measurement of renal blood flow by phase-contrast magnetic resonance imaging during septic acute kidney injury：a pilot investigation. Crit Care Med. 2012；40(6)：1768-76.

10) Benes J, Chvojka J, Sykora R, et al：Searching for mechanisms that matter in early septic acute kidney injury：an experimental study. Crit Care. 2011；15(5)：R256.

11) Post EH, Kellum JA, Bellomo R, et al：Renal perfusion in sepsis：from macro-to microcirculation. Kidney Int. 2017；91(1)：45-60.

12) Gómez H, Kellum JA：Sepsis-induced acute kidney injury. Curr Opin Crit Care. 2016；22(6)：546-53.

13) Dellepiane S, Marengo M, Cantaluppi V：Detrimental cross-talk between sepsis and acute kidney injury：new pathogenic mechanisms, early biomarkers and targeted therapies. Crit Care. 2016；20(1)：61.

14) Doi K, Leelahavanichkul A, Hu X, et al：Pre-existing renal disease promotes sepsis-induced acute kidney injury and worsens outcome. Kidney Int. 2008；74(8)：1017-25.

15) Langenberg C, Bagshaw SM, May CN, et al：The histopathology of septic acute kidney injury：a systematic review. Crit Care. 2008；12(2)：R38.

16) Maiden MJ, Otto S, Brealey JK, et al：Structure and Function of the Kidney in Septic Shock. A Prospective Controlled Experimental Study. Am J Respir Crit Care Med. 2016；194(6)：692-700.

17) Colpaert K, Hoste EA, Steurbaut K, et al：Impact of real-time electronic alerting of acute kidney injury on therapeutic intervention and progression of RIFLE class. Crit Care Med. 2012；40(4)：1164-70.

18) Goldstein SL, Mottes T, Simpson K, et al：A sustained quality improvement program reduces nephrotoxic medication-associated acute kidney injury. Kidney Int. 2016；90(1)：212-21.

19) Bagshaw SM, Lapinsky S, Dial S, et al：Acute kidney injury in septic shock：clinical outcomes and impact of duration of hypotension prior to initiation of antimicrobial therapy. Intensive Care Med. 2009；35(5)：871-81.

20) Mouncey PR, Osborn TM, Power GS, et al：Trial of early, goal-directed resuscitation for septic shock. N Engl J Med. 2015；372(14)：1301-11.

21) ProCESS Investigators：A randomized trial of protocol-based care for early septic shock. N Engl J Med. 2014；370(18)：1683-93.

22) ARISE Investigators：Goal-directed resuscitation for patients with early septic shock. N Engl J Med. 2014；371(16)：1496-506.

23) Prowle JR, Echeverri JE, Ligabo EV, et al：Fluid balance and acute kidney injury. Nat Rev Nephrol. 2010；6(2)：107-15.

24) Hjortrup PB, Haase N, Bundgaard H, et al：Restricting volumes of resuscitation fluid in adults with septic shock after initial management：the CLASSIC randomised, parallel-group, multicentre feasibility trial. Intensive Care Med. 2016；42(11)：1695-705.

25) Young P, Bailey M, Beasley R, et al: Effect of a Buffered Crystalloid Solution vs Saline on Acute Kidney Injury Among Patients in the Intensive Care Unit: The SPLIT Randomized Clinical Trial. JAMA. 2015; 314(16): 1701-10.

26) Semler MW, Wanderer JP, Ehrenfeld JM, et al: Balanced Crystalloids versus Saline in the Intensive Care Unit. The SALT Randomized Trial. Am J Respir Crit Care Med. 2017; 195(10): 1362-72.

27) Finfer S, Bellomo R, Boyce N, et al: A comparison of albumin and saline for fluid resuscitation in the intensive care unit. N Engl J Med. 2004; 350(22): 2247-56.

28) Caironi P, Tognoni G, Masson S, et al: Albumin replacement in patients with severe sepsis or septic shock. N Engl J Med. 2014; 370(15): 1412-21.

29) Perner A, Haase N, Guttormsen AB, et al: Hydroxyethyl starch 130/0.42 versus Ringer's acetate in severe sepsis. N Engl J Med. 2012; 367(2): 124-34.

30) De Backer D, Aldecoa C, Njimi H, et al: Dopamine versus norepinephrine in the treatment of septic shock: a meta-analysis. Crit Care Med. 2012; 40(3): 725-30.

31) Gordon AC, Mason AJ, Thirunavukkarasu N, et al: Effect of Early Vasopressin vs Norepinephrine on Kidney Failure in Patients With Septic Shock: The VANISH Randomized Clinical Trial. JAMA. 2016; 316(5): 509-18.

32) Lankadeva YR, Kosaka J, Evans RG, et al: Intrarenal and urinary oxygenation during norepinephrine resuscitation in ovine septic acute kidney injury. Kidney Int. 2016; 90(1): 100-8.

33) Chawla LS, Russell JA, Bagshaw SM, et al: Angiotensin II for the Treatment of High-Output Shock 3 (ATHOS-3): protocol for a phase III, double-blind, randomised controlled trial. Crit Care Resusc. 2017; 19(1): 43-9.

34) Rhodes A, Evans LE, Alhazzani W, et al: Surviving Sepsis Campaign: International Guidelines for Management of Sepsis and Septic Shock: 2016. Intensive Care Med. 2017; 43(3): 304-77.

35) Asfar P, Meziani F, Hamel JF, et al: High versus low blood-pressure target in patients with septic shock. N Engl J Med. 2014; 370(17): 1583-93.

36) Gaudry S, Hajage D, Schortgen F, et al: Initiation Strategies for Renal-Replacement Therapy in the Intensive Care Unit. N Engl J Med. 2016; 375(2): 122-33.

37) Zarbock A, Kellum JA, Schmidt C, et al: Effect of Early vs Delayed Initiation of Renal Replacement Therapy on Mortality in Critically Ill Patients With Acute Kidney Injury: The ELAIN Randomized Clinical Trial. JAMA. 2016; 315(20): 2190-9.

38) RENAL Replacement Therapy Study Investigators: Intensity of continuous renal-replacement therapy in critically ill patients. N Engl J Med. 2009; 361(17): 1627-38.

39) VA/NIH Acute Renal Failure Trial Network: Intensity of renal support in critically ill patients with acute kidney injury. N Engl J Med. 2008; 359(1): 7-20.

40) Joannes-Boyau O, Honoré PM, Perez P, et al: High-volume versus standard-volume haemofiltration for septic shock patients with acute kidney injury (IVOIRE study): a multicentre randomized controlled trial. Intensive Care Med. 2013; 39(9): 1535-46.

41) Uchino S, Toki N, Takeda K, et al: Validity of low-intensity continuous renal replacement therapy. Crit Care Med. 2013; 41(11): 2584-91.

———— 村田真理絵, 柴垣有吾

第2章

2

心不全とAKI

point

▶ 心臓と腎臓は体液の恒常性に密接に関連しており，その相互関連した病態は心腎症候群（CRS）と定義される。

▶ 心機能とAKIに関連する心腎連関はtype 1 CRS，およびtype 3 CRSであり，複雑な要因が絡み合って発症する。

▶ 患者の生命予後改善にはCRSの病態をふまえた治療選択が必要である。

1 心腎症候群（cardio renal syndrome；CRS）

AKIは生命予後に直接関与する重大な疾患として，その対策の重要性が注目されており，心臓，肺，脳，肝臓といった様々な遠隔主要臓器の障害が連続して，かつ同時に発生することが生命予後不良の原因のひとつと考えられている[1]。

心臓と腎臓は体液の恒常性に密接に関連しており，それぞれ互いの機能低下に影響するとされ，2008年のAcute Dialysis Quality Initiative（ADQI）では「心臓または腎臓の一方の機能障害が他方の臓器の機能障害を誘発する病態」として心腎症候群（CRS）を定義し，発生機序によりその相互関連した病態を**表1**に示す5

表1 ▶ CRSの分類

	定義	診断基準
type 1：急性心腎症候群	急性心不全を原因とするAKI	急性心不全，急性冠症候群，心原性ショック
type 2：慢性心腎症候群	慢性心不全を原因とするCKD	慢性心不全（左室リモデリング，拡張障害，心筋症）
type 3：急性腎心症候群	AKIを原因とする急性心機能障害	AKI
type 4：慢性腎心症候群	CKDを原因とする心機能障害	CKD
type 5：二次性心腎症候群	急性や慢性の全身性疾患を原因とする心・腎機能障害	敗血症，膠原病，糖尿病

（文献2をもとに作成）

2 心不全とAKI

つのタイプに分類した[2]。

本項では心機能とAKIに関連する急性の心腎連関であるtype 1 CRS，および type 3 CRSの病態，治療を中心に概説する。

2 type 1 CRS（急性心腎症候群：急性心不全→急性腎障害）

急性心不全（acute heart failure；AHF）などの急激な心機能障害が原因でAKI をきたす病態であり，急性心腎症候群とも言われる。

AHFは，急性非代償性心不全（acute decompensated heart failure；ADHF），急性肺水腫，高血圧性心不全，右心不全，心原性ショックに分類され，実際に AHFで入院している患者の27～40％がAKIを発症するとされており[3]，頻度の高いCRSである。またtype 1 CRSは，ADHF患者および慢性心不全患者の予後に関連する独立危険因子であることが複数の研究で示されている[4]。

AKI発症のリスクとしてはAHFの症例において，加齢（70歳以上），CKD（eGFR 60mL/min/1.73m^{2}未満），心機能低下（左室駆出率45％未満またはNYHA分類 IV度），糖尿病の合併が挙げられる[5]。

AKIをきたす原因として腎血流の低下，腎静脈圧の上昇，レニン・アンジオテンシン系（RAS）阻害薬／利尿薬の使用や検査で使用する造影剤による毒性，交感神経の亢進やRASの亢進などの神経体液性因子の調節異常，脳性ナトリウム利尿ペプチド（brain natriuretic peptide；BNP）の分泌，内皮細胞活性化によるサイトカインの放出などが挙げられる（**図1**）。

心拍出量低下によって有効循環血液量が減少すると，交感神経系およびレニン・アンジオテンシン・アルドステロン系（RAAS）が活性化され，腎血流量の低下，静脈うっ血，水・Na貯留が生じる。これがAHF患者における腎機能障害の主な原因と考えられているが，心不全に併存することの多い貧血，心不全や心不全合併症の治療に用いるRAS阻害薬や利尿薬，NSAIDsおよびシクロスポリンなどの薬剤，また糖尿病性腎症や腎硬化症などの腎実質性疾患も腎機能障害に影響している可能性がある。

腎うっ血によるAKI

またAHFにおいては，必ずしも左心機能低下や心拍出量低下を伴わなくても静脈圧の上昇による腎うっ血がAKIの原因となるとされ[6]，中心静脈圧（CVP）上昇または腹水貯留による腹腔内圧上昇がGFR（糸球体濾過量）低下をもたらす可能性があるとの報告もある[7]。CVP上昇による腎機能低下が生じる機序として，腎静

第2章　AKIの治療——病因別の対応

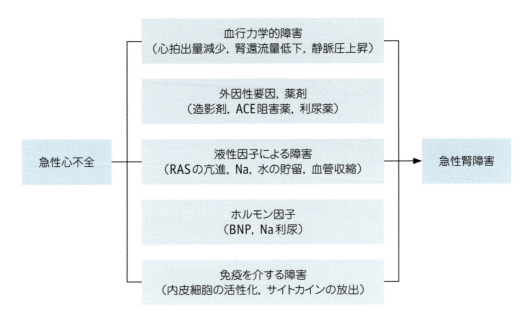

図1 ▶ type1 CRS（急性心不全→急性腎障害）

（文献2をもとに作成）

脈圧の上昇が腎動静脈圧較差の低下をもたらし，結果としてGFRが低下すると考えられる。また腎静脈圧上昇は腎間質圧の上昇，尿細管内圧の上昇をきたし，限外濾過圧低下やGFR低下をもたらすことが複数の研究で支持されている。また体静脈うっ血は，腎血行動態に影響を及ぼすだけでなく，活性酸素種，エンドセリン-1，炎症性サイトカインであるTNF（腫瘍壊死因子）-αやIL（インターロイキン）-6の産生を亢進して血管内皮機能障害，一酸化窒素動態の異常をきたし，神経体液因子をさらに活性化することで腎機能障害をきたすと考えられる[8]。

3　type 3 CRS（急性腎心症候群：急性腎障害→急性心不全）

AKIが原因で急性心不全をきたす病態であり，急性腎心症候群とも言われる。

急性心不全をきたす原因として，GFRの低下による体液貯留（前負荷の増大と血圧上昇による後負荷の増大），交感神経と神経体液因子の賦活化，高カリウム血症や代謝性アシドーシス，高サイトカイン血症，尿毒症の蓄積による血管内皮障害と心収縮障害が挙げられる（図2）。AKIに起因した体液過剰は肺水腫の原因となり，交感神経から分泌されるノルエピネフリン（ノルアドレナリン）は心筋酸素需要量の増加やアポトーシスへ関与し，RASの活性化は前負荷・後負荷の増大をもたらし，血管内皮細胞や尿細管細胞などでNADPHオキシダーゼを活性化して

2　心不全とAKI　85

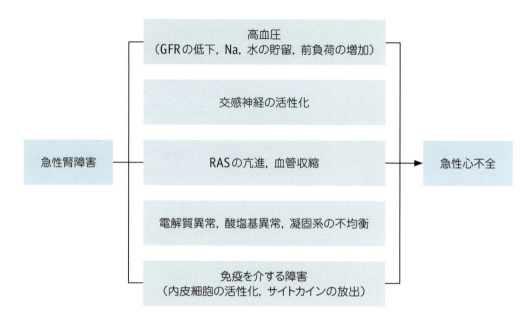

図2 ▶ type3 CRS（急性腎障害→急性心不全）

（文献2をもとに作成）

活性酸素を生成し，動脈硬化や尿細管障害に関与する[9]。また代謝性アシドーシスによる血管収縮や，高カリウム血症や低カルシウム血症による刺激伝導系に関与した心機能障害により，さらに腎機能障害を悪化させるという負の循環も認める。

AKIの原因は腎前性，腎性，腎後性などで腎機能低下の機序も異なり，発症原因に応じた対応が必要であるが，AKIを発症するリスクのある患者に対しては常に腎保護を念頭に置いた管理が必要とされる。造影剤によるAKIや薬剤性の腎障害も頻度が高く，造影剤使用時には適切な補液や造影剤用量の調整が重要となり，腎毒性がある薬剤使用においてはその安全性について十分な検討が必要である。

4 治療

type 1とtype 3の急性CRSに対しては，うっ血を軽減する目的で主にループ利尿薬や血管拡張薬が用いられるが，その安全性および有効性に関するエビデンスは確立されていない。一方でループ利尿薬による血液濃縮が腎機能低下および180日生存率を改善するとの報告もある[10]。また，北米で実施されたDiuretic Optimization Strategies Evalution試験（DOSE-HF）では，ADHF患者308例を低用量または高用量のフロセミドを急速静注（12時間ごと）または持続静注する群（計4群）にランダムに割り付けて，72時間後の全般的症状評価と血清クレア

チニン（sCr）濃度の変化を比較しており，これら2つの評価項目について用量および投与方法の違いによる有意差は認められなかったが，低用量と高用量の比較では後者のほうが症状コントロールは良好であった。また，sCr濃度およびシスタチンC濃度は60日間で明らかな経時的変化を認めなかった[11]。

またバソプレシンV_2受容体拮抗薬であるトルバプタンの使用では，血漿ADH濃度は増加するが，血漿レニン活性は増加させず，ループ利尿薬とは異なりRAASの亢進を起こさないことが示唆され[12]，心不全患者において入院期間を短縮や明らかな腎機能障害の悪化は認めなかったとの報告もあり[13]，腎機能保持の可能性も期待される。また，AHFにおける前負荷・後負荷軽減目的に血管拡張薬として硝酸薬や心房性ナトリウム利尿ペプチド（atrial natriuretic peptide；ANP）が使用され，心不全や開胸心臓術後の後に心係数や腎血流の改善のために血管作動薬であるドブタミンやミルリノンが使用されることがあるが，AKIの予防および治療においては明らかな有効性が示されておらず，「AKI（急性腎障害）診療ガイドライン2016」において低用量のANP使用や低容量のドブタミン[$1～3\gamma$（μg/kg/min)]使用については推奨されていない[5]。

血行動態の改善によってCRSが改善可能かどうかについては，末期心不全患者では補助人工心臓装着後に速やかに腎機能が改善したことが複数の研究で報告されている[14]。また，慢性収縮性心内膜炎患者でCRSおよび重度の体液貯留を有する15例を対象に心膜切開術の影響を調べた結果，術前に比べて術後8週時では心血行動態の改善を伴い，有効腎血漿流量の増加とsCrの低下が認められた[15]。これらから，血行動態異常がCRS発症に重要な役割を果たしていることや，血行動態の改善によって腎機能の改善が可能であることが示唆される。

体液過剰は心臓・腎臓のみならず，呼吸管理の点からも速やかに是正するべき病態であり，薬剤による治療でも体液量や電解質，酸塩基平衡の異常が改善されない場合は，速やかに腎代替療法（renal replacement therapy；RRT）を行う必要がある（表2）[5]。

また，ADHFの治療として限外濾過（UF）療法が注目されるようになり，その有用性に関する報告も散見され，ADHF患者200例を対象とした限外濾過療法

表2 ▶ 緊急RRTの適応

- 利尿薬に反応しない溢水
- 高カリウム血症あるいは急速に血清Ca濃度が上昇する場合
- 尿毒症症状（心膜炎，原因不明の意識障害など）
- 重度代謝性アシドーシス

（文献5より引用）

と利尿薬の有効性を比較したUltrafiltration Versus Intravenous Diuretics for Patients Hospitalized for Acute Decompensated Heart Failure (UNLOUD) 研究では，限外濾過群が利尿薬群に比較して，腎機能を悪化させることなくより多くの除水量を達成し，心不全による入院期間の短縮と再入院率の低下を認めた[16]。一方，Cardiorenal Rescue Study in Acute Decompensated Heart Failure (CARRESS-HF) 試験では体液量や症状コントロールに対する効果，再入院率および死亡率は両群間に有意差を認めなかったが，限外濾過群で96時間後のsCr濃度が有意に上昇し，重篤な有害事象も多かった[17]。UNLOUD試験およびCARRESS-HF試験では重度腎機能障害患者(sCr濃度＞3および＞3.5mg/dL) を対象から除外しているが，その他の臨床試験にも結果の妥当性などに問題があり，心不全患者に対する限外濾過療法の有用性を裏付けるエビデンスはいまだ得られていない。UF療法が心不全あるいはCRSの治療管理に果たす役割を明確にし，その適応，対象患者，開始中止のタイミングを明らかにするためには今後のさらなる研究が必要である。

5 治療のエビデンスの確立が今後の課題

　CRSの発症には様々な要因が重なり，急性期においても心腎連関が生命予後に影響することが明らかにされている。患者の生命予後改善には病態を十分理解した治療選択が必要である。しかし，まだエビデンスの確立した治療は少なく，今後の研究の進展が望まれる。

文献

1) Scheel PJ, Liu M, Rabb H：Uremic lung：new insights into a forgotten condition. Kidney Int. 2008；74(7)：849-51.

2) Acute Dialysis Quality Initiative (ADQI) consensus group：Cardio-renal syndromes：report from the consensus conference of the acute dialysis quality initiative. Eur Heart J. 2010；31(6)：703-11.

3) Heywood JT：The cardiorenal syndrome：lessons from the ADHERE database and treatment options. Heart Fail Rev. 2004；9(3)：195-201.

4) Heywood JT, Fonarow GC, Costanzo MR, et al：High prevalence of renal dysfunction and its impact on outcome in 118,465 patients hospitalized with acute decompensated heart failure：a report from the ADHERE database. J Card Fail. 2007；13(6)：422-30.

5) AKI(急性腎障害) 診療ガイドライン作成委員会 (編)：AKI(急性腎障害) 診療ガイドライン2016. 日腎会誌. 2017；59(4)：419-533.

6) Mullens W, Abrahams Z, Francis GS, et al:Importance of venous congestion for worsening of renal function in advanced decompensated heart failure. J Am Coll Cardiol. 2009;53(7):589-96.

7) Mullens W, Abrahams Z, Skouri HN, et al:Elevated intra-abdominal pressure in acute decompensated heart failure:a potential contributor to worsening renal function? J Am Coll Cardiol. 2008;51(3):300-6.

8) Ganda A, Onat D, Demmer RT, et al:Venous congestion and endothelial cell activation in acute decompensated heart failure. Curr Heart Fail Rep. 2010;7(2):66-74.

9) Ratliff BB, Abdulmahdi W, Pawar R, et al:Oxidant Mechanisms in Renal Injury and Disease. Antioxid Redox Signal. 2016;25(3):119-46.

10) Testani JM, Chen J, McCauley BD, et al:Potential effects of aggressive decongestion during the treatment of decompensated heart failure on renal function and survival. Circulation. 2010;122(3):265-72.

11) Felker GM, Lee KL, Bull DA, et al:Diuretic strategies in patients with acute decompensated heart failure. N Engl J Med. 2011;364(9):797-805.

12) Shoaf SE, Bramer SL, Bricmont P, et al:Pharmacokinetic and pharmacodynamic interaction between tolvaptan, a non-peptide AVP antagonist, and furosemide or hydrochlorothiazide. J Cardiovasc Pharmacol. 2007;50(2):213-22.

13) Tamaki S, Sato Y, Yamada T, et al:Tolvaptan Reduces the Risk of Worsening Renal Function in Patients With Acute Decompensated Heart Failure and Preserved Left Ventricular Ejection Fraction-Prospective Randomized Controlled Study. Circ J. 2017;81(5):740-7.

14) Butler J, Geisberg C, Howser R, et al:Relationship between renal function and left ventricular assist device use. Ann Thorac Surg. 2006;81(5):1745-51.

15) Anand IS, Ferrari R, Kalra GS, et al:Pathogenesis of edema in constrictive pericarditis. Studies of body water and sodium, renal function, hemodynamics, and plasma hormones before and after pericardiectomy. Circulation. 1991;83(6):1880-7.

16) UNLOAD Trial Investigators:Ultrafiltration versus intravenous diuretics for patients hospitalized for acute decompensated heart failure. J Am Coll Cardiol. 2007;49(6):675-83.

17) Heart Failure Clinical Research Network:Ultrafiltration in decompensated heart failure with cardiorenal syndrome. N Engl J Med. 2012;367(24):2296-304.

髙島弘至, 阿部雅紀

第2章

3

肝腎症候群

point

▶ 肝腎症候群は門脈圧亢進に伴う循環動態の異常による腎機能障害であり，生命予後が非常に悪い。

▶ 肝硬変患者では肝腎症候群を含めた様々な原因によってAKIを発症するため，診断や評価が難しい。

▶ 肝腎症候群の治療には，アルブミンと血管収縮薬の併用療法や肝移植を考慮する。

1 肝硬変を伴うAKI

　肝硬変患者では，急性および慢性の腎機能障害や低ナトリウム血症や浮腫といった体液異常をしばしば合併する。腎不全を合併した肝硬変患者の予後は悪いことが知られており，半年後の生存率が20％との報告もある[1]。入院中の肝硬変患者の20～50％にAKIは合併し[2]，AKIの原因としては消化管出血や過剰な利尿薬による腎前性腎不全，肝腎症候群，尿細管壊死，尿路閉塞による腎後性腎不全など様々である。本項では，肝硬変患者におけるAKIの診断および肝腎症候群（hepatorenal syndrome；HRS）の病態や治療について解説する。

2 肝腎症候群の病態

　肝腎症候群は，肝硬変に伴う循環動態の異常による腎機能障害である。肝硬変では門脈圧の亢進に伴って，一酸化窒素（NO）や一酸化炭素（CO）などの血管拡張物質が過剰に作用することで実臓器の末梢血管抵抗が低下する。進行した肝硬変では，末梢血管抵抗の低下によって心拍出量が低下し，それを代償するために交感神経系やレニン・アンジオテンシン系（RAS）が亢進し，結果としてNaや自由水の貯留を認め，腹水や低ナトリウム血症を生じる。また，全身の末梢血管抵抗

が低下する一方で，前述の交感神経系やRASの亢進によって腎臓内の血管抵抗は上昇し，結果として腎機能障害を呈する[1]。また，腎機能障害を伴った肝硬変患者において全身性炎症反応症候群（systemic inflammatory response syndrome；SIRS）が予後増悪因子であったとの報告や[3]，リポ多糖（lipopolysaccharide；LPS）によって門脈圧亢進を増悪させるという報告[4]があり，肝腎症候群において全身炎症が重要な役割を持っていると考えられている。

3 肝腎症候群の診断および肝硬変におけるAKIの鑑別

肝腎症候群は腎血管収縮による機能的な腎機能低下であり，腎組織の変化は乏しい。また，肝硬変患者では様々な原因によって腎機能障害を認めるため，除外診断によって肝腎症候群は診断されている。従来の診断基準では血清クレアチニン（sCr）値が1.5mg/dL以上で検尿異常に乏しく，ショックや腎毒性物質の使用がない症例において，利尿薬の2日間の中止およびアルブミンの投与によって改善が乏しい場合に診断される。また臨床経過によって2型に分類され，2週間以内にsCrが2倍以上かつ2.5mg/dL以上へと上昇する1型と，それより緩徐な経過で腎機能が増悪する2型に分類される（表1）[1)5)]。

しかし，肝硬変では肝臓でのクレアチン合成の低下や骨格筋の減少，尿細管でのクレアチニン分泌の亢進によってsCr値が低下するため，単回のsCrの値やsCrを用いた推算糸球体濾過量（eGFR）では腎機能を過大評価している可能性があり[6]，従来の診断基準では軽度から中等度の腎機能障害を診断できない。そこで，International Club of Ascites（ICA）が2015年に肝硬変におけるAKIの診断基準を提唱した[7]。おおむね，KDIGO criteriaから尿量の項目を除いたものとなっている。また，ステージ2～3のうち肝腎症候群の診断基準を満たすものがThe hepatorenal syndrome type of AKI（HRS-AKI）と定義され（従来の肝腎症候群1型），HRS-AKIの合併は死亡率を上げることが報告されている[8]。その報告は肝硬変入院患者を対象とし，ICAのAKI診断基準に基づいてAKIと死亡の関連を調べたコホートであり，腎機能障害が持続したAKIではnon AKIに対する6カ月後の死亡のHR（ハザード比）が6.3と有意に高かった。また興味深いことに，AKIが改善した症例やステージ1のAKIでも死亡のリスクが高かった（HRはそれぞれ2.1と3.5）。

前述したように，肝硬変では肝腎症候群以外にも腎前性腎不全（消化管出血や利尿薬による），尿細管壊死［敗血症や特発性細菌性腹膜炎（spontaneous bacterial peritonitis；SBP）などの感染やショック，薬剤による］，腎後性腎不全（尿路閉塞）

がAKIの原因となり鑑別が必要となる。

　ICAの診断基準でも，**表1**の項目によって除外することが必要となっているが，しばしば鑑別に難渋する。たとえば敗血症では尿細管壊死によるAKIを合併することが多いが，敗血症やSBPに続いて肝腎症候群が発症，増悪することが知られており，抗菌薬による感染症治療後も腎機能障害が残存することはしばしば経験する。よって敗血症やSBPの存在によって肝腎症候群を除外することは問題である[2)5)]。肝腎症候群と尿細管壊死の鑑別にはしばしば難渋する。顆粒円柱はどちらの病態でも存在しうるし，FENa＜1％は肝腎症候群を示唆するが利尿薬を使用している場合は評価できない[1)]。尿細管壊死では血管収縮薬に反応が乏しいことが知られている[9)]。

表1 ▶ 肝腎症候群および肝硬変におけるAKIの鑑別・診断基準の比較

従来の診断基準	
診断基準	利尿薬を2日間中止し，アルブミン輸液（1g/kg）をしてもsCrが1.5mg/dL以下に低下しない
除外基準	●腎毒性薬物の使用 ●ショック ●尿蛋白＞0.5g/日 ●尿中赤血球＞50/HPF
1型	2週間以内にsCr＞2.5mg/dL かつ基礎値の2倍以上
2型	1型より緩徐な進行

ICA新基準	
診断基準	48時間以内にsCr＞0.3mg/dLの上昇 or 7日以内にsCrが基礎値の1.5倍以上に上昇
ステージ1	sCr＞0.3mg/dLの上昇 or 基礎値の1.5〜2倍
ステージ2	sCrが基礎値の2〜3倍
ステージ3	sCr＞4mg/dL or 基礎値の3倍以上 or 腎代替療法の開始
HRS診断基準	肝硬変および腹水
HRS除外基準	●腎毒性薬物の使用 ●ショック ●尿蛋白0.5g/日 ●尿中赤血球＞50/HPF ●超音波検査異常

HPF；高倍率視野

（文献1，5，7をもとに作成）

4 治療

ICAでは図1に示した治療アルゴリズムを提唱している。実臨床でも体液減少の是正や腎毒性のある薬物の中止，感染症合併例では感染症治療を行う。ステージ2および3では利尿薬の中止とアルブミンの投与（1g/kg）を2日間行い，これらの治療に反応せずHRSの診断基準を満たす症例はHRS-AKIとして，血管収縮薬およびアルブミンの投与を行う[7]。

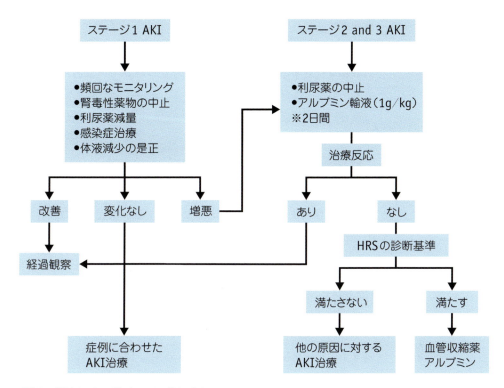

図1 ▶ ICAによる治療アルゴリズム

（文献7をもとに作成）

1) アルブミン

肝腎症候群1型において，アルブミンの投与は用量反応性に生命予後を改善することが示されている[10]。また血管作動薬の有用性を示した多くのstudyにおいてアルブミンの投与が併用されており，HRS-AKIでは可能な限りアルブミンを投与する。

2）血管作動薬

　欧州では，バソプレシン合成アナログであるテルリプレシンが用いられている。テルリプレシンおよびアルブミンの併用療法は，Salernoらのレビューにおいて65％の肝腎症候群1型の腎機能を回復するとされている[5]。しかし，日本では肝腎症候群に対する保険適用はなく使用できない現状がある。他の血管収縮薬では，ノルアドレナリンがアルブミン併用下ではテルリプレシンと同等の効果があるという報告[11]や，ソマトスタチンの合成アナログ（類似化合物）であるオクトレオチドとα交感神経作動薬であるミドドリンおよびアルブミンの併用療法の有用性が観察研究で示されている[12]。しかし，オクトレオチドとミドドリンも本病態への保険適用がなく，また2017年のコクランレビューでは，テルリプレシンのほかの血管収縮薬に対する優位性が証明されなかった[13]ことから，現状ではノルアドレナリンの投与が推奨されている。

3）移植

　肝腎症候群の予後は非常に悪く，適応のある症例では可能な限り肝移植が推奨される。肝移植は，肝腎症候群の生命予後および腎予後を改善することが示されている。移植までの透析期間が長い症例では肝腎症候群の改善率が低く，改善しない場合は移植後の死亡率が高かったことから，可能な限り早急な移植が勧められる[14]。

4）腎代替療法（RRT）

　肝移植の適応のある症例で血管収縮薬への反応が乏しい例では腎代替療法を考慮する。腎代替療法のmodalityによる生命予後の差は証明されていないが，循環動態が不安定な症例では持続的腎代替療法が好ましいかもしれない[15]。

文献

1）　Ginès P, Schrier RW：Renal failure in cirrhosis. N Engl J Med. 2009；361(13)：1279-90.

2）　Bucsics T, Krones E：Renal dysfunction in cirrhosis：acute kidney injury and the hepatorenal syndrome. Gastroenterol Rep (Oxf). 2017；5(2)：127-37.

3）　Thabut D, Massard J, Gangloff A, et al：Model for end-stage liver disease score and systemic inflammatory response are major prognostic factors in patients with cirrhosis and acute functional renal failure. Hepatology. 2007；46(6)：1872-82.

4）　Steib CJ, Hartmann AC, v Hesler C, et al：Intraperitoneal LPS amplifies portal hypertension in rat liver fibrosis. Lab Invest. 2010；90(7)：1024-32.

5）　Salerno F, Gerbes A, Ginès P, et al：Diagnosis, prevention and treatment of hepatorenal syndrome in cirrhosis. Postgrad Med J. 2008；84(998)：662-70.

6) Sherman DS, Fish DN, Teitelbaum I：Assessing renal function in cirrhotic patients：problems and pitfalls. Am J Kidney Dis. 2003；41(2)：269-78.

7) Angeli P, Ginès P, Wong F, et al：Diagnosis and management of acute kidney injury in patients with cirrhosis：revised consensus recommendations of the International Club of Ascites. J Hepatol. 2015；62(4)：968-74.

8) Tandon P, James MT, Abraldes JG, et al：Relevance of New Definitions to Incidence and Prognosis of Acute Kidney Injury in Hospitalized Patients with Cirrhosis：A Retrospective Population-Based Cohort Study. PLoS One. 2016；11(8)：e0160394.

9) Francoz C, Durand F：Type-1 hepatorenal syndrome in patients with cirrhosis and infection vs. sepsis-induced acute kidney injury：what matters? J Hepatol. 2014；60(5)：907-9.

10) Salerno F, Navickis RJ, Wilkes MM：Albumin treatment regimen for type 1 hepatorenal syndrome：a dose-response meta-analysis. BMC Gastroenterol. 2015；15：167.

11) Mattos ÂZ, Mattos AA, Ribeiro RA：Terlipressin versus noradrenaline in the treatment of hepatorenal syndrome：systematic review with meta-analysis and full economic evaluation. Eur J Gastroenterol Hepatol. 2016；28(3)：345-51.

12) Esrailian E, Pantangco ER, Kyulo NL, et al：Octreotide/Midodrine therapy significantly improves renal function and 30-day survival in patients with type 1 hepatorenal syndrome. Dig Dis Sci. 2007；52(3)：742-8.

13) Israelsen M, Krag A, Allegretti AS, et al：Terlipressin versus other vasoactive drugs for hepatorenal syndrome. Cochrane Database Syst Rev. 2017；9：CD011532.

14) Wong F, Leung W, Al Beshir M, et al：Outcomes of patients with cirrhosis and hepatorenal syndrome type 1 treated with liver transplantation. Liver Transpl. 2015；21(3)：300-7.

15) Nadim MK, Kellum JA, Davenport A, et al：Hepatorenal syndrome：the 8th International Consensus Conference of the Acute Dialysis Quality Initiative (ADQI) Group. Crit Care. 2012；16(1)：R23.

—————————————————————— 後藤大樹，安田日出夫

第2章

4 心臓手術とAKI

point

▶ 心臓手術は人工心肺使用や大動脈遮断，体液量の変動などを伴うため，非心臓手術に比較しAKI合併が多い。

▶ 心臓手術後AKIの原因の中で，介入可能な要因を鑑別する。

▶ 心臓手術後AKIを適切に予防・治療しうる有用な薬剤はないが，今後のエビデンスの構築や新規薬剤に期待する。

1 心臓手術とAKI

　心臓手術の成績は，手術手技の進歩と周術期管理の改善などにより向上している。しかし，心臓手術は手術侵襲や血行動態の変動性などの観点から非心臓手術に比較して合併症は多く，AKI発症頻度は5～40％程度にものぼるとされる[1~4]。AKI合併は入院期間延長や死亡率増加とも関連し予後に直結するが，現在のところ，術後AKIを適切に予防・改善しうる有効な治療法は確立されていない。

2 心臓手術後AKIの成因，危険因子

　「AKI（急性腎障害）診療ガイドライン2016」に「心臓手術におけるAKI発症リスクとして評価すべきものは何か？」と題するCQ（3-1）があり，「加齢，術前腎機能低下，人工心肺施行時間」などを発症リスクとして評価する必要があると述べられている[5]。しかしエビデンスレベルは高くないものの，上記因子以外にもAKI発症に関連する因子は数多くある[6]（**表1**）。

　後述するように，術後AKIに対する有用な治療法は確立されておらず，AKI発症前にいかに危険因子を制御し，発症予防に努めるかが重要となる。

表1 ▶ 心臓手術後AKIの発症要因

術前	術中	術後
年齢	手術侵襲	抗菌薬
糖尿病	陽圧換気	感染症
心機能低下	人工心肺	
腎機能低下	大動脈遮断	
貧血	出血・補液バランス	
造影剤使用	低血圧	
コレステロール塞栓	血液稀釈・溶血	

3 術前因子

年齢（特に70歳以上の高齢）や糖尿病合併，心機能低下，術前腎機能低下などは術後AKI発症に関連すると言われているが，これら因子は介入困難である。一方で貧血もAKIのリスクとなりうることが示唆されており[7]，待機的手術であれば術前からの輸血などによる貧血補正が術後AKIの発症を減少させうる。

心臓手術の場合，非心臓手術に比較し術前に造影剤を用いた画像検査や心臓カテーテル検査を行う機会が多い。手術3日以内にカテーテル検査を受けた場合，16〜18％にAKIを発症するとの報告があり[8]，また複数回の造影剤曝露も同様にAKI発症に関連する。そのため，造影剤検査の際には腎障害へのリスクを評価し，計画的に行う必要がある。

コレステロール塞栓症も血管内操作を伴う検査により誘発される腎機能障害であり，検査後数週間後に緩徐に腎機能が悪化する。また，コレステロール塞栓症は心臓手術自体によっても引き起こされることを常に念頭に置き，術後AKIの原因として鑑別し，ステロイド投与やLDLアフェレシスの適応について検討することが必要である。

4 術中因子

1）手術侵襲

手術により交感神経や副腎皮質系ホルモン，RA（レニン・アンジオテンシン）系が賦活化され，また抗利尿ホルモンの分泌亢進により，水分やNaは体内に貯留する。これら血行動態の変動は腎循環不全を引き起こし，特に心機能低下や腎機能低下を有する患者に容易にAKIを発症させる要因となる。

4 心臓手術とAKI

2）周術期の循環不全

　周術期は陽圧換気による静脈還流量の低下によって心拍出量が低下し，麻酔薬の影響もあり低血圧を呈しやすい。また明らかな低血圧がなくても，腎機能障害や動脈硬化病変を有する患者は腎内血管の自己調整機能低下のためにGFR（糸球体濾過量）が低下し，AKIを引き起こすことがある（正常血圧性虚血性急性腎障害）。心臓手術を受ける患者は，背景として多血管病を有している場合が多く，このタイプのAKIを合併しやすい。

3）人工心肺使用

　非生理的環境下にある人工心肺は，炎症反応の惹起によりサイトカインが過剰産生されてSIRS（全身性炎症反応症候群）の病態に陥りやすい。回路内に生じた血球凝集は，肺で生理的に処理されないために微小循環障害を引き起こす。また回路内や手術野，機械弁との接触で生じた溶血は，遊離ヘモグロビンによるfree radical（遊離基）産生を引き起こし，AKIのリスクとなる[9)10)]。

4）大動脈遮断時間

　大動脈遮断を要する手術では，腎動脈上での遮断のみならず，腎動脈下でも腎血流が低下し，遮断時間延長により腎虚血や心拍出量低下をきたすことでAKI発症のリスクは高まる。

5）術中の出血や補液による体液バランス異常

　手術による出血や過剰補液による血液稀釈も腎循環不全に関与するとされている[6)]。過剰補液は手術予後や在院日数とも関連しており[11)]，介入可能な因子であることから輸液管理の工夫も重要である。

5　術後因子

　周術期に用いられる薬剤で多いのはやはり抗菌薬である。アミノグリコシドやバンコマイシンは急性尿細管壊死を引き起こす腎毒性物質の代表であるが，それ以外にもβ-ラクタム系薬剤やニューキノロン系薬剤も急性間質性腎炎による急性腎障害を引き起こす薬剤として知られている。

6 心臓手術後AKIに対する治療

1) 血行動態の安定

　前述のごとく，心臓手術後は低血圧や脱水・体液量減少，心機能低下などの循環不全により血行動態が不安定となりやすい。このような循環不全に対して，適切な監視下で体液量を評価し，輸液管理にて適正化することで術後AKIの発症を減らすことができると報告されている[12]。

2) 薬物療法

① 心房性利尿ペプチド

　心房性利尿ペプチドは，血管平滑筋弛緩作用と毛細血管内皮透過性亢進作用によって血圧降圧を示すほか，腎臓においては近位尿細管と遠位ネフロンにおける水とNaの再吸収阻害により利尿作用を示し，腎糸球体輸入・輸出細動脈に作用してGFRを増加させることが知られている。Sezaiらは，人工心肺施行下における冠動脈バイパス術後の非CKD症例において，低用量心房性ナトリウム利尿ペプチドの周術期投与により，予後が有意に改善されたと報告している[13]。また，虚血性AKIを発症した心臓手術後の患者に対して，低用量心房性ナトリウム利尿ペプチド投与群で腎代替療法開始率が低いとする報告もある[14]。しかしながら，これらの報告を含めた心房性利尿ペプチドに関する報告のエビデンスレベルはまだ十分でなく，今後の検討に期待したい。

② 利尿薬

　「AKI（急性腎障害）診療ガイドライン2016」では，ループ利尿薬の投与に関して，過去の報告を集めたメタアナリシスにより有用性が証明されず[15]，AKIの治療として形式的に投与しないことを推奨するとしている[5]。しかし，体液過剰に対する投与については言及されていない。心臓手術後は大量の補液が投与されることにより術後に体液過剰となることがしばしばあり，そのような症例に対して投与することについて検討する余地はある。

③ ドパミン

　以前，低用量ドパミン（1〜3 μg/kg/min）投与は腎内血管を拡張させて腎血流を増加させ，またナトリウム利尿に働くことによって腎保護効果があるとされ，集中治療領域において汎用された時代があった。しかし，これまでの検討はエビデンスレベルが低く，systematic reviewした論文においても心臓手術におけるドパミン投与はAKI予防や治療に効果を確認できなかった[16]。

3) その他の治療

　N-アセチルシステインやスピロノラクトン，THR-184（bone morphogenetic protein-7 agonist）投与によるAKIへの有効性が検討されているが，有用性は証明されていない[17]～[19]。allogeneicの間葉系幹細胞によるAKI治療といった再生治療も，現時点では有効とする報告はまだないものの[20]，今後の進展に期待したい。

文献

1) Conlon PJ, Stafford-Smith M, White WD, et al：Acute renal failure following cardiac surgery. Nephrol Dial Transplant. 1999；14(5)：1158-62.

2) Hobson CE, Yavas S, Segal MS, et al：Acute kidney injury is associated with increased long-term mortality after cardiothoracic surgery. Circulation. 2009；119(18)：2444-53.

3) Kuitunen A, Vento A, Suojaranta-Ylinen R, et al：Acute renal failure after cardiac surgery：evaluation of the RIFLE classification. Ann Thorac Surg. 2006；81(2)：542-6.

4) Mangano CM, Diamondstone LS, Ramsay JG, et al：Renal dysfunction after myocardial revascularization：risk factors, adverse outcomes, and hospital resource utilization. The Multicenter Study of Perioperative Ischemia Research Group. Ann Intern Med. 1998；128(3)：194-203.

5) AKI（急性腎障害）診療ガイドライン作成委員会（編）：AKI（急性腎障害）診療ガイドライン2016. 東京医学社, 2016.

6) Ortega-Loubon C, Fernández-Molina M, Carrascal-Hinojal Y, et al：Cardiac surgery-associated acute kidney injury. Ann Card Anaesth. 2016；19(4)：687-98.

7) Ng RR, Chew ST, Liu W, et al：Identification of modifiable risk factors for acute kidney injury after coronary artery bypass graft surgery in an Asian population. J Thorac Cardiovasc Surg. 2014；147(4)：1356-61.

8) Alsabbagh MM, Asmar A, Ejaz NI, et al：Update on clinical trials for the prevention of acute kidney injury in patients undergoing cardiac surgery. Am J Surg. 2013；206(1)：86-95.

9) Okusa MD：The inflammatory cascade in acute ischemic renal failure. Nephron. 2002；90(2)：133-8.

10) Haase M, Haase-Fielitz A, Bellomo R：Cardiopulmonary bypass, hemolysis, free iron, acute kidney injury and the impact of bicarbonate. Contrib Nephrol. 2010；165：28-32.

11) 小林修三, 守矢英和, 大竹剛靖, 他：透析患者における心臓手術成績—死因の分析と予後改善のための指標. 日透析医学会誌. 2004；37(3)：197-9.

12) Brienza N, Giglio MT, Marucci M, et al：Does perioperative hemodynamic optimization protect renal function in surgical patients? A meta-analytic study. Crit Care Med. 2009；37(6)：2079-90.

13) Sezai A, Hata M, Niino T, et al：Results of low-dose human atrial natriuretic peptide infusion in nondialysis patients with chronic kidney disease undergoing coronary artery bypass grafting：the NU-HIT (Nihon University working group study of low-dose HANP Infusion Therapy during cardiac surgery) trial for CKD. J Am Coll Cardiol. 2011；58(9)：897-903.

14) Swärd K, Valsson F, Odencrants P, et al:Recombinant human atrial natriuretic peptide in ischemic acute renal failure:a randomized placebo-controlled trial. Crit Care Med. 2004;32(6):1310-5.

15) Ho KM, Sheridan DJ:Meta-analysis of frusemide to prevent or treat acute renal failure. BMJ. 2006;333(7565):420.

16) Park M, Coca SG, Nigwekar SU, et al:Prevention and treatment of acute kidney injury in patients undergoing cardiac surgery:a systematic review. Am J Nephrol. 2010;31(5):408-18.

17) Patel NN, Angelini GD:Pharmacological strategies for the prevention of acute kidney injury following cardiac surgery:an overview of systematic reviews. Curr Pharm Des. 2014;20(34):5484-8.

18) Barba-Navarro R, Tapia-Silva M, Garza-Garcia C, et al:The Effect of Spironolactone on Acute Kidney Injury After Cardiac Surgery:A Randomized, Placebo-Controlled Trial. Am J Kidney Dis. 2017;69(2):192-9.

19) Himmelfarb J, Chertow GM, McCullough PA, et al:Perioperative THR-184 and AKI after Cardiac Surgery. J Am Soc Nephrol. 2018;29(2):670-9.

20) ACT-AKI investigators:Allogeneic Mesenchymal Stem Cells for Treatment of AKI after Cardiac Surgery. J Am Soc Nephrol. 2018;29(1):260-7.

守矢英和，小林修三

第2章

5 非心臓手術とAKI

point
- ▶ 手術後に発症するAKIは，院内発症AKIの2〜5割を占める。
- ▶ 非心臓手術後に発症するAKIは，最大で院内発症AKIの3割程度とみられる。
- ▶ 様々な観察研究を経て，術後AKIを発症する多くの危険因子が同定されている。
- ▶ 術中・術後に管理を要する危険因子もある。

1 注目される非心臓手術後のAKI発症

手術後のAKIは院内発症AKIの18〜47％を占めるものの[1]，これまでその術後の予後への影響は心臓手術の分野以外は重視されなかった。近年，非心臓手術においてもAKI発症とそれに引き続くCKDの発症に関する関心は高くなり，様々な危険因子の同定や予防的な治療戦略も提唱されてきた。本項では非心臓手術後のAKIについて，その発症と影響について述べる。

2 発症率

手術技術の進歩，周術期管理の変化でAKIの発症率は変遷する。また，これまでの記述であったようにAKIの概念が2004年に提唱されて以来，RIFLE，AKIN，KDIGOと診断基準が変遷している。したがって最新の数字が重要な意味を持ってくる。**表1**に示すように，この数年の非心臓手術を中心にまとめると，1.0％から31.0％となる[2]。腹部手術に限ってみると10〜20％の発症率と考えられる。

102

表1 ▶ 最近の非心臓手術における術後AKI発症率に関する報告

発表年	症例数	デザイン	手術内容	腎不全分類	発症率
2014年	1,200	前向き，単施設	大手術，非心臓，非血管	RIFLE	6.7%
2016年	390	後ろ向き，単施設	大手術，非心臓，非血管	KDIGO	18.5%
2016年	3,902	後ろ向き，単施設	腹部大手術	KDIGO	6.8%
2016年	258	前向き，単施設	腹部大手術	AKIN	12.0%
2017年	898	後ろ向き，単施設	食道手術	AKIN	11.9%
2016年	845 1,334	後ろ向き，多施設	AAA血管内手術 AAA開腹	透析導入	6.9% 13.5%
2016年	14,475	後ろ向き，多施設	AAA血管内手術	KDIGOと透析導入	3.3%
2016年	95 42	前向き，単施設	AAA血管内手術 AAA開腹	AKIN	9.4% 31.0%
2017年	898	後ろ向き，単施設	膝，股関節手術	RIFLE	6.8%
2017年	5,609	後ろ向き，単施設	膝，股関節手術	RIFLE	1.0%

（文献2をもとに作成）

3 発症危険因子

1）非心臓手術におけるAKIの発症危険因子

　術後AKIを引き起こす危険因子を明らかにし，高リスク症例に対して管理を厳重にすることがAKIの予防上重要である。これまで後ろ向きの観察研究が主体であるが，多くの因子が危険因子として同定されている（**表2**）[3]。この中でさらにリスク指数による評価と重症度分類を提唱しているものもある。

　たとえばKheterpalらは，75,952例の心臓手術も含む外科手術について解析を行い，年齢56歳以上，男性，緊急手術，腹部手術，糖尿病，活動性の心不全，腹水，高血圧，術前の腎不全の存在が危険因子で，これらの因子の個数でリスクを層別化している[4]。またSlankamenacらは，肝臓手術後のAKI発症を予測するスコアを作成した。術前のALT，心血管疾患，CKD，糖尿病，赤血球輸血，胆管空腸吻合術，術中の乏尿のリスクの個数で層別化しリスクを評価している[5]。しかしながら，たとえば緊急手術はあるコホート研究ではリスク因子には抽出されておらず，**表2**のように各報告間でばらついている。これはAKIの定義の違いや，施設での手術様式の違いや，後ろ向き観察研究であるための治療による修飾がかかっているなどが原因である。そして，多くの総説をまとめると**表3**[6]のようである。

表2 ▶ 腹部大手術後のAKIの頻度と危険因子

発表年	デザイン	手術内容	患者数	AKIの診断基準	発症率	危険因子
2015年	後ろ向き	肝切除	642	AKIN	12.1%	術前eGFR，高血圧，術中の赤血球輸血
2015年	後ろ向き	肝切除	1,153	AKIN	8.2%	硬膜外麻酔，年齢，CKD，術中の赤血球輸血，大葉切除
2014年	前向き観察	非心臓，非血管手術	1,200	RIFLE	6.7%	年齢，糖尿病，RCRIスコア，ASA身体評価
2014年	ACS-NSQIP®データベース	腹腔内手術	457,656	術後30日以内における術前から2mg/dLのsCr値の上昇もしくは透析導入	1.1%	術前の腎不全，高血圧，肥満，腹水，敗血症女性，腹腔鏡手術はリスクを軽減する
2014年	ACS-NSQIP®データベース	大腸手術	27,860	ICD-9での腎不全の診断	1.0%	男性，大腸全摘，BUN/Cr比20，COPD，緊急入院，アルコール乱用，肥満
2014年	前向き観察	肝胆道系手術	131	AKIN	7.6%	MELD-Naスコア，年齢
2014年	前向き観察	胃全摘術	536	術後3日間で術前から50%以上のsCr値の上昇	6.9%	年齢，肥満，高血圧，脂質異常症，術前のシスタチンC値
2013年	後ろ向き	胃癌に対する胃切除	4,718	KDIGO	14.4%	男性，高血圧，COPD，低アルブミン血症（Alb<4g/dL），利尿薬，血管収縮薬，造影剤，赤血球輸血
2013年	後ろ向き	肝切除	549	RIFLE	14.9%	赤血球輸血，肝管空腸吻合術，乏尿，術前のALT上昇，心血管疾患，CKD，糖尿病
2012年	NISデータベース	大腸手術	975,825	ICD-9での腎不全の診断	7.4%	CKD，緊急手術，大腸全摘，年齢，肝疾患の存在，慢性心不全，アルコール中毒，PAD，肥満，悪性腫瘍，開腹手術，男性，左半結腸切除，黒人，研修病院
2011年	後ろ向き	大腸手術	339	術前から50%以上のsCr値の上昇	11.8%	赤血球輸血
2009年	ACS-NSQIP®データベース	一般手術	75,952	進行性の腎障害もしくは透析の必要	1.0%	年齢，男性，緊急手術，腹腔内手術，糖尿病，活動性の心不全，腹水，高血圧，術前の腎不全
2007年	前向き観察	非心臓手術	15,102	術後7日間でCcrが50mL/min以下に低下	0.8%	年齢，緊急手術，肝臓病，肥満，高リスク手術，PAD，気管支拡張薬を必要とするCOPD
2013年	後ろ向き	胃バイパス手術	504	術前から50%以上のsCr値の上昇もしくは透析導入	8.5%	肥満，脂質異常症，術前のACE阻害薬もしくはARBの使用
2006年	後ろ向き	胃バイパス手術	1,800	入院中どの時期にでもよく，術後最初の1週間に0.3mg/dLの増加を伴うsCr値1.4mg/dLへの増加	2.3%	年齢，男性，肥満，CKD，手術時間，術中の低血圧

（文献3をもとに作成）

表3 ▶ 非心臓手術における術後AKI発症の危険因子

非心臓, 非血管, 非胸部手術（腹部手術）	血管手術（開腹）	胸部手術
年齢	大動脈阻血時間	高血圧
男性	両側腎動脈阻血	末梢血管疾患（PAD）
緊急手術	術中の低血圧	ARB
腹腔内手術	年齢	HES輸液
経口薬を必要とする糖尿病	症状のあるAAA	年齢
インスリンを必要とする糖尿病	（腎動脈下腹部大動脈瘤）	喫煙
心不全	腎動脈上および腎動脈付近のAAA	アルコール依存
腹水	術前のCr＞1.5mg／dL	ACE阻害薬
高血圧	高血圧	冠動脈疾患
脂質異常症	呼吸器疾患	糖尿病
慢性腎臓病		脂質異常症
肝疾患	**血管手術（血管内手術）**	ヘマトクリット低値
BMI	腎動脈の阻血	最大酸素摂取
高リスク手術症例	腎動脈塞栓	FEV1
血管収縮薬の使用	解離性動脈瘤	肺切除容積
利尿薬の使用	微小血栓	輸液量および血管収縮薬の使用
降圧薬の内服	炎症	
ACE阻害薬	腎動脈の阻血	
ARB		
全身麻酔		
周術期の輸血		

（文献6をもとに作成）

2）肝臓移植

　一般的に肝臓疾患において，AKIの発症は肝機能障害の進行や死亡率上昇のリスクとなる[7]。肝移植では術後のAKIは死亡率に関わる重要な因子であり，その発症を予測する危険因子の評価は重要である[7]。肝移植後のAKIを発症率はAKIN分類を中心に検討がなされ，後ろ向きの検討ではあるが，2013年から2015年の報告では10〜30％となっている[8)9]。

　最近の報告では2013年，Leitheadらは296名の肝移植を受けた患者のAKI発症の検討を報告している[8]。AKIの定義は術後1週間以内のKDIGO基準のステージ2以上の進行か，血清クレアチニン（serum Cr；sCr）値の2倍以上の増加としている。その結果，発症率は33.8％であり，術前のMELDスコア，術前の低ナトリウム血症，術前のBMIが30kg／m^{2}以上，術中の赤血球輸血の施行，温阻血時間が長いことなどがAKI発症の危険因子として同定されている。

　MELDスコアとは肝移植手術特有のスコアで，米国の臓器移植ネットワークでの12歳以上の肝移植登録患者の重症度の判定に用いられ，ビリルビン，プロトロンビン時間，クレアチニン，透析治療の有無で計算される。すなわち，MELDスコア＝［0.957×ln〈serum Cr（透析治療で，Cr＝4.0として計算）〉＋0.378×ln（serum bilirubin）＋1.120×ln（INR）＋0.643）×10］で求められる[10]。

5 非心臓手術とAKI

また移植において，臓器の血流が止まってから臓器を移植して血流が再開するまでの時間を阻血時間と言うが，特に体温の状態で阻血が起こると，細胞が死滅する確率が高くなる。この時間を温阻血時間と呼び，心臓や肝臓では0分，腎臓や肺では30分を理想とし，早く臓器を冷やして細胞の代謝を抑えるようにしなければならない。このような肝移植後のAKIに関する報告は12あり，そのうち6つの研究で術中の輸血を，3つの研究で術前のMELDスコアおよび術中の低血圧，昇圧薬の使用を独立した危険因子として報告している[11]。

3）肺手術

　肺手術のAKIの発症も重視されている。Georgeらは，12,108名よりなる多施設研究を報告している[12]。術後の腎代替療法の有無で評価したところ，AKIの発症率は5.4％であり，その危険因子は年齢，男性，黒人，術前腎機能，術前ビリルビン値，術前の併存肺疾患の有無，両肺手術，術中術後のECMO（extracorporeal membrane oxygenation；膜型人工肺）の使用，阻血時間が危険因子として採択された。Lickerらは1週間以内でのRIFLE基準のriskステージより深刻なAKIの発症を検討し，発症率6.8％で危険因子として，術前1秒率，ASAスコア，麻酔時間を同定している。なおASAスコアとは，American Society of Ancsthesiologistsが提唱する全身状態評価スコアである[13]。

4）肥満手術

　近年，欧米を中心に，肥満に対する外科的介入としてbariatric surgeryが盛んに行われている。肥満自体が腎機能低下を引き起こすことより，術後のAKI発症も重視されている。Mayo Clinicでの2004年から2011年の1,227名のbariatric surgeryでの成績が報告されている。72時間以内でsCr 0.3mg/dLの上昇をAKIと定義したところ，発症率が5.8％であり，術前のBMIおよび糖尿病の有無がAKI発症の危険因子であった[14]。

4　AKI発症の予防策

　AKIの予防の第一歩は上述の危険因子の中で術前に関連因子につき評価をすることであるが，術中・術後の管理において留意すべき要因もある（**表4**）[2]。

1）術中の血行動態および輸液管理

　組織への十分な血流と酸素供給は術中・術後において重要な点である。組織への

表4 ▶ AKI予防のための方策

手術前	リスクのある人を同定	高齢 すでに存在するCKD 併存疾患 重症患者 緊急手術
	ハイリスク群に対する術式の検討	
	患者の状態を最適化する	貧血の是正 腸管の前処置時に輸液
手術中および手術後	組織灌流の維持	高血圧患者に関しては平均血圧>60〜65mmHg 体液不足を避ける GDTで適切な体液を管理する 輸液はbalanced crystalloidを用いる
	腎毒性物質を回避する	造影剤 HES液 アミノグリコシド NSAIDs
	体液過剰の回避	輸血は必要なときのみ 術中・術後の乏尿は許容する 利尿薬使用は体液過剰のときのみ

(文献2をもとに作成)

　低灌流，酸素供給不足はAKIのみならず術後合併症の最大の原因のひとつである。大腸手術においては27.7%がその準備で脱水になっており，術後AKIの原因となっている[15]。整形外科手術でも脱水が主たるAKIの原因となっている[16]。その一方で，過剰輸液は特に腹部手術では腹腔内臓器の圧を上昇させ，腎被膜の浮腫で腎臓内圧の上昇をきたし，AKIの原因となる腹腔内高血圧(intra-abdominal hypertension)を引き起こす。術中・術後は組織への循環した血流，組織の酸素消費が臓器障害に重要である一方，術中・術後の出血，間質への輸液の移行などで，実際の組織血流量は推測が困難ある。その点を克服すべくgoal-directed therapy(目標指向型治療；GDT)が提唱された。

　GDTは患者の予後を改善させるために，循環動態指標を用いて目標を設定し，患者を管理する方法である。そして，goal-directed fluid managementでは輸液量を従来の尿量，血圧を目標に決めるのではなく，経食道カテーテル，指尖の脈波などより1回心拍出量変動(SVV)や1回拍出量係数(SVI)をモニターし，輸液量をリアルタイムに決めるというものである。GDTがAKI発症抑制に有利であることは，腹部大手術患者に対して行われたOPTIMISE(the optimisation of cardiovascular management to improve surgical outcome)研究で明らかにされた。指尖の脈波から心拍出量をモニターしながら，コロイドを含んだ輸液をすることを主とした輸液で術後6時間管理すると，腎不全を含む術後の合併症が

少なくなったというものである（**図1**）[17]。

　こうした術後の精密な管理や，侵襲をより少なくし術後の回復を早めるプロトコールERP（enhanced recovery protocol）が近年様々な外科手術の分野で研究され，AKIなどの合併症を予防する方向が求められている（**図2**）[18]。

goal-directed fluid therapy群	1. 麻酔とともに指尖の脈波を用いた心拍出量測定モニターに接続する 2. 250mLの晶質液を5分以内に点滴し，最大心拍出量を測定する。最大心拍出量とは増加が消失し，少なくとも10%以上の増加が20分以上続いたときの心拍出量 3. この最大心拍出量を手術中は維持するよう輸液を行う 4. 最大心拍出量は麻酔や外科処置や交感神経の亢進などでも変わるが，明らかな体液喪失のエピソードがある限り，補液を続ける 5. 場合に応じて輸血や血液製剤の輸注も行う 6. 低用量のドパミンを併用する
両群共通の管理	1. 維持輸液として5%デキストロースを1mL／min／kgで投与する 2. 輸血はHb濃度8g／dL以上を維持するよう投与する 3. 酸素はSpO$_2$が94%以上になるように維持する 4. 心拍数は100／min以下になるように維持する 5. 中心体温は37℃に維持する
通常輸液群	通常の術中の輸液で，中心静脈圧はモニターし，血圧低下，術中の出血に対応して輸液，輸血を行う 心拍出量のモニターはしない

図1 ▶ goal-directed fluid therapyの一例（OPTIMISE研究のプロトコール）

（文献18をもとに作成）

	術前	術中	術後
ERP	●3時間前まで飲水可 ●240mLのスポーツドリンクを手術3時間までに摂取 ●腸管の前処置はしない	●腰椎麻酔が望ましい ●乳酸リンゲル液をベースの輸液とする ●goal-directed fluid therapyを行い，侵襲は最低限にする	●手術後より飲水可 ●術後6時までには点滴を中止 ●他に症状がない限り乏尿は容認
通常	●前夕食後より禁飲水 ●手術前に通常の点滴 ●腸管の前処置を行う	●麻酔は各症例で自由に選択 ●ベースの点滴の選択は自由 ●点滴の負荷と昇圧薬の投与は麻酔科医の裁量で	●食事開始は各症例の状態をみて ●点滴の中止は各症例で状況をみて ●尿量維持のために適宜点滴を負荷する

図2 ▶ ERP（enhanced recovery protocol）の一例

（文献19をもとに作成）

2）輸液の選択

　術中・術後の輸液の選択はAKI発症と関連する。腎保護の観点からはcrystalloid（晶質液）が生理食塩水より推奨されている[19]。crystalloidの中でも特に酢酸リンゲル液やPlasma-Lyteは，ヒト血漿成分の組成に近いことからbalanced crystalloidと呼ばれ，生理食塩液と比較して腎障害や凝固障害などの副作用が少ないため，近年使用を推奨されている。その一方で，晶質液のひとつであるhydroxyethyl starch（HES）は術後の使用が控えられている。HESは，ジャガイモまたはトウモロコシ由来のデンプンから製造された人工膠質液製剤である。分子量により区分され，200kDa以上のHESでは有意にAKIのリスクが上昇することが報告されている[20]。

3）赤血球輸血

　いくつかの研究で，赤血球輸血は肝臓手術においてAKI発症のリスクとなっていることが報告されている。同様な結果は大腸手術や胃の手術においても報告されている[3]。輸血された赤血球は寿命が短く，溶血を生じることが多く，遊離の鉄イオンが流血中に放出される。この遊離鉄イオンが酸化ストレスとなって，腎臓をはじめ種々の臓器において酸化ストレスをもたらし，臓器障害を引き起こすと考えられている。したがって不必要な輸血は避けるべきとされ，8g/dL以上を維持すれば十分であると考えられている。

4）その他

　その他，腎毒性を有する薬剤，造影剤の使用を避ける，腸管の前処置として，oral sodium phosphate（OSP）は避け，polyethylene glycol（PEG）を使用するなどが，エビデンスをもって非心臓手術のAKIの予防に重要であることが示されている。

5　AKIの臨床的影響

　術後のAKIは，短期的にも長期的にも死亡率や他疾患の有病率に関連があることが知られている。手術後30日以内の死亡率に関しては，American College of Surgeons National Surgical Quality Improvement Program（ACS-NSQIP®）のデータによると，AKIを腹部手術後に発症すると3.5倍の術後死亡率が増加すると報告されている[21]。医療経済上もAKI発症がコストの増加につなが

っていることが示されている。長期予後に関しても同様であり，10年間の生存率は，腹部大手術後にAKIを発症しなかった患者，RIFLE基準でrisk群，injury群，failure群のAKIを発症した患者のそれぞれで，65%，50%，44%，39%であった[22]。

6 重要度が増す手術への対応

　非心臓手術における術後のAKIの発症に関して概説した。AKIの定義の変遷とともに，発症率，危険因子が変遷を遂げてきたが，術中・術後のAKIが，手術予後に影響することは明らかであり，その対策も精力的に研究されている。近年，特に術中・術後の輸液管理に関してGDTが普及してきており，この動きがAKI発症に大きな影響を及ぼす可能性も考えられる。腎臓内科医もこうしたcritical care medicineの考え，外科手術の考え方を十分把握することが今後，重要であると思われる。

文献

1) Carmichael P, Carmichael AR：Acute renal failure in the surgical setting. ANZ J Surg. 2003；73(3)：144-53.

2) Vaara ST, Bellomo R：Postoperative renal dysfunction after noncardiac surgery. Curr Opin Crit Care. 2017；23(5)：440-6.

3) An Y, Shen K, Ye Y：Risk factors for and the prevention of acute kidney injury after abdominal surgery. Surg Today. 2018；48(6)：573-83.

4) Kheterpal S, Tremper KK, Heung M, et al：Development and validation of an acute kidney injury risk index for patients undergoing general surgery：results from a national data set. Anesthesiology. 2009；110(3)：505-15.

5) Slankamenac K, Beck-Schimmer B, Breitenstein S, et al：Novel prediction score including pre-and intraoperative parameters best predicts acute kidney injury after liver surgery. World J Surg. 2013；37(11)：2618-28.

6) Romagnoli S, Ricci Z：Postoperative acute kidney injury. Minerva Anestesiol. 2015；81(6)：684-96.

7) Sampaio MS, Martin P, Bunnapradist S：Renal dysfunction in end-stage liver disease and post-liver transplant. Clin Liver Dis. 2014；18(3)：543-60.

8) Leithead JA, Armstrong MJ, Corbett C, et al：Hepatic ischemia reperfusion injury is associated with acute kidney injury following donation after brain death liver transplantation. Transpl Int. 2013；26(11)：1116-25.

9) Khosravi MB, Milani S, Kakaei F：Serum Neutrophil Gelatinase-Associated Lipocalin versus Serum Creatinine for the Prediction of Acute Kidney Injury after Liver Transplantation. Int J Organ Transplant Med. 2013；4(3)：102-9.

10) Kamath PS, Wiesner RH, Malinchoc M, et al：A model to predict survival in patients with end-stage liver disease. Hepatology. 2001；33(2)：464-70.

11) Wagener G, Minhaz M, Mattis FA, et al：Urinary neutrophil gelatinase-associated lipocalin as a marker of acute kidney injury after orthotopic liver transplantation. Nephrol Dial Transplant. 2011；26(5)：1717-23.

12) George TJ, Arnaoutakis GJ, Beaty CA, et al：Acute kidney injury increases mortality after lung transplantation. Ann Thorac Surg. 2012；94(1)：185-92.

13) Licker M, Cartier V, Robert J, et al：Risk factors of acute kidney injury according to RIFLE criteria after lung cancer surgery. Ann Thorac Surg. 2011；91(3)：844-50.

14) Weingarten TN, Gurrieri C, McCaffrey JM, et al：Acute kidney injury following bariatric surgery. Obes Surg. 2013；23(1)：64-70.

15) Moghadamyeghaneh Z, Phelan MJ, Carmichael JC, et al：Preoperative dehydration increases risk of postoperative acute renal failure in colon and rectal surgery. J Gastrointest Surg. 2014；18(12)：2178-85.

16) Kateros K, Doulgerakis C, Galanakos SP, et al：Analysis of kidney dysfunction in orthopaedic patients. BMC Nephrol. 2012；13：101.

17) OPTIMISE Study Group：Effect of a perioperative, cardiac output-guided hemodynamic therapy algorithm on outcomes following major gastrointestinal surgery：a randomized clinical trial and systematic review. JAMA. 2014；311(21)：2181-90.

18) Horres CR, Adam MA, Sun Z, et al：Enhanced recovery protocols for colorectal surgery and postoperative renal function：a retrospective review. Perioper Med. 2017；6：13.

19) Shaw AD, Bagshaw SM, Goldstein SL, et al：Major complications, mortality, and resource utilization after open abdominal surgery：0.9% saline compared to Plasma-Lyte. Ann Surg. 2012；255(5)：821-9.

20) Australian and New Zealand Intensive Care Society Clinical Trials Group：Hydroxyethyl starch or saline for fluid resuscitation in intensive care. N Engl J Med. 2012；367(20)：1901-11.

21) Kim M, Brady JE, Li G：Variations in the risk of acute kidney injury across intraabdominal surgery procedures. Anesth Analg. 2014；119(5)：1121-32.

22) Bihorac A, Yavas S, Subbiah S, et al：Long-term risk of mortality and acute kidney injury during hospitalization after major surgery. Ann Surg. 2009；249(5)：851-8.

――― 脇野 修

第2章

6

血液疾患とAKI

point

▶ AKIを起こす血液疾患として，腫瘍崩壊症候群，多発性骨髄腫，またTMAが重要である。それ以外に，造血幹細胞移植など治療に関連するAKIもある。

▶ 原疾患の治療を行いながら，AKIの治療も同時に施行する必要がある。状況を判断し，血液浄化療法を開始することもある[1]。

1 腫瘍崩壊症候群 (tumor lysis syndrome；TLS)

　　腫瘍が主に化学療法や放射線療法によって急激に崩壊したときに生じる。腫瘍細胞から大量の核酸，尿酸，カリウム，リンが血液中に放出されるが，糸球体を通過した尿酸が尿細管内で結晶化し尿路を閉塞し腎不全が進行する。血液疾患の中でも白血病・リンパ腫で起こりやすい[1]。TLSの定義はCario-Bishopによる分類が用いられている (**表1**)[2]。発症の危険因子として，①腫瘍量が大量な場合，②化学療法や放射線に感受性が高い場合，③脱水症がある場合，④腎機能が低下している場合，⑤尿酸基礎値が上昇している場合が挙げられている。TLSを併発した患者の死亡率は20〜30%である。

表1 ▶ 腫瘍崩壊症候群 (TLS) の定義

laboratory TLS	尿酸値：≧8mg/dLまたは基準値の25%以上増加 血清K値：≧6mEq/Lまたは基準値の25%以上増加 血清P値：≧6.5mg/dLまたは基準値の25%以上増加 （小児は≧4.5mg/dL） 血清Ca値：≧7.0mg/dLまたは基準値の25%以上低下 化学療法開始3日前から7日後までに，上記4項目のうち2項目以上を認める
clinical TLS	血清Cr値：基準値の1.5倍以上 不整脈/突然死 痙攣 Laboratory TLSに加えて，上記3項目のうち1項目以上を認める

（文献2をもとに作成）

対処法としては，　特に化学療法1～2日前から生理食塩水などを1,500～3,000mL／日持続投与などの十分な補液を行う。さらにキサンチンオキシダーゼ抑制薬であるアロプリノールなどを投与しながら，尿酸の結晶化を防止するために尿のアルカリ化を行う。しかし，尿酸の前駆体であるキサンチンはpH 7では溶解度が低いので，キサンチンオキシダーゼ抑制薬使用により増加したキサンチンの結石形成による腎障害を引き起こす危険がある[1]。近年では，尿酸酸化酵素として作用するラスブリカーゼが使用されている。尿酸は水に溶けにくいため，結晶が尿細管に沈着するが，ラスブリカーゼは尿酸を酸化し，水溶性のアラントインに変換して尿から排泄することで効果的に血清尿酸値を低下させる[3]。

以上の治療によってもAKIが進行する場合は血液透析や血液濾過透析が必要となる。通常TLSは化学療法24～48時間後に発症し，48～72時間後にAKIとなり5～10日で終息する。早期に診断し適切な血液浄化療法を速やかに開始することが望ましいが，小児においては生命予後がきわめて不良である[1]。

2 多発性骨髄腫 (multiple myeloma ; MM)

MMで発症するAKIには，主に3つの病態がある。1つは，糸球体を通過した遊離軽鎖 (free light chain ; FLC) が近位尿細管で再吸収され，サイトカインが分泌され間質性腎炎が生じるものである。2つ目は，近位尿細管で再吸収されなかった軽鎖が遠位尿細管で閉塞する，いわゆる骨髄腫腎 (myeloma kidney, あるいはcast nephropathy) である。3つ目は，高カルシウム血症に由来するものである[1]。

一番多い病態は骨髄腫腎である。FLCと尿中ウロモジュリン蛋白が結合し，円柱を形成することで尿細管を閉塞し，AKIを呈する。治療の原則はこのFLCを産生する骨髄種細胞に対する治療である。IMWG (国際骨髄腫ワーキンググループ) が提唱した腎不全患者への推奨治療戦略では，プロテアソーム阻害薬はGrade Aで推奨され，特にボルテゾミブ (Bor) は腎不全の程度による用量調整も不要で使用しやすく，腎不全患者の第一選択のひとつとされ，皮下注射 (or静注) で週1～2回の投与となる[4]。また脱水，高カルシウム血症および薬剤 (利尿薬，NSAIDsや造影剤) は相互に関連し合い，骨髄腫腎の発症・増悪因子となるため，適切な輸液 (非乏尿性AKI状態ならば3L／日まで)，血清Caレベルの適正化，尿のアルカリ化および腎毒性薬剤の中止・回避が重要となる。高尿酸血症を合併する場合には，アロプリノールを投与する。乏尿性AKIの場合には，血液浄化療法が必要となる[5]。

高カルシウム血症は，多尿による脱水と末梢動脈の収縮による虚血を介して，それ自体で腎前性AKIの原因となる。MM患者では20％に高カルシウム血症を認

め，尿中Caレベルの上昇が円柱形成を促進するため，さらにAKIのリスクが高くなる。治療としては十分な輸液とループ利尿薬（フロセミド）の投与が挙げられる。急速輸注による心不全を予防し，同時にCa排泄を促進するためである。効果は一過性だが，カルシトニンは短時間で血清Caレベルを低下させる。また，破骨細胞を抑制するビスホスホネートの血清Ca低下効果は，発現は緩徐だが確実である[5]。

3 血栓性微小血管症（thrombotic microangiopathy；TMA）

TMAは，微小血管症性溶血性貧血，消費性血小板減少，微小血管内血小板血栓を3主徴とする臨床病理学的症候群であり，その基本的な病態は血管内皮細胞の障害・活性化である。以下の4つに分類される[6]。

① （典型）溶血性尿毒症症候群（hemolytic uremic syndrome；HUS）

腸管出血性大腸菌（enterohemorrhagic *Escherichia coli*；EHEC）感染に起因する。

② 血栓性血小板減少性紫斑病（thrombotic thrombocytopenic purpura；TTP，先天性・後天性）

ADMTS13（a disinteglin-like and metalloproteinase with thrombospondin type Ⅰ motifs 13）活性の著明低下（10％未満）に起因する。

③ 非典型溶血性尿毒症症候群〔atypical HUS（aHUS），狭義〕

補体系の遺伝子異常あるいは自己抗体により，補体第2経路の過剰な活性化が起こることに起因する。

④ 二次性TMA

自己免疫性疾患，悪性腫瘍，薬剤，妊娠，感染，移植などに起因する。

TMAはAKIを併発する可能性のある重篤な疾患であり，原因の確定には時間を要するため，疑われた場合は早期からの血漿交換療法が推奨される。その上で，TTPであれば血漿交換・血漿輸注・ADMTS13補充，（典型）HUSであれば諸症状への支持療法，二次性TMAであれば病因に応じた治療が必要となる。補体調節異常によるatypical HUS（狭義）に対しては，ヒト化抗C5モノクローナル抗体であるエクリズマブを利用した補体系をターゲットとした治療介入が可能となった。

4 造血幹細胞移植に関連するAKI

白血病，悪性リンパ腫の治療として造血幹細胞移植が行われている。わが国で

は，年間約4,000件，世界で約5万人に実施されており，これら患者の25～50%でAKIが生じるとされている[1]。危険因子として，肝中心静脈閉塞症（hepatic veno-occlusive disease；HVOD），肺障害，女性，高血圧，急性GVHD（移植片対宿主病），アムホテリシンB使用などが指摘されている[7]。造血幹細胞移植3カ月以内に発症することが多く，発症後の予後は不良である[1]。

文献

1) 今井裕一, 三浦直人：血液疾患で生じる急性腎障害. 日内会誌. 2014；103(5)：1108-15.

2) Cairo MS, Bishop M：Tumour lysis syndrome：new therapeutic strategies and classification. Br J Haematol. 2004；127(1)：3-11.

3) 澤 直樹：血液疾患とAKI―造血幹細胞移植周術期のAKI―. 腎と透析. 2017；83(3)：488-93.

4) 水野真一：造血器疾患に合併する腎疾患の治療戦略. 日内会誌. 2017；106(5)：947-53.

5) 岡田浩一：血液疾患によるAKI. 救急・集中治療. 2012；24(3-4)：413-19.

6) 加藤秀樹, 吉田瑤子, 南学正臣：補体・凝固関連aHUSの病態. 日腎会誌. 2014；56(7)：1058-66.

7) Lopes JA, Jorge S：Acute kidney injury following HCT：incidence, risk factors and outcome. Bone Marrow Transplant. 2011；46(11)：1399-408.

― 関根章成，星野純一

第2章

7 薬剤性AKI──（1）

抗腫瘍薬

point

▶ がん薬物療法を行う前に腎機能を適切に評価し，薬剤によっては減量指針に従って投与量を決定する必要がある。

▶ 併用すると毒性を増す薬剤や，毒性の軽減に有効な薬剤があるので，これらの点に配慮する必要がある。

▶ 抗腫瘍薬投与中のAKIはしばしば複数の要因が重なって引き起こされており，被疑薬の中止だけでなく補液による脱水の是正，NSAIDsやレニン・アンジオテンシン系阻害薬，腎毒性のある抗菌薬などの中止も含めて検討する必要がある。

1 がん患者とAKI

　近年，がん患者の高齢化や治療適応の拡大により，心血管疾患やCKD（慢性腎臓病）などの併存疾患を持つ患者のがん治療が積極的に行われるようになってきた。これらの患者では，併存疾患に対して処方されている薬剤［レニン・アンジオテンシン系（RAS）阻害薬，利尿薬など］がAKIのリスクを高める場合がある。また，がん薬物療法を行っている場合には食欲不振や嘔吐，下痢などによる循環血流量の減少から腎血流量が低下しやすい。さらに，がん患者に特異な原因として，悪性リンパ腫の直接浸潤，多発性骨髄腫によるcast nephropathy（骨髄腫腎），悪性腫瘍に伴う高カルシウム血症などがある（**表1**）。

　本項では，抗腫瘍薬による直接的な腎障害について述べる。代表的な病態としては，シスプラチン，カルボプラチン，メトトレキサート，イホスファミドによる尿細管障害や，シスプラチン，ゲムシタビン，マイトマイシンCなどによる血栓性微小血管症（TMA），ソラフェニブ，スニチニブなどによる急性間質性腎炎などがある。

116

表1 ▶ がん患者におけるAKIの原因

腎前性	食欲不振，下痢，嘔吐，発熱などによる脱水	
	薬剤性（NSAIDs，RA系阻害薬，CNIなど）	
	高カルシウム血症	
腎性	多くの抗腫瘍薬	
	抗がん治療に伴う合併症	腫瘍崩壊症候群（TLS） 敗血症による急性腎障害
	悪性腫瘍自体による腎障害	悪性リンパ腫の直接浸潤 cast nephropathy（骨髄腫腎） 血栓性微小血管症（TMA）
	抗菌薬による腎障害	
	造影剤腎症	
	造血幹細胞移植（HSCT）に伴う腎障害	
	術後腎不全	
腎後性	泌尿器系腫瘍，子宮癌 後腹膜線維症，後腹膜リンパ節腫脹	

2 抗腫瘍薬によるAKIの予防と治療

　一般に抗腫瘍薬は用量依存的に有害事象を引き起こすと考えられており，腎排泄性薬剤を中心に，腎機能が低下している場合には用量調整が必要である。したがって投与前に腎機能を適切に評価し，各種の減量指針に従って初回投与量を決定する必要がある。さらに投与後は有害事象の評価を密に行い，2回目以降の投与量を再調整する必要がある。

　薬剤性腎障害の治療は被疑薬の中止あるいは減量が基本であり，早期に診断して介入することが重要である。急性間質性腎炎で中止後も遷延する場合には，ステロイド療法を考慮する。

3 各薬剤とAKI

1）白金製剤

① シスプラチン

　シスプラチンにおけるAKIは投与症例の1/3に合併すると報告されており[1]，通常初回投与から数日以内に生じる。シスプラチンによるAKIのリスク因子として，投与前の腎機能低下，シスプラチン $50mg/m^2$ 以上の大量投与や，長期間に

わたる反復投与などが知られている[2]。

シスプラチンによる腎障害の予防策として，「がん薬物療法時の腎障害診療ガイドライン2016」では補液，利尿薬投与，マグネシウム投与が有効とされている[3]。

補液としては，シスプラチン投与前後にそれぞれ4時間以上かけて生理食塩水または1/2生理食塩水1,000～2,000mLの補液を行い，500～1,000mL以上の輸液に希釈したシスプラチンを2時間以上かけて投与するように添付文書に記載されている。また，より短時間で補液を行う方法（short hydration）も行われる。利尿薬投与についてのエビデンスは乏しいが，既に広く行われていることから，ガイドラインでも弱く推奨されている。マグネシウム投与については低マグネシウム血症が腎障害を引き起こす可能性があり，予防投与が弱く推奨されている。

②ほかの白金製剤

カルボプラチン，オキサリプラチンは，シスプラチンと比較すると腎障害の危険性は少ないが，症例報告が存在する[4][5]。カルボプラチンでは腎機能低下を考慮できるよう，投与量の設定にCalvertの式が用いられている。なお，カルボプラチンやオキサリプラチンの投与時には，シスプラチン投与時のような補液は推奨されていない。

2）白金製剤以外の抗腫瘍薬

①マイトマイシンC

マイトマイシンCはTMAにより腎不全を起こすが，総投与量が$50mg/m^2$未満では1.6%，$50～69mg/m^2$では10.8%，$70mg/m^2$以上では27.8%と，投与量に依存することが報告されている[6]。TMAの発症は投与開始から数カ月経過していることが多く，少なくとも投与開始後1年間は注意してモニタリングを行うことが望ましいとされている[7]。

②メトトレキサート（methotrexate；MTX）

大量MTX療法（一般的に$500～1,000mg/m^2$以上）による急性腎不全の頻度は1.8%と報告されている[8]。MTXやその代謝産物は，酸性尿では尿細管内で結晶化して腎障害を引き起こすため，炭酸水素ナトリウムやアセタゾラミド投与などで尿をアルカリ化することにより，尿細管での結晶の析出を回避し腎障害を予防できる可能性がある。なお，メトトレキサートとNSAIDs（nonsteroidal anti-inflammatory drugs），ST（sulfamethoxazole/trimethoprim）合剤などとの併用は，腎毒性を含むメトトレキサートの有害事象のリスクを高めることが知られており，慎重に行う必要がある[9]。

③イホスファミド

イホスファミドによる腎毒性としてはFanconi症候群や近位尿細管性アシドー

シスが多く，30％程度と報告されている[10]。投与後にGFRの低下はみられるものの，急性腎不全の頻度は稀で，ある報告では183例中1例のみ（0.5％）であった[11]。

腎毒性のリスクファクターとして累積投与量があり，$100g/m^2$を超えると中等度から高度の腎毒性が生じると報告されている。ほかにも白金製剤など，他の腎毒性薬剤の投与がリスクファクターとして挙げられており，併用には注意が必要である。

④ゲムシタビン

ゲムシタビンはTMAを起こすことが知られているが，その頻度は0.008～0.0078％と稀である[12]。しかし腎機能が回復せず透析に移行する症例も少なくないため，注意が必要である。ゲムシタビン投与によるTMAの発症は累積投与量$20,000mg/m^2$，初回投与から7カ月以内に起こることは稀とされているが，初回投与後に発症した症例報告もある[13]。ステロイドや血漿交換に関しては症例集積の報告があるが，有効性の評価が十分でないことから，上述のガイドラインにおいても推奨されていない[3]。

⑤ビスホスホネート製剤

日本で悪性腫瘍に使用されているビスホスホネート製剤はパミドロン酸とゾレドロン酸であり，パミドロン酸は悪性腫瘍による高カルシウム血症と乳癌の溶骨性骨転移に対し，ゾレドロン酸は悪性腫瘍による高カルシウム血症，多発性骨髄腫あるいは固形癌骨転移による骨病変に対し承認されている。

これらの薬剤は巣状糸球体硬化症や急性尿細管壊死を生じ，急性腎不全やネフローゼ症候群を起こすことが知られている[14]。パミドロン酸90mgを2時間以上かけて投与する場合にはCcr（クレアチニンクリアランス）が30～60mL/minの場合でもパミドロン酸の減量は必要なく，Ccrが30mL/min以下の場合はパミドロン酸の投与時間をさらに延長するか，減量を考慮することが推奨されている[15][16]。ゾレドロン酸は4mgを15分以上かけて投与すること，Ccrが30～60mL/minの場合，添付文書の推奨に従って減量すること，Ccrが30mL/minの場合にはゾレドロン酸投与を推奨しないことが明記されている[15][16]。

⑥分子標的薬

mTOR（mammalian target of rapamycin）阻害薬ではAKIの症例報告があり，腎病理所見として急性尿細管壊死を認めたとしている[17]。

免疫チェックポイント阻害薬におけるAKIの発生頻度は2.2％と報告されており，薬剤別ではイピリムマブとニボルマブ併用群で4.9％，ニボルマブ単独で1.9％，ペムブロリズマブ単独で1.4％，イピリムマブ単独2.0％であった[18]。

ソラフェニブ，スニチニブは急性間質性腎炎を起こし，ステロイドに反応することが知られている[19]。

文献

1) Arany I, Safirstein RL：Cisplatin nephrotoxicity. Semin Nephrol. 2003；23(5)：460-4.

2) Sánchez-González PD, López-Hernández FJ, López-Novoa JM, et al：An integrative view of the pathophysiological events leading to cisplatin nephrotoxicity. Crit Rev Toxicol. 2011；41(10)：803-21.

3) 日本腎臓学会, 日本癌治療学会, 日本臨床腫瘍学会, 日本腎臓病薬物療法学会（編）：がん薬物療法時の腎障害診療ガイドライン2016. ライフサイエンス出版, 2016.

4) Tarrass F, Benmensour M, Bayla A：End-stage renal disease following carboplatin chemotherapy for a nasopharyngeal carcinoma. Ren Fail. 2007；29(8)：1049-51.

5) Filewod N, Lipman ML：Severe acute tubular necrosis observed subsequent to oxaliplatin administration. Clin Kidney J. 2014；7(1)：68-70.

6) Valavaara R, Nordman E：Renal complications of mitomycin C therapy with special reference to the total dose. Cancer. 1985；55(1)：47-50.

7) Hamner RW, Verani R, Weinman EJ：Mitomycin-associated renal failure. Case report and review. Arch Intern Med. 1983；143(4)：803-7.

8) Widemann BC, Balis FM, Kempf-Bielack B, et al：High-dose methotrexate-induced nephrotoxicity in patients with osteosarcoma. Cancer. 2004；100(10)：2222-32.

9) Widemann BC, Adamson PC：Understanding and managing methotrexate nephrotoxicity. Oncologist. 2006；11(6)：694-703.

10) Skinner R, Pearson AD, English MW, et al：Risk factors for ifosfamide nephrotoxicity in children. Lancet. 1996；348(9027)：578-80.

11) Oberlin O, Fawaz O, Rey A, et al：Long-term evaluation of Ifosfamide-related nephrotoxicity in children. J Clin Oncol. 2009；27(32)：5350-5.

12) Fung MC, Storniolo AM, Nguyen B, et al：A review of hemolytic uremic syndrome in patients treated with gemcitabine therapy. Cancer. 1999；85(9)：2023-32.

13) De Smet D, Jochmans K, Neyns B：Development of thrombotic thrombocytopenic purpura after a single dose of gemcitabine. Ann Hematol. 2008；87(6)：495-6.

14) Perazella MA, Markowitz GS：Bisphosphonate nephrotoxicity. Kidney Int. 2008；74(11)：1385-93.

15) American Society of Clinical Oncology：American Society of Clinical Oncology 2007 clinical practice guideline update on the role of bisphosphonates in multiple myeloma. J Clin Oncol. 2007；25(17)：2464-72.

16) American Society of Clinical Oncology：American Society of Clinical Oncology 2003 update on the role of bisphosphonates and bone health issues in women with breast cancer. J Clin Oncol. 2003；21(21)：4042-57.

17) Izzedine H, Escudier B, Rouvier P, et al：Acute tubular necrosis associated with mTOR inhibitor therapy：a real entity biopsy-proven. Ann Oncol. 2013；24(9)：2421-5.

18) Cortazar FB, Marrone KA, Troxell ML, et al：Clinicopathological features of acute kidney injury associated with immune checkpoint inhibitors. Kidney Int. 2016；90(3)：638-47.

19) Airy M, Raghavan R, Truong LD, et al：Tubulointerstitial nephritis and cancer chemotherapy：update on a neglected clinical entity. Nephrol Dial Transplant. 2013；28(10)：2502-9.

──近藤尚哉, 柳田素子

第2章

8 薬剤性AKI──(2)
ヨード造影剤：造影剤腎症

point

▶ ヨード造影剤投与後，72時間以内に血清クレアチニン (sCr) 値が前値より0.5mg/dL以上または25%以上増加した場合に造影剤腎症 (contrast induced nephropathy ; CIN) と診断する。

▶ CIN発症例の多くは腎機能が回復するが，予後不良との関連があるので，慎重なフォローアップを行う。

▶ CIN発症のリスク因子として，GFR (糸球体濾過量) ＜30mL/min/1.73m^2，慢性腎臓病 (CKD) を伴う糖尿病，高齢，脱水，うっ血性心不全，腎毒性物質 (NSAIDsなど) が知られている。

▶ ヨード造影剤投与前後の補液はCIN発症リスクを軽減する。

1 造影剤腎症の定義と疫学

　造影剤腎症 (CIN) とはヨード造影剤による腎障害のことで，造影後に腎機能低下がみられ，造影剤以外の原因が除外される場合に限られる。日本の3学会 (日本腎臓学会・日本医学放射線学会・日本循環器学会) 合同の「腎障害患者におけるヨード造影剤使用に関するガイドライン2018 (案)」は「ヨード造影剤投与後，72時間以内にsCr値が前値より0.5mg/dL以上または25%以上増加した場合」と定義している[1]。近年はAKIの概念と定義が浸透しているので，造影剤によるAKI (contrast induced AKI) という呼称が用いられることもあるが，造影剤投与後に急性腎障害がみられたからといって造影剤が原因と断定はできない。そのため，米国放射線学会は「造影剤投与後のAKI (post-contrast AKI)」という呼称も提案している[2]。健常人でも腎機能やsCr値は一定ではなく，10%程度の日内変動がみられる。sCr値0.3mg/dLの変化は，造影剤を使用しない患者でも一定の頻度で認められ，腎機能低下例でのAKIの診断基準としては鋭敏すぎ，3学会合同の定義が妥当であろう。

8 薬剤性AKI──(2) ヨード造影剤：造影剤腎症

121

造影剤腎症による腎機能低下は可逆的で，sCr値は3〜5日後にピークに達した後，7〜14日後に前値に戻る。ごく一部の症例では腎機能低下が進行し，人工透析が必要となることもある。

造影剤腎症の頻度は，定義，対象，投与ルート，予防措置の有無などによって異なる。侵襲的処置を伴わないヨード造影剤使用では，造影剤自体が原因となる腎障害の頻度は従来報告されていた頻度より低い可能性も指摘されている[3)4)]。造影剤を使用する検査・処置を必要とする患者では，AKIを生じる他の原因が併存していることも多いからである。

2 造影剤腎症の危険因子

CIN発症のリスクファクターとして，腎障害，糖尿病性腎症，脱水，うっ血性心不全，高齢，腎毒性物質（NSAIDsなど），利尿薬などが指摘されている。

検査前の腎機能低下は侵襲的処置（血管内カテーテルを用いた冠動脈造影など）を伴うか，非侵襲的な検査（造影CTなど）かによって造影剤腎症のリスクは異なる。GFR＜60mL/min/1.73m^{2}は心臓カテーテル検査などのCIN発症リスクを増加させるが，造影CTなどではCINのリスクにならないとする研究も複数報告されている[5)〜7)]。Murakamiらは，造影CTが実施されたCKD患者と，造影剤投与のないCKD患者，それぞれ約1,000例を比較し，造影剤非投与群と投与群の間で，腎機能にかかわらずCT検査後のAKIの発生率に差がないことを報告している[8)]。Davenportらは，造影剤投与群8,826例，造影剤非投与群8,826例を傾向スコアマッチングにより解析し，eGFR 30mL/min/1.73m^{2}以上の患者では造影剤はCINのリスク因子にならないが，eGFR 30mL/min/1.73m^{2}未満の患者ではリスク因子になると報告した[9)]。McDonaldらは造影CTが実施された12,508例の患者について，造影剤投与群と非投与群を傾向スコアマッチングにより解析し，eGFR 30mL/min/1.73m^{2}未満の高度腎機能低下群においても造影剤投与はCINのリスク因子とならなかったと報告している[10)]。McDonaldらは，厳密な患者選択基準を適応した上で6,902例のCKD患者を対象に，再解析を実施した。その結果，eGFR 30mL/min/1.73m^{2}未満の患者においても，造影CTはCINだけでなく30日以内の透析導入および30日以内の死亡のリスクとならなかった[11)]。

eGFR 30mL/min/1.73m^{2}以上の患者においては，造影CTがCINのリスクとなる可能性は低い点で，多くの研究が一致している。eGFR 30mL/min/1.73m^{2}未満においてもCINのリスクとなる可能性は低いと推測されるが，現時点では，

eGFR 30mL/min/1.73m^{2}未満の患者に対して造影CTを行う際には，CIN発症に関する十分な説明と適切な予防策を講じることが安全であろう。また，eGFR 30mL/min/1.73m^{2}以上であっても，全身状態やeGFR以外のリスク因子を十分に評価し，必要に応じてCINに関する予防策を講じたい。

腎機能障害を伴った糖尿病はCIN発症のリスク因子であるが，腎機能障害を伴わない糖尿病が単独でCIN発症のリスク因子かどうかは明らかでない。

レニン・アンジオテンシン（RA）系阻害薬は全身血圧を低下させ，輸出細動脈を拡張し，糸球体内圧，糸球体濾過量を減少させるので，CIN発症リスクが高まるのではないかとの懸念があった。RA系阻害薬が造影剤腎症の発症を増加させるかに関して，冠動脈造影によるCINを対象とした3つのメタアナリシス／システマティックレビューが報告されたが[12)~14)]，現時点ではRA系阻害薬がCINのリスクを増加させるエビデンスは明らかでない。また，経口利尿薬の継続がCINの発症リスクを増加させるかも明らかでない。心血管疾患などに対し，既にRA系阻害薬や経口利尿薬を服用している患者では，造影剤投与前にこれらの薬剤中止を推奨する根拠は乏しい。一方，利尿薬を予防的に使用することはCIN発症のリスクを増加させるため，使用は推奨されない。

3 造影剤腎症の予防法

1）薬物療法

造影剤腎症の発症機序として，腎血管収縮，腎虚血，活性酸素による腎障害などが想定されている。そのため血管拡張作用，腎血流増加作用，抗酸化作用のあるN-アセチルシステイン（NAC），hANP（ヒト心房性ナトリウム利尿ペプチド），フェノルドパム，プロスタグランジン，アスコルビン酸，スタチンなどによるCIN発症予防効果が期待され，多くの臨床研究が行われてきた。研究の多くは冠動脈造影など経動脈的な投与を対象としたものであり，造影CTなど経静脈的な投与法を対象にした研究は少ない。現時点でCINの予防効果が確立している薬物療法はなく，日本の3学会合同ガイドライン（案），欧州のESURのガイドラインにおいても造影剤腎症の発症を予防するために薬物療法を行うことは推奨されていない[1)]。

2）補液療法

輸液は尿細管管腔内の造影剤濃度を低下させることで直接の尿細管障害を軽減

し，血管内血漿量を増加させることでRA系，バソプレシンなどを抑制し，造影剤によって起こる動脈収縮を抑制することが期待される。重曹液は尿をアルカリ化し，尿アルカリ化は酸化ストレスを抑制することができる。そのためCIN発症予防法として生理食塩液や等張性重曹輸液が推奨される。予防的補液の対象は，造影CTなどの静脈からの非侵襲的造影ではGFR 30mL/min/1.73m^{2}未満，集中治療患者や重症の救急外来患者ではGFR 45mL/min/1.73m^{2}未満，CAG（冠状動脈造影）などの動脈からの侵襲的造影ではGFR 60mL/min/1.73m^{2}未満である[1]。

　輸液療法は施設によって一定しないが，①生理食塩液を造影剤検査の前後12時間（少なくとも6時間），1mL/kg/hr投与する方法，②等張性炭酸水素ナトリウム液を造影剤検査の1時間前から3mL/kg/hrで投与を開始し，検査終了後は1mL/kg/hrで6時間点滴する方法，が代表的ある。等張性炭酸水素ナトリウム液（Na 152mEq/L）は扶桑薬品工業から「炭酸水素Na静注1.26%バッグ『フソー』」として販売されているのでこちらを用いるのが便利である。重曹輸液と生理食塩液では，透析や死亡リスクには差はないが，輸液時間が限られた場合（緊急症例）には重曹液の投与が推奨される。

3) 造影剤の減量

　造影剤投与量が増加するとCIN発症リスクが高くなるので，造影剤投与量は診断能を保つことのできる範囲で最小限に減量する。CAGの最大造影剤用量について，Cigarroaらは最大造影剤用量＝5mL/kg（最大300mL）/sCr（mg/dL）の式を提唱している[15]。造影CTで造影剤使用量を減量する場合，使用が可能な施設では低管電圧撮影と逐次近似画像再構成の併用を行う[1]。

4) 血液浄化療法

　かつてはCINの発症予防を目的として造影剤投与後に行ういわゆる「造影剤抜き」の血液透析療法が行われたこともあったが，その有用性は現在では否定され，血液透析に至ってはむしろCIN発症のリスクを増やす可能性もある。CIN発症予防を目的とした血液浄化療法，特に血液透析は行わない[1]。既に腎機能が廃絶している慢性透析患者に対する造影剤使用は高浸透圧による循環血症量増加を含めた容量負荷の問題がなければ使用は可能であり，造影剤使用後に透析を施行する必要はない[16]。

文献

1) 日本腎臓学会，日本医学放射線学会，日本循環器学会（編）：腎障害患者におけるヨード造影剤使用に関するガイドライン2018（案）．[https://www.jsn.or.jp/topics/news/_3429.php]

2) American College of Radiology：ACR Manual on Contrast Media. Version 10.3, 2017.

3) Lopez-Ruiz A, Chandrashekar K, Juncos LA：Changing Paradigms in Contrast Nephropathy. J Am Soc Nephrol. 2017；28(2)：397-9.

4) Newhouse JH, Kho D, Rao QA, et al：Frequency of serum creatinine changes in the absence of iodinated contrast material：implications for studies of contrast nephrotoxicity. AJR Am J Roentgenol. 2008；191(2)：376-82.

5) Hinson JS, Ehmann MR, Fine DM, et al：Risk of Acute Kidney Injury After Intravenous Contrast Media Administration. Ann Emerg Med. 2017；69(5)：577-86. e4.

6) McDonald JS, McDonald RJ, Williamson EE, et al：Is Intravenous Administration of Iodixanol Associated with Increased Risk of Acute Kidney Injury, Dialysis, or Mortality? A Propensity Score-adjusted Study. Radiology. 2017；285(2)：414-24.

7) Tao SM, Kong X, Schoepf UJ, et al：Acute kidney injury in patients with nephrotic syndrome undergoing contrast-enhanced CT for suspected venous thromboembolism：a propensity score-matched retrospective cohort study. Eur Radiol. 2018；28(4)：1585-93.

8) Murakami R, Hayashi H, Sugizaki K, et al：Contrast-induced nephropathy in patients with renal insufficiency undergoing contrast-enhanced MDCT. Eur Radiol. 2012；22(10)：2147-52.

9) Davenport MS, Khalatbari S, Cohan RH, et al：Contrast material-induced nephrotoxicity and intravenous low-osmolality iodinated contrast material：risk stratification by using estimated glomerular filtration rate. Radiology. 2013；268(3)：719-28.

10) McDonald JS, McDonald RJ, Carter RE, et al：Risk of intravenous contrast material-mediated acute kidney injury：a propensity score-matched study stratified by baseline-estimated glomerular filtration rate. Radiology. 2014；271(1)：65-73.

11) McDonald JS, McDonald RJ, Lieske JC, et al：Risk of Acute Kidney Injury, Dialysis, and Mortality in Patients With Chronic Kidney Disease After Intravenous Contrast Material Exposure. Mayo Clin Proc. 2015；90(8)：1046-53.

12) Zhou S, Wu C, Song Q, et al：Effect of Angiotensin-Converting Enzyme Inhibitors in Contrast-Induced Nephropathy：A Meta-Analysis. Nephron. 2016；133(1)：1-14.

13) Jo SH, Lee JM, Park J, et al：The impact of renin-angiotensin-aldosterone system blockade on contrast-induced nephropathy：a meta-analysis of 12 studies with 4,493 patients. Cardiology. 2015；130(1)：4-14.

14) Ali-Hasan-Al-Saegh S, Mirhosseini SJ, Ghodratipour Z, et al：Strategies Preventing Contrast-Induced Nephropathy After Coronary Angiography：A Comprehensive Meta-Analysis and Systematic Review of 125 Randomized Controlled Trials. Angiology. 2017；68(5)：389-413.

15) Cigarroa RG, Lange RA, Williams RH, et al：Dosing of contrast material to prevent contrast nephropathy in patients with renal disease. Am J Med. 1989；86(6)：649-52.

16) Younathan CM, Kaude JV, Cook MD, et al：Dialysis is not indicated immediately after administration of nonionic contrast agents in patients with end-stage renal disease treated by maintenance dialysis. AJR Am J Roentgenol. 1994；163(4)：969-71.

―――― 小松康宏

第2章

9 薬剤性AKI ── (3)

NSAIDs, 抗菌薬, 免疫抑制薬

point

▶ 薬剤性腎障害（DKI）は主に4つの病型に分類され，原因薬剤により腎障害パターンが異なる。

▶ 治療の基本は被疑薬の中止であるが，薬剤によってはステロイドや血液透析が有効な場合がある。

▶ 患者背景によるDKI発症のしやすさ，また健常人でもDKIは発症することを念頭に置くことが重要である。

1 DKIの定義と発症機序による分類

薬剤性腎障害（DKI）は，薬剤の投与により新たに発症した腎障害または既存の腎障害の増悪を認めた場合と定義される。腎臓専門医施設におけるDKIの原因薬剤は，非ステロイド性抗炎症薬（NSAIDs）25.1％，抗腫瘍薬18.0％，抗菌薬17.5％であった[1]。

また，腎障害を起こす病態に基づき下記のように分類される[1]。

①中毒性（直接毒性）：体質によらず，原因薬物と代謝産物による。

②アレルギー機序：免疫学的機序が関与し，用量非依存性で体質により発症する。

③間接毒性：電解質異常，腎血流量減少などによる腎障害。

④尿路閉塞性：溶解度の低い薬剤による結晶・結石形成。

「薬剤性腎障害ガイドライン2016」では，被疑薬の中止，補液といった包括的な治療が基本であり，病態によってはステロイドの導入を考慮，としている。それらに加え，薬剤ごとに考えられる治療を述べる。

2 NSAIDs，抗菌薬，免疫抑制薬によるDKIとその治療

ここではNSAIDs，抗菌薬，免疫抑制薬が引き起こすDKIについて，それぞれの場合の治療法を記載する。

1) NSAIDsによるDKI（表1）

NSAIDsによる腎障害の副作用は約1～5%とされており，消化管障害についで多い[2]。間接毒性についてはシクロオキシゲナーゼ（COX）-1の働きを阻害することによるプロスタグランジン（PG）産生抑制，レニン・アンジオテンシン（RA）系による腎血管収縮が優位となり腎血流が低下，腎前性腎不全をきたす。基本的に可逆性であり早期の薬剤中止・減量にて2～7日間で回復するが，AKIの程度が重篤である場合は数週間かかることもある。

アレルギー機序は，COX阻害にてアラキドン酸経路がリポキシゲナーゼ経路へ移行することで起こるとされる。これは投与後2週間以内に発症することが多いが，5週程度経過してから起こることもあり，また腎外症状に乏しく発見が遅れる場合がある。症状が出た際にさかのぼって薬剤を見直すことが重要である。

被疑薬中止後も腎障害が遷延する際はステロイド療法を考慮する。この場合，通常1mg/kg/day程度のステロイドを短期間使用するが，適応となる患者や効果に関する大規模臨床試験はなく方法は確立されていない。しかしGonzálezらは間質性腎炎に対する治療の際，ステロイド投与を行った群と行わなかった群を比較し，投与群のほうが最終血清クレアチニン（sCr）値は低く，ステロイド開始までの期間と最終sCr値には相関性があると報告した。また7日間以内にステロイドを投与することが腎機能回復の重要な因子であり，被疑薬中止後2週間以上経過してからのステロイド療法は腎機能改善に与える効果が少ないことも報告している[3]。

表1 ▶ NSAIDsによるDKIの主な発症機序・臨床病型・病態

発症機序	臨床病型	病態
中毒性	（慢性腎不全）	（慢性間質性腎炎）
間接毒性	急性腎障害	腎血流低下
		脱水・血圧低下による急性尿細管障害
		腎血流障害の遷延による急性尿細管壊死
	電解質異常（低ナトリウム血症，低カリウム血症）	主に遠位尿細管障害
アレルギー・免疫学的機序	急性障害	急性尿細管間質性腎炎
	ネフローゼ	微小変化型ネフローゼ

（文献1をもとに作成）

9 薬剤性AKI ── (3) NSAIDs，抗菌薬，免疫抑制薬

また，NSAIDs腎障害のアレルギー機序によりネフローゼ症候群をきたすことがあるが，微小変化型ネフローゼ症候群（minimal change nephrotic syndrome；MCNS）を呈することが特徴であり，薬剤投与後急激な浮腫・乏尿をきたす場合は疑うべきである。

腎機能障害が懸念される際の疼痛コントロールについては，NSAIDsやオピオイド系貼付薬を使用する。また，アセトアミノフェンやスリンダクは腎障害を引き起こす頻度が少ない。アセトアミノフェンは中枢系でPG合成を阻害するが末梢でのPG合成にはほとんど作用せず，腎への影響は国内では報告がほとんどない。スリンダクは腎で不活化されるプロドラッグであるため，腎でのPG阻害が少ないとされている。なおCOX2選択的阻害薬は，従来のNSAIDsと比較して糸球体濾過量（GFR）の低下に有意差はないとされる。

2) 抗菌薬によるDKI（表2）

治療の中心となる薬剤の場合，中止が困難であるため投与量調節・治療薬物モニタリング（therapeutic drug monitoring；TDM）を行うことが重要である。アミノグリコシド（AG）系やキノロン系は濃度依存性，β-ラクタム系やカルバペネムは時間依存性，またグリコペプチド系，リネゾリド，マクロライド系は濃度と時間の両方を考慮する必要がある。腎排泄型薬物の腎クリアランスはGFRにほぼ比例するため，GFRに合わせて投与量を減量または投与間隔を延長させる。つまりGFRが1/2なら投与量を1/2，または投与間隔を2倍にする。どちらの方法を選択するかであるが，投与量減少では有効濃度に到達するまでの時間を要し，濃度依存型薬剤では有効濃度に達する時間が遅くなっては困るため1回投与量は変えず（または通常の75％の量），投与間隔を延長する。

MRSA（メチシリン耐性黄色ブドウ球菌）治療の代表薬であるバンコマイシン（VCM）は，腎排泄型でほとんどが未変化体のまま尿中へ排泄されるが，約5％で

表2 ▶ 抗菌薬によるDKIの主な発症機序・臨床病型・病態

発症機序	臨床病型	病態	原因となる抗菌薬の例
中毒性	急性腎障害	急性尿細管壊死 尿細管萎縮	アミノグリコシド系抗菌薬 バンコマイシン
	近位尿細管障害		アミノグリコシド系抗菌薬
	遠位尿細管障害		ST合剤
アレルギー・免疫学的機序	急性腎障害	急性尿細管間質性腎炎	一部抗菌薬
尿路閉塞性	急性腎障害	結晶形成性薬剤による尿細管閉塞	一部抗菌薬（ニューキノロン系）

（文献1をもとに作成）

腎障害が起こるとされる。VCMは安全域が狭く，治療効果を得るためにはトラフ値10ng/mL以上にする必要がある一方，トラフ値20ng/mL以上では腎障害が起こりやすくなる。VCMは分子量1,485，蛋白結合率34.3%であり一般に透析性は低いが，ハイパフォーマンス膜では50%程度除去されるため重度の場合は透析も検討される[4]。しかし，これは血中に薬剤が残存する時期のみ有効である。

AG系も大部分が腎排泄であり，投与開始後5～7日でsCrの上昇をきたし，中止・補液にて数日で軽快することが多い。トラフ濃度と相関するため投与間隔を調節することと，多剤併用（特にセフェム系，抗腫瘍薬，抗真菌薬）を避けることが重要である。

そのほか，抗菌薬は主にアレルギー性機序で尿細管間質性腎炎を起こすとされるが，ニューキノロン系抗菌薬はそれ以外に，結晶析出による尿細管腔の閉塞性障害もきたしうるとされる。治療は休薬が基本であるが，他の有効な治療について詳細な研究は存在しない[5]。

3) 免疫抑制薬によるDKI（表3）

腎臓内科領域では主にカルシニューリン阻害薬 [CNI：シクロスポリン（CyA），タクロリムス（Tac）]，代謝拮抗薬 [アザチオプリン，ミゾリビン（MZR），ミコフェノール酸モフェチル]，また抗腫瘍薬ではあるがシクロホスファミドが使用される。中毒性機序により腎障害をきたし，予防にはTDMが最重要である。CyAの腎毒性は腎移植以外でも50%とも言われているが[6]，免疫抑制薬による腎障害は可逆性で中止後，速やかに回復することが多い。しかし，CyA，Tacは薬剤性血栓性微小血管障害症を引き起こすことが知られている。これも容量減量で改善を得た症例が報告されており，血中濃度を適正に保つことが重要である。

MZRは腎障害をきたすことは少ないが，尿酸の産生過剰と排泄低下を起こし，尿酸結晶によるネフロン遠位部閉塞による腎障害を引き起こすことがある。無尿になった場合，MZRは腎排泄型であることと尿酸のクリアランスのために血液透析が有効である[7]。

なお，シクロホスファミドも用量依存性に腎障害のリスクは上昇するため，投

表3 ▶ 免疫抑制薬によるDKIの主な発症機序・臨床病型・病態

発症機序	臨床病型	病態
中毒性	急性腎障害	血栓性微小血管症
	遠位尿細管障害	
尿路閉塞性	急性腎障害	尿酸による尿細管閉塞（ミゾリビン）

（文献1をもとに作成）

与総量を10g以内にするのが望ましい。パルス等大量投与をする場合，メスナの経静脈的投与は出血性膀胱炎の予防となる。

3 DKI診療の注意点

　DKIに対する特異的な治療法は現時点では確立しておらず，速やかに被疑薬を同定し中止することである。DKIの36.5%が非回復であり，65歳以上では腎機能回復までの期間が延長する。薬剤による副作用の起こりやすさは年齢・基礎疾患・定期内服薬により異なること，また各薬剤で起こりうる腎障害パターンを理解し処方することが日々の診療において必要である。

文献

1) 薬剤性腎障害の診療ガイドライン作成委員会（編）：薬剤性腎障害の診療ガイドライン2016. 日腎会誌. 2016；58(4)：477-555.

2) Whelton A：Nephrotoxicity of nonsteroidal anti-inflammatory drugs：physiologic foundations and clinical implications. Am J Med. 1999；106(5B)：13S-24S.

3) González E, Gutiérrez E, Galeano C, et al：Early steroid treatment improves the recovery of renal function in patients with drug-induced acute interstitial nephritis. Kidney Int. 2008；73(8)：940-6.

4) 上條利幸，佐藤俊和，柳沢良三，他：MRSA感染症を発症した血液透析患者に対する塩酸バンコマイシンの投与方法について－基礎的・臨床的検討－. 日透析医学会誌. 1994；27(8)：1127-32.

5) Lomaestro BM：Fluoroquinolone-induced renal failure. Drug Saf. 2000；22(6)：479-85.

6) Olyaei AJ, de Mattos AM, Bennett WM：Nephrotoxicity of immunosuppressive drugs：new insight and preventive strategies. Curr Opin Crit Care. 2001；7(6)：384-9.

7) 中畑重行，平林 晃，関口善孝，他：ミゾリビン投与中に高尿酸血症を呈し急性腎不全を発症した1例. 日腎会誌. 2002；44(7)：729-32.

―――――――――――――――――――――――――― 下田奈央子，鶴岡秀一

第2章

10 コレステロール塞栓症

point

▶ 動脈硬化性疾患を背景に有する患者の腎機能障害 (特に, 先行する血管侵襲的手技や好酸球増多を伴う腎障害) では, 常にCCEの可能性も検討する。

▶ 腎のみならず多臓器障害を呈する場合もある。

▶ 治療としては, ステロイド単独あるいはステロイドとLDLアフェレシスの併用療法を検討する。

1 CCEとは

コレステロール塞栓症 (cholesterol crystal embolism；CCE) は「大動脈の動脈硬化性プラークからの塞栓によってもたらされる末梢動脈の閉塞性・虚血性病変」と定義される。1862年に初めて症例報告がなされ[1], 1945年にFloryらにより疾患概念としてまとめられた[2]。閉塞する動脈径は55〜900μmで, 皮膚, 腎, 眼底など, 比較的限局した臓器障害を呈する限局型から, 脳, 消化管, 肺, 四肢を含む広範な臓器に播種状に血管閉塞が生じ多臓器障害を呈する全身型まである[3]。1987年にはFineらにより, CCE 221例の臨床像をまとめた総説が報告されている[4]。

CCEは, 60歳以降の高齢男性で多く発症し (男女比3：1), 高血圧, 糖尿病, 虚血性心疾患, 脳血管疾患などを基礎疾患に有する患者が多く, 血管造影検査や心臓大血管手術, 抗凝固療法などがCCEの発症関連要因である。

CCE発見の契機としては, 他覚所見として網状皮疹やblue toe syndrome (青色趾症候群), 潰瘍・壊死・紫斑などの皮膚所見が比較的特徴的に認められる。blue toe syndromeは, 血管侵襲的手技直後から出現しうる比較的特徴的な所見である (図1)。検査所見では, 腎機能障害, 好酸球増多, 白血球増多や赤血球沈降速度亢進などが認められる。腎機能障害はCCE診断時には80%以上の高頻度で認められ, 好酸球増多 (300/μL以上あるいは3%以上) は70%程度で認められる (表1)。

10 コレステロール塞栓症

131

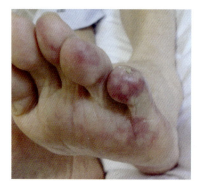

図1 ▶ blue toe syndrome
足趾に青紫色調の色調変化が認められる。

表1 ▶ CCEに認められる他覚所見と検査値異常

	皮膚所見	33.9%
他覚所見	網状皮疹	16.3%
	壊疽	12.2%
	潰瘍	5.9%
	結節	3.6%
	紫斑	3.2%
	出血斑	1.8%
	blue (purple) toe	4.9%
	発熱	7.2%
	網膜CCE	6.3%

血液データ	赤血球沈降速度	30mm/hr以上	97%
	貧血	ヘマトクリット 36%以下	45.6%
	白血球増多	10,000/μL以上	57.1%
	好酸球増多	300/μL以上または3%以上	73.3%
	CPK上昇	80U/L以上	37.5%
	AST上昇	30U/L以上	60%
	ALT上昇	30U/L以上	33.3%
	BUN上昇	20mg/dL以上	91.2%
	Cr上昇	2.0mg/dL以上	82.7%
尿データ	蛋白尿	1+以上	54%
	円柱		41%
	潜血尿	5RBC/HPF以上	31.1%
	膿尿	5WBC/HPF以上	16.4%

（文献4をもとに作成）

2　腎CCE

腎臓では，弓状動脈から葉間動脈にかけてコレステリン（コレステロール）結晶による閉塞と，障害血管周囲を中心とした間質への炎症細胞浸潤を伴う間質性腎炎を呈する場合が多い[4]（図2）。臨床的には数週〜数カ月で悪化する亜急性腎障害の経過をたどることが多いが，急性腎障害を呈する症例も報告されている[5]。先行する

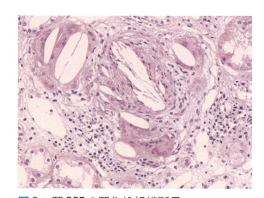

図2 ▶ 腎CCEの腎生検組織所見
小動脈内のコレステリンcleftと周囲の炎症細胞浸潤を認める。

血管系への侵襲的手技の既往や，好酸球の増加を伴った腎障害などから疑われる。厳密な意味では，薬剤性間質性腎炎などとの鑑別には採取組織でのコレステリン裂の確認が必要である。過去の報告では生前組織診断が可能であったのは約30％とされ，残る70％は死後の剖検で初めてCCE診断がなされている。皮膚，腎臓，筋肉の3臓器で生前診断の73％を占める。血管侵襲的手技後のCCE発症率を前向きに検討した報告はないが，胸腹部大動脈手術を受けた患者の77％に，死後の剖検で腎CCEが認められている[6]。死因の多くは多因性あるいは心由来である。播種状に全身に飛散することにより多臓器の障害を呈して死亡する症例が多い。

3 腎CCEによるAKIと治療（図3）

造影剤を用いた血管侵襲的手技（カテーテル検査やカテーテル治療）のあとに認められた腎障害では，安易に造影剤腎症と判断されて，そのまま見過ごされる症例が少なからず存在すると考えられる。手技後に生じたblue toe syndromeや好酸球増多の有無などが鑑別の参考になる。血管侵襲的手技を受ける患者自身が高度な動脈硬化を伴っている場合が多く，そういう意味では，これら検査や治療を受ける高齢患者すべてでCCEが生じうると考えておいたほうがよい。

治療として現時点でも確立したものはないが，抗凝固薬の中止，血管侵襲的な検査や治療の回避，中等量以下（～0.4mg/kg）のステロイド投与等が推奨されている。ステロイド治療により，腎機能，好酸球増多，炎症所見などの改善が認められる[7]。さらに，LDLアフェレシスに関してもCCEに関して有用とする報告がなされている。LDLアフェレシスは，単独[8]あるいは少量ステロイドとの併用[9][10]で用いられる。ステロイドとLDLアフェレシスを併用する場合には，体外循環用に用いるカテーテル留置などが感染の誘因にならないような注意が必要である。ま

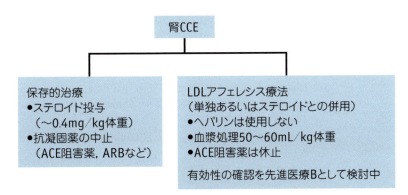

図3 ▶ 腎CCEで推奨されている治療法

（文献3，7～10をもとに作成）

た，CCE患者を対象としたLDLアフェレシスでは，抗凝固薬には結晶飛散の誘因となるヘパリンを使用せず，原則ナファモスタットメシル酸塩を用い，おおよその血漿処理量を3L（あるいは50〜60mL/kg体重）として行う。吸着カラムへのナファモスタットメシレートの吸着が生じるため，一般的な血液浄化で使用する持続投与量よりも増量して行う。アンジオテンシン変換酵素（ACE）阻害薬は休止し，レニン・アンジオテンシン系の抑制を考慮する場合には，アンジオテンシンⅡ受容体拮抗薬（ARB）を使用する。

LDLアフェレシスの作用機序は多彩であるが，抗炎症効果やマクロファージ浸潤抑制効果，血管拡張・血流改善効果などが有効なメカニズムとして推定されている[11]。現在，わが国において，腎CCEに対するリポソーバーLA-15を用いたLDLアフェレシス治療が，多施設共同で先進医療Bとして進められている。この研究は，LDLアフェレシスとステロイドの併用治療の腎CCEに対する有効性を確認することを目的とし，透析導入率を主要評価項目として行われている。

文献

1) Panum PL：Experimentelle Beitrage zur Lehre von der Embolie. Virchows Arch Pathol Anat Physiol. 1862；25：308-10.

2) Flory CM：Arterial Occlusions Produced by Emboli from Eroded Aortic Atheromatous Plaques. Am J Pathol. 1945；21(3)：549-65.

3) Meyrier A：Cholesterol crystal embolism：diagnosis and treatment. Kidney Int. 2006；69(8)：1308-12.

4) Fine MJ, Kapoor W, Falanga V：Cholesterol crystal embolization：a review of 221 cases in the English literature. Angiology. 1987；38(10)：769-84.

5) Goldman M, Thoua Y, Dhaene M, et al：Necrotising glomerulonephritis associated with cholesterol microemboli. Br Med J (Clin Res Ed). 1985；290(6463)：205-6.

6) Thurlbeck WM, Castleman B：Atheromatous emboli to the kidneys after aortic surgery. N Engl J Med. 1957；257(10)：442-7.

7) Nakayama M, Nagata M, Hirano T, et al：Low-dose prednisolone ameliorates acute renal failure caused by cholesterol crystal embolism. Clin Nephrol. 2006；66(4)：232-9.

8) Tsunoda S, Daimon S, Miyazaki R, et al：LDL apheresis as intensive lipid-lowering therapy for cholesterol embolism. Nephrol Dial Transplant. 1999；14(4)：1041-2.

9) Tamura K, Umemura M, Yano H, et al：Acute renal failure due to cholesterol crystal embolism treated with LDL apheresis followed by corticosteroid and candesartan. Clin Exp Nephrol. 2003；7(1)：67-71.

10) Ishiyama K, Sato T, Yamaguchi T, et al：Efficacy of low-density lipoprotein apheresis combined with corticosteroids for cholesterol crystal embolism. Clin Exp Nephrol. 2017；21(2)：228-35.

11) Kobayashi S：Applications of LDL-apheresis in nephrology. Clin Exp Nephrol. 2008；12(1)：9-15.

――――――――――――――――― 大竹剛靖，小林修三

第2章

11 小児AKI

point

▶ 小児のAKIの診断に使用する血清クレアチニン(sCr)値は年齢によって異なり,注意が必要である。

▶ 発症年齢により様々な原因が考えられ,原因に応じた治療が必要である。

▶ 近年,小児集中治療分野や医療器材の進歩により,小児でも持続腎代替療法が選択されるようになってきた。

1 小児AKIの定義

　小児においても成人同様にAKI(急性腎障害)の早期発見・治療は予後の改善に重要であり,pediatric RIFLE(pRIFLE),AKIN,KDIGOという複数の診断基準が提案されてきた。

　pRIFLEにおいては,Schwartzの式[1]を用いたeGFRを採用しているが,日本人と欧米人の体格や腎機能の違いから,日本では2歳以上19歳未満では以下の式が用いられている[2]。

eGFR $(\mathrm{mL/min/1.73m^2})$
$= [110.2 \times \mathrm{sCr}$基準値$(\mathrm{mg/dL}) / \mathrm{sCr}$実測値$(\mathrm{mg/dL})]$
　$+ 2.93 [\mathrm{sCr}$基準値$(\mathrm{mg/dL})]$ Ht;身長(m)
　男児:$-1.259\mathrm{Ht}^5 + 7.815\mathrm{Ht}^4 - 18.57\mathrm{Ht}^3 + 21.39\mathrm{Ht}^2 - 11.71\mathrm{Ht} + 2.628$
　女児:$-4.536\mathrm{Ht}^5 + 27.16\mathrm{Ht}^4 - 63.47\mathrm{Ht}^3 + 72.43\mathrm{Ht}^2 - 40.06\mathrm{Ht} + 8.778$

　煩雑な式ではあるが,Excelファイルやスマートフォンアプリケーションなどで容易に計算可能である。

　これらをふまえた上で,上記の3つの診断基準を比較した研究について検討した結果,「AKI(急性腎障害)診療ガイドライン2016」では,生後3カ月以上の小児で

はKDIGO診断基準を用いて生命予後を予測することを提案する一方，生後3カ月未満の小児についてはKDIGO診断基準を推奨することはできないが，新生児修正KDIGO診断基準を参考にするとしている（**表1**）[3)～5)]。KDIGO診断基準を用いる際にsCrの基礎値を用いるが，基礎値とはAKI診断以前の最低値と定義されている。

ところで，**表2**に記すように小児のsCr基準値は年齢とともに大きく変化する[3)6)]。そのため，小児科医であってもsCrの値を過小評価している場合が散見される。AKIを疑うような病態に遭遇した際は，sCrがはたして患児の年齢においては正常であるのかを把握すること，また容易に計算できるeGFRを常に求める習慣をつける必要がある。

表1 ▶ KDIGOおよび新生児修正KDIGOの診断基準と重症度分類

KDIGO		
病期	sCr値	尿量
0		
1	基準値の1.5～1.9倍 または ≧0.3mg/dLの増加	6～12時間で＜0.5mL/kg/hr
2	基準値の2.0～2.9倍	12時間以上で＜0.5mL/kg/hr
3	基礎値の3倍 または ≧4.0mg/dLの増加 または 腎代替療法の開始 または eGFR＜35mL/min/1.73m^2（18歳未満）	24時間以上で＜0.3mL/kg/hr または 12時間以上の無尿

新生児修正KDIGO		
病期	sCr値	尿量
0	変化なし または ＜0.3mg/dLの増加	≧0.5mL/kg/hr
1	48時間以内に≧0.3mg/dLの増加 または 7日以内に基礎値[a]の1.5～1.9倍以上	6～12時間で＜0.5mL/kg/hr
2	基礎値の2.0～2.9倍以上	12時間以上で＜0.5mL/kg/hr
3	基礎値の3倍以上 または ≧2.5mg/dLの増加[b] または 腎代替療法の開始	24時間以上で＜0.3mg/kg/hr または 12時間以上の無尿

a：新生児修正KDIGOのsCrの基礎値とは，診断以前の最低値と定義する。
b：sCr2.5mg/dLは，GFR＜10mL/min/1.73m^{2}を意味する。

（文献3～5をもとに作成）

表2 ▶ 小児のsCr基準値（mg/dL）

3カ月以上12歳未満（男女共通）			
年齢	2.5 パーセンタイル	50 パーセンタイル	97.5 パーセンタイル
3〜5カ月	0.14	0.20	0.26
6〜8カ月	0.14	0.22	0.31
9〜11カ月	0.14	0.22	0.34
1歳	0.16	0.23	0.32
2歳	0.17	0.24	0.37
3歳	0.21	0.27	0.37
4歳	0.20	0.30	0.40
5歳	0.25	0.34	0.45
6歳	0.25	0.34	0.48
7歳	0.28	0.37	0.49
8歳	0.29	0.40	0.53
9歳	0.34	0.41	0.51
10歳	0.30	0.41	0.57
11歳	0.35	0.45	0.58

12歳以上17歳未満（男女別）						
年齢	2.5 パーセンタイル		50 パーセンタイル		97.5 パーセンタイル	
性別	男児	女児	男児	女児	男児	女児
12歳	0.40	0.40	0.53	0.52	0.61	0.66
13歳	0.42	0.41	0.59	0.53	0.80	0.69
14歳	0.54	0.46	0.65	0.58	0.96	0.71
15歳	0.48	0.47	0.68	0.56	0.93	0.72
16歳	0.62	0.51	0.73	0.59	0.96	0.74

（文献3，6をもとに作成）

AKIの診断には各診断基準にあるように，sCrだけでなく正確な測定に基づく尿量の把握も重要である。ICU入室の小児・若年成人を前向きに追跡しAKI発症を調査した研究において，AKIの重症度に応じて死亡率が段階的に増加を認めていたが，尿量減少患者の67.2%は，sCr値のみによる評価ではAKIと診断できなかったという報告もあり，尿量測定の重要性がうかがえる[7]。

2 小児AKIの原因

　小児のAKIは原因が多岐にわたり，年齢によっても異なる。病因，年齢別にまとめたものを**表3**に記載した。軽症例まで含めると，日常診療で比較的よく経験するものとしては胃腸炎をはじめとする感染症などに伴う脱水が多い。特に重症なものの頻度については種々の統計が取られている。年代をさかのぼると溶血性尿毒症症候群（HUS）を高頻度に認めているが，近年では先天性心疾患の開心術後や骨髄移植・臓器移植，そして悪性腫瘍の化学療法に伴うAKIの頻度が増加している。背景として医療技術の進歩に伴い，今まで不可能であった分野でも集中治療が可能となり，集中治療領域における多臓器不全の一分野としての腎障害といった観点が増してきたことに関連しているだろう[8]。さらに，敗血症・多臓器不全に急激な腎障害が合併すると生命予後が増悪することへの認識が広まってきており，小児腎臓病医，小児救急医に限らず小児医療に携わるすべての領域の診療において，小児AKIへの理解が求められてきている。

　AKIの病因として，前述の通り腎前性・腎実質性・腎後性の3つに分けることができる。病因が腎前性のものからみていきたい。

　腎前性は小児期AKIの主たる病因であり，小児期の55～60％，新生児期に限ると85％の病因である。腎臓への低灌流が原因であり，腎自体には病変はなく，腎

表3 ▶ 小児AKIの部位別・年齢別の主な原因

	新生児	乳児	幼児～学童
腎前性	← 心拍出量低下 →		
	← 循環血漿量の減少 →		
	← 末梢血管抵抗の減少 →		
		← 腎輸入細動脈の収縮 →	
		← 腎輸出細動脈の拡張 →	
腎性		← 糸球体障害 →	
	← 腎内血管病変 →		
	← 尿細管壊死・尿細管間質性腎炎 →		
腎後性	← 先天性腎尿路異常 →		
		← 結石，悪性腫瘍による尿路閉塞 →	

実質の構造は保たれている。原因として，新生児期においては仮死や呼吸窮迫症候群による心拍出量の低下がある。また，外傷や手術による出血，下痢や嘔吐による体液喪失によって脱水，いわゆる third space への喪失，ネフローゼ症候群などの浮腫性疾患などによる循環血漿量の減少は小児の幅広い年齢でみられる原因である。アナフィラキシーショックや敗血症などによる末梢血管抵抗も同様である。また，シクロスポリン，タクロリムスなどの薬剤に伴う腎輸入細動脈の収縮や，アンジオテンシン変換酵素（ACE）阻害薬，アンジオテンシンⅡ受容体拮抗薬（ARB）などによる腎輸出細動脈の拡張，NSAIDs による細動脈の拡張阻害も，腎血流量の低下をきたし腎前性の原因のひとつとなる。

　次に腎性についてみていきたい。急性糸球体腎炎，急速進行性糸球体腎炎などの腎疾患による糸球体障害，HUS などによる腎内血管病変はまさに腎疾患に伴う腎性の AKI の原因になりうる。

　その他の原因としては，血流障害や薬剤による急性尿細管壊死（ATN），尿細管間質性腎炎が挙げられる。ATN は様々な原因によって生じる。尿細管は酸素必要量が多いため，腎虚血が遷延した腎前性 AKI や重症低酸素血症，新生児では低体温の持続でも ATN が起こりうる。アミノ配糖体系抗菌薬やアルキル化剤，白金製剤などの抗腫瘍薬，ヨード造影剤も ATN をきたす可能性のある薬剤として有名である。尿細管間質性腎炎の原因としては，NSAIDs やアセトアミノフェンなどの薬剤によるアレルギー性の薬物反応が知られている。

　腎後性のものとしては，小児においては腎盂尿管，尿管膀胱移行部狭窄などといった上部尿路の閉塞や，後部尿道弁といった下部尿路の閉塞による先天性腎尿路異常（congenital anomalies of the kidney and urinary tract；CAKUT）を原因とするものが多い。また後天性疾患として，両側尿管結石や悪性腫瘍などによる尿管閉塞も挙げられる[9]。

3　小児 AKI の診断

　AKI の診断において簡便で，なおかつ侵襲度の低い検査に超音波検査および尿検査が挙げられる。まず超音波検査では膀胱内尿貯留や尿管・腎盂拡張を確認することで，腎後性の尿路の閉塞によって尿量が見かけ上低下しているか，尿産生そのものが低下しているのかの判別が可能である。尿路閉塞や代謝性結石の両側腎盂嵌頓などの閉塞起点を認めれば，腎後性と速やかに診断できる。腎臓の腫大，腎皮質の輝度亢進，皮髄境界不明瞭を認める場合は腎炎による腎性腎不全を考慮する。重症心身障害児などの，膀胱機能不全を伴う尿の貯留過多を認める小児に

おいては，一見長時間にわたって排尿がない場合も，超音波で膀胱内の尿貯留を容易に確認できる[10]。

尿検査では，沈渣において大小不同の赤血球と赤血球円柱の存在は糸球体腎炎，白血球と白血球円柱の存在は尿細管間質性腎炎などが疑われる。一方，沈渣で異常所見がない，あるいは硝子円柱のみなら脱水，心不全など腎前性AKIを，上皮細胞と上皮円柱はATNを疑う。また尿試験紙法が陽性で尿沈渣が陰性の場合は，横紋筋融解症（ミオグロビン尿）や血管内溶血（ヘモグロビン尿）によるATNが示唆される[9]。また糸球体病変に尿細管間質障害が併発する場合もあり，その場合糸球体病変が主体と考えられても，尿糖の出現や尿中β_2ミクログロブリンの増加といった尿細管障害のマーカーにも注意を払い，病因の主座を見きわめ適切な治療介入を行う必要がある。

また尿中Naの計測も腎前性，腎後性AKIの鑑別に有用である。AKIの際は尿中・血清Na，sCrを測定し，以下の式でナトリウム排泄分画（FENa）を計算する。

$$\text{FENa}(\%) = (尿中Na／血清Na)／(尿中Cr／sCr) \times 100(\%)$$

FENaとは，尿細管に吸収されずに排泄されるNaの割合を示す。腎前性ではNaは尿細管にて再吸収されるため1％以下となる。腎性では尿細管機能障害によりNa再吸収が低下して2％以上となる。ただし，新生児では元来尿細管機能が未熟であるため，腎前性のFENaは2.5％以下，腎性のFENaは3％以上となる。

また，既に利尿薬が投与されている際のFENaは，利尿薬の影響で高値となるため，利尿薬の影響を受けにくいとされる尿素窒素排泄分画（FEUN）が有用とされている。FEUNの値は腎前性の際は35％以下，腎後性の際は35％以上と知られている。

$$\text{FEUN}(\%) = (尿中UN／血清UN)／(尿中Cr／sCr) \times 100(\%)$$

もちろん超音波，尿検査だけでなく詳細な病歴聴取や診察，その他の検査所見も重要である。腎前性においては，現病歴や既往歴，服薬内容から，腎血流や糸球体濾過圧が低下する要因になるものがあるか検討する。見た目の浮腫と有効循環血漿量とは解離することがあり，丁寧な評価が求められる。

身体所見では，体重，血圧測定，脈拍数は必須である。心胸郭比や下大静脈（inferior vena cava；IVC）径・呼吸性変動などにより血管内容量を推測する。心臓超音波による心機能評価で心不全（有効循環血漿量の低下）の有無を確認する[10]。また，腎前性の遷延のため腎実質性になることがある。治療方針が変わるため，経過を注意深く検討しなければならない。腎性においては随伴症状や血液検査における腎炎の鑑別を行い，原因の特定に努める必要がある。

4 小児AKIの治療

　病因により治療法は大きく異なり，診断の項での鑑別は，治療において大変重要である．主に腎前性において，外傷や手術による出血，下痢や嘔吐による体液喪失による脱水などの循環血漿量の減少，敗血症，アナフィラキシーショックといった血液分布異常が原因となる場合は，血管内脱水量に準じた晶質液の補充が必要である．特にショック状態にある場合は急速反復投与を行う．それでもなお循環不全，低血圧が持続すれば，ドパミン，アドレナリン，ノルアドレナリンを開始する．心原性ショックの際の輸液では心不全に注意しつつ行う必要があり，強心・血管拡張薬を開始する．ACE阻害薬やARBは，軽度の脱水でも糸球体の有効な血流・糸球体濾過圧を低下させ，腎前性腎不全を増悪させる要因となるため，脱水が懸念されるときには一時中止する．

　一方，腎性の場合，特に浮腫，高血圧，乏尿がみられる場合は大きく対応が異なってくる．浮腫は塩分貯留に付随して増悪するため，塩分制限は基本となる．尿量，バイタル，IVC径・呼吸性変動，血液検査でヘマトクリット値やsCr値などを注意深く観察し，in-outバランスを見きわめる必要がある．体液過剰の際には摂取水分量の調整やフロセミド1mg/kg/doseの投与を適宜行う．特にネフローゼ状態の際，いわゆるunderfill theory（低アルブミン血症による膠質浸透圧の低下により循環血液量が低下するのに伴いレニン・アンジオテンシン・アルドステロン系や交感神経が活性化し，二次的にNa再吸収を促進してさらに浮腫の増悪をきたす）で，循環動態が安定しない際にはアルブミン投与もためらわない．いずれにしても，頻回なバイタルサインやin-outバランスの確認を怠らず，各種検査をためらわず，その都度適切な治療介入を行う必要がある．

　小児でも成人と同様，AKIにおいては保存的治療に抵抗する生命を脅かすような高カリウム血症を主とした電解質異常，溢水，肺水腫，心不全といった呼吸，循環に影響を及ぼす体液過剰，代謝性アシドーシス，尿毒症症状の場合は血液浄化療法の絶対的適応であり，速やかに血液浄化療法を開始する必要がある．近年，血液浄化療法開始時の体液過剰が生命予後に影響するといった報告が多数あり[11]，体液過剰の評価として水分過負荷を定量化した体液過剰率（％Fluid overload；％FO）[12]が用いられている．

　％FO＝〔（Fluid in－Fluid out）／PICU入室時体重〕×100（％）
　Fluid in－Fluid out；PICU入室後のin-outバランス

　％FOは上記の式で計算され，治療開始時の％FOが低いほど生命予後が良いと

する報告が多い。

　小児AKIに対する血液浄化療法として，腹膜透析(peritoneal dialysis；PD)，体外循環を用いる間欠腎代替療法(intermittent renal replacement therapy；IRRT)，および持続的腎代替療法(continuous renal replacement therapy；CRRT)がある。以前はPDが第一選択となることが多かったが，血管確保の技術，カテーテルの種類，血液透析(hemodialysis；HD)装置などの進歩や，小児集中治療管理の技術の向上などにより，体外循環によるCRRTの選択が増えている。現時点で，PDと体外循環によるCRRTを比較した研究はいずれも観察研究であり，優位性を示したエビデンスは存在しない。ただし成人と同様に，血行動態が不安定な患者に対しては，IRRTよりもCRRTが望ましいと考えられる[3]。血液浄化療法の実際としては各種ハンドブックやマニュアルに詳細をゆずる[13][14]。

文献

1) Schwartz GJ, Brion LP, Spitzer A：The use of plasma creatinine concentration for estimating glomerular filtration rate in infants, children, and adolescents. Pediatr Clin North Am. 1987；34(3)：571-90.

2) Uemura O, Nagai T, Ishikura K, et al：Creatinine-based equation to estimate the glomerular filtration rate in Japanese children and adolescents with chronic kidney disease. Clin Exp Nephrol. 2014；18(4)：626-33.

3) AKI(急性腎障害)診療ガイドライン作成委員会(編)：AKI(急性腎障害)診療ガイドライン2016. 東京医学社, 2016, p72-82.

4) Kidney Disease：Improving Global Outcomes (KDIGO) Acute Kidney Injury Work Group：KDIGO Clinical Practice Guideline for Acute Kidney Injury. Kidney Int Suppl. 2012；2(1)：1-138.

5) Selewski DT, Charlton JR, Jetton JG, et al：Neonatal Acute Kidney Injury. Pediatrics. 2015；136(2)：e463-e473.

6) Uemura O, Honda M, Matsuyama T, et al：Age, gender, and body length effects on reference serum creatinine levels determined by an enzymatic method in Japanese children：a multicenter study. Clin Exp Nephrol. 2011；15(5)：694-9.

7) AWARE Investigators：Epidemiology of Acute Kidney Injury in Critically Ill Children and Young Adults. N Engl J Med. 2017；376(1)：11-20.

8) 服部元史：小児のAKI. Mod Physician. 2011；31(1)：72-4.

9) 日本小児腎臓病学会(編)：小児腎臓学. 診断と治療社, 2017, p381-9.

10) 幡谷浩史：腎不全, 電解質異常. 小児診療. 2016；79(9)：1223-9.

11) Selewski DT, Goldstein SL：The role of fluid overload in the prediction of outcome in acute kidney injury. Pediatr Nephrol. 2018；33(1)：13-24.

12) Goldstein SL, Currier H, Graf Cd, et al：Outcome in children receiving continuous venovenous hemofiltration. Pediatrics. 2001；107(6)：1309-12.

13) 伊藤秀一, 和田尚弘(監修)：小児急性血液浄化療法ハンドブック, 東京医学社, 2013.

14) 茨 聡(編著)：体外循環による新生児急性血液浄化療法マニュアル. メディカ出版, 2014.

――― 清水翔一，高橋昌里

第3章

AKIの予防と治療

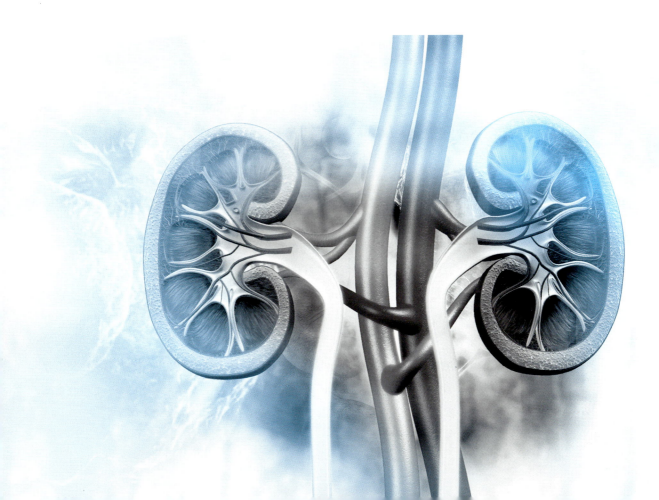

第3章

1 薬物療法──（1）

利尿薬

point

▶ AKIの予防および腎機能改善目的で利尿薬を使用しない。

▶ AKI時の利尿薬使用は，体液過剰の是正等のやむをえない場合に限る。

▶ 薬物療法開始前に十分な体液量評価を行い，体液量が減少した症例に利尿薬を投与する事態を避ける。

▶ バソプレシン受容体拮抗薬をはじめとする新規薬剤の今後のエビデンスにも目を向けていく必要がある。

1 AKI治療と利尿薬の関係

　AKIの臨床所見として乏尿・無尿が出現した際，まず行うべきは体液量の適切な評価である。体液量減少時の乏尿・無尿に対して漫然と利尿薬を投与し続けては，病状を改善するどころかさらなる悪化を引き起こすのみである。それでは，体液量減少に続発したAKIのように利尿薬が禁忌と考えられる場面以外において，利尿薬の使用は推奨されるのだろうか。

　ここで利尿薬という言葉を使ったが，利尿薬にもその作用機序によっていくつかの種類に分けられる。現在，日本および欧米の各学会からAKIの予防と治療に関するガイドラインが複数発表されているが，そのいずれにおいても言及されている利尿薬は主としてループ利尿薬である[1]~[4]。ループ利尿薬は比較的古くに開発され，臨床における長い使用経験とその強い利尿効果から，AKIなどの体液過剰をきたしやすい場面において頻用されてきた。そのため，現段階で最もエビデンスが集積していることがAKIのガイドラインで主として取り扱われる理由と考えられる。

　本項ではAKIと利尿薬の関わりについて，まずAKI時に使用される利尿薬の分類について説明し，続いてループ利尿薬を中心とした各利尿薬について触れた後に，関連ガイドラインでの利尿薬の取り扱いについてまとめていく。

2 AKI時に使用されうる利尿薬の分類

現在多数の利尿薬が市場に出回っているが，その歴史は60年ほど前にさかのぼる。1950年代にアセタゾラミドやトリアムテレン，サイアザイド（チアジド）系利尿薬が相ついで開発され，その後1960年代に入りループ利尿薬やアルドステロン拮抗薬が開発・発売された。その後長らく，新規標的分子を持つ利尿薬は発売されなかったが，2010年に日本においてバソプレシンV_2受容体を標的としたトルバプタンが新たに発売された。使用頻度の高い利尿薬について比較表を提示する（表1）。

表1 ▶ 利尿薬の比較

分類	ループ利尿薬	サイアザイド系利尿薬	アルドステロン拮抗薬	バソプレシン受容体拮抗薬
作用機序	ヘンレ係蹄太い上行脚	遠位尿細管	遠位尿細管および皮質集合管	髄質集合管
標的分子	$Na^+-K^+-2Cl^-$共輸送体	Na^+-Cl^-共輸送体	ミネラルコルチコイド受容体	バソプレシンV_2受容体
代表的薬剤	フロセミド	トリクロルメチアジド	スピロノラクトン	トルバプタン
利尿効果	強い	弱い	弱い	強い
日本で使用可能な形態	経口 静注	経口	経口 静注	経口
利尿効果発現	1hr	1〜2hr	3〜8days	0〜2hr
血中濃度半減期	0.5hr i.v./2hr p.o.	1.5hr	1.5hr	3〜4hr
効果持続時間	3hr i.v./6hr p.o.	6hr	2〜3days	12〜24hr

利尿効果発現・血中濃度半減期・効果持続時間は各分類の代表的薬剤について記載
i.v.：静脈，p.o.：経口投与
（各添付文書より引用・改変）

バソプレシン受容体拮抗薬以外の利尿薬における効果の大部分は尿細管におけるNa再吸収の阻害によって発揮され，その利尿効果は作用部位におけるNa再吸収の割合に依存する。尿細管におけるNa再吸収の主たる領域は近位尿細管（60〜70％）とヘンレ係蹄（20〜30％）であり，ヘンレ係蹄に作用するループ利尿薬が強い利尿効果を持つ理由はここにある（図1）。AKIにおいて利尿薬が使用される場合，その理由の多くは体液過剰である。体液過剰を早期に是正するには強い利尿効果が求められ，そのため主としてループ利尿薬がAKIにおいて頻用されてきた。サイアザイド系利尿薬やアルドステロン拮抗薬は単独使用での利尿効果は強くなく，急性期ではループ利尿薬との併用以外ではあまり使用されていない。バソプレシン受容体拮抗薬は強力な利尿効果を持ち，うっ血性心不全合併時のAKIにおいて使用されることがある。

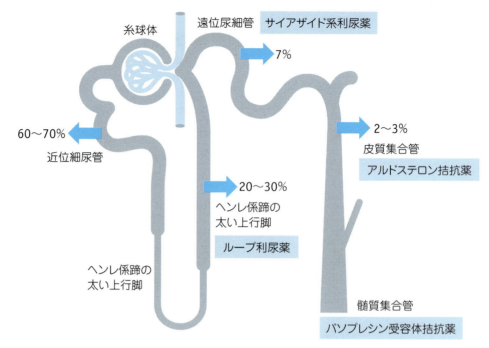

図1 ▶ 尿細管におけるNa再吸収の割合と各利尿薬の作用部位

3 AKIにおける各利尿薬

1) AKIとループ利尿薬

①AKIそのものに対する予防・治療目的のループ利尿薬使用について

　ループ利尿薬は，ヘンレ係蹄の太い上行脚においてNa$^+$-K$^+$-2Cl$^-$共輸送体を阻害してNaの再吸収を抑制する。同部位はネフロンにおけるNa再吸収の20〜30％を占める部位であり，強力な利尿効果を発揮する。ループ利尿薬は，①Na$^+$-K$^+$-2Cl$^-$共輸送体を阻害することで酸素需要を低下させる，②尿量の増加により尿細管内の壊死性物質をwash outして閉塞を防ぐといった可能性を期待され，AKIでの使用について多くの研究がなされた薬剤である[5]。

　AKI予防を目的としたループ利尿薬の投与についてのランダム化比較試験（RCT）は複数報告されており[6〜8]，それらをメタ解析した報告によると，ループ利尿薬は院内死亡率および腎代替療法（RRT）を必要とした割合のいずれにおいても有意な改善を示さなかった[9]。また，AKIを発症した症例に対してループ利尿薬の効果を検討したRCTにおいても，それらのメタ解析では院内死亡率およびRRTを必要とした割合で，ループ利尿薬投与群における有意な改善は認められなかった[9]。

　以上のように，ループ利尿薬はAKIの予防と治療いずれにおいても現状では使

用を積極的に肯定するエビデンスに乏しい。しかしながら，AKIに合併する体液過剰に対しては臨床での使用経験が最も豊富な薬剤であり，実際，急性期の場でループ利尿薬なしでの体液コントロールは考えにくい。そのため「AKIそのものに対する予防・治療」と「AKIに続発または合併した体液過剰是正」のうち，どちらを目的とした利尿薬使用かを明確に区別した上で，前者に対する目的での利尿薬使用は控えるべきであることを理解しておく必要がある。

②体液過剰是正目的のループ利尿薬使用について

ループ利尿薬を体液過剰に対して使用する際には，その量と投与経路〔経口か経静脈投与か，経静脈投与ならばボーラス（急速）投与か持続投与か〕が問題となる。ループ利尿薬は大部分が蛋白と結合した状態で血中に存在し，糸球体からは濾過されずに近位尿細管において尿細管腔に分泌される。ループ利尿薬の作用は用量依存性で，作用部位への到達量に依存している[10]。増量によってその効果が増強するが，ある一定の用量以上では効果は飽和し，それ以上の利尿効果は発揮しない。この限界用量を最大有効量と言う。通常の腎機能では，フロセミドは10mgで効果を発揮しはじめ，40mgの静注で利尿効果は最大となり飽和する。経口投与の場合は，その生物学的利用率は約50%のため，おおむね静注量の2倍量が必要となる。心不全・肝硬変・腎不全の患者では，腎血流量の低下や近位尿細管でのループ利尿薬の分泌低下，レニン・アンジオテンシン・アルドステロン系の活性化によるNa再吸収の増加などの要因により，フロセミドの最大有効量は増大する[10]。クレアチニンクリアランス20mL/min未満の腎不全患者では，フロセミドは120〜160mgのボーラス投与で利尿効果が飽和するとの報告がある[11]。

また，投与経路によるループ利尿薬の効果の差異を検証した試験として，フロセミドの持続静注とボーラス投与を比較したDOSE試験がある。DOSE試験は急性心不全患者を対象とし，持続静注と12時間ごとのボーラス投与を比較している。結果は，投与方法により尿量，腎機能変化，退院後60日間における死亡・再入院・救急外来受診割合のいずれにおいても有意差を認めないというものであった[12]。一方で，CKDにおいては，持続静注のほうがボーラス投与よりも尿中Na排泄量が有意に増加したとする報告もある[13]。

2）AKIとサイアザイド系利尿薬

サイアザイド系利尿薬は，遠位尿細管のNa^+–Cl^-共輸送体を尿細管腔側から阻害し，Na再吸収を抑制する。遠位尿細管におけるNa再吸収は7%前後であり，利尿効果は小さい。そのため，利尿効果に期待する場面では一般にループ利尿薬との併用が行われる。サイアザイド系利尿薬の単独使用は降圧がその主たる目的であることが多く，その機序はNa利尿のほかに，長期間の投与で起こる末梢血管

の拡張作用等によるとされる[14]。そのため，AKIのような急性期の利尿効果に期待する場面では単独投与はほとんど行われていない。ループ利尿薬にサイアザイド系利尿薬を併用することで利尿効果が上乗せされるが，その理由はループ利尿薬の大量・長期投与による遠位尿細管の代償性肥大とそれに伴うNa^+–Cl^-共輸送体の機能亢進を，サイアザイド系利尿薬が抑制するためと考えられる[15]。

3) AKIとアルドステロン拮抗薬

アルドステロン拮抗薬は，遠位尿細管および皮質集合管にあるミネラルコルチコイド受容体にアルドステロンが結合することを阻害し，Na^+–K^+交換系を抑制することでK排泄の抑制とNa排泄の促進を促す。アルドステロン拮抗薬はいわゆるK保持性利尿薬であり，高カリウム血症を合併しやすいAKI時には慎重な投与が求められる。アルドステロン拮抗薬は単独での利尿効果が弱いため，AKI時にはループ利尿薬と併用で使用されることが多い。ループ利尿薬の大量投与に伴う低カリウム血症の改善目的で併用されることもあるが，前述の通りAKIは本来高カリウム血症をきたしやすく，AKI時にアルドステロン拮抗薬を使用する際には血清Kを定期的に確認することが必須である。

AKIに合併することが多い急性心不全時には，レニン・アンジオテンシン・アルドステロン系が賦活化されており，遠位尿細管および皮質集合管でのNa再吸収が亢進している。そのため，ループ利尿薬にアルドステロン拮抗薬を併用することで，理論上利尿効果の上乗せが期待できる。実際，少数の心不全患者を対象とした研究において高用量のアルドステロン拮抗薬によってNa利尿の増強が報告されている[16)17)]。

しかしながら，2017年に報告された急性心不全患者を対象としたRCTにおいて，標準治療群と比してスピロノラクトン100mg併用群では，副作用発現率の上昇はなかったものの，肝心の治療効果において，治療後のNT-proBNP（BNP前駆体のN端側フラグメント）やうっ血症状，尿量，体重減少において有意な差を認めなかった[18]。本研究はスピロノラクトンの併用期間が96時間と短く，より長期の投与に関しては検証されていない。今後さらなるエビデンスの集積が待たれる。

4) AKIとバソプレシン受容体拮抗薬

バソプレシン受容体拮抗薬は，髄質集合管におけるバソプレシンV_2受容体にバソプレシンが結合することを阻害し，アクアポリン2（AQP2）の尿細管腔側細胞膜への発現を抑制することで自由水排泄を促進する。バソプレシン受容体拮抗薬は強い利尿効果を持ち，急激な利尿による脱水に注意が必要である。

日本では，バソプレシン受容体拮抗薬の1つであるトルバプタンが心不全または

肝硬変による体液貯留に対して使用可能である。日本で報告された前向き観察研究では，中等度腎機能障害を合併した急性非代償性心不全患者において，標準治療群に比してトルバプタン併用群で腎保護効果が示された[19]。しかしながら，この研究の対象患者は114名と小規模であり，トルバプタンを併用する際の用量に関してもエビデンスが乏しいことに注意が必要である。

4 AKIガイドラインでの利尿薬の位置づけ

AKI時の利尿薬使用に関して，各ガイドラインでは下記のように記載されている。

① 急性腎障害のためのKDIGO診療ガイドライン2012[1]
3.4.1：AKIを予防する目的での利尿薬の投与は行わないことを推奨する。（1B）

3.4.2：体液過剰の治療以外では，AKIを治療する目的での利尿薬の投与は行わないことが望ましい。（2C）

5.2.2：腎機能の改善を早めたり，またはRRTの頻度を減らしたりする目的での利尿薬は使用しないことが望ましい。（2B）

② 日本版敗血症診療ガイドライン2016[2]
CQ12-6　敗血症性AKIの予防および治療を目的とした フロセミド投与は行わないことを弱く推奨する。（2B）

コメント：体液過剰に対するフロセミド使用を否定するものではない。

③ AKI（急性腎障害）診療ガイドライン2016[3]
CQ6-2　AKIの予防を目的としてループ利尿薬を投与しないことを推奨する。また，体液過剰を補正する目的での使用を除き，AKIの治療としてループ利尿薬を投与しないことを提案する。

予防：推奨の強さ（1），エビデンスの強さ（B）

治療：推奨の強さ（2），エビデンスの強さ（C）

④ Prevention of acute kidney injury and protection of renal function in the intensive care unit：update 2017[4]
1. AKIの予防のみを目的としたループ利尿薬投与を行わないことを推奨する。（Grade 1B）

2. 利尿薬に反応する患者に対して，体液過剰の回避およびコントロールのために利尿薬を使用することが望ましい。（Grade 2D）

既に前節までで述べてきたことであるが，いずれのガイドラインにおいても「AKIの予防としての利尿薬投与」および「AKIの腎機能を改善する目的での利尿薬投与」をしないように推奨されている[1~4]。つまり，体液量の適切な評価なく，乏尿・無尿という状態に対して漫然と利尿薬を投与することは厳に慎むべきである。適切な体液量評価の上で，体液過剰是正のために利尿薬を使用することは，

いずれのガイドラインでも否定していない。繰り返しになるが，「AKIそのものに対する予防・治療目的」と「AKIに続発または合併した体液過剰の是正目的」とを明確に区別して，薬物療法を行う姿勢が求められている。

5 AKIへの利尿薬使用に関する今後の注目点

AKI時の利尿薬使用について，ガイドラインとの関わりを中心に概説を行った。現時点で発表されているAKIガイドラインの多くがループ利尿薬のエビデンスをもとにして作成されたものである。今後，バソプレシン受容体拮抗薬などの新規薬剤の臨床経験が集積するにつれて，新たな知見が報告される可能性があり，それによってAKIにおける利尿薬の位置づけが変わる可能性もある。新規の報告やガイドラインに日々目を向けていく姿勢が重要であると言えるだろう。

文献

1) Kidney Disease：Improving Global Outcomes (KDIGO) Acute Kidney Injury Work Group：KDIGO Clinical Practice Guideline for Acute Kidney Injury. Kidney Int Suppl. 2012；2(1)：1-138.

2) 日本版敗血症診療ガイドライン2016作成特別委員会（編）：日本版敗血症診療ガイドライン2016. CQ12急性腎障害・血液浄化療法. 日救急医会誌. 2017；28：S186-S215.

3) AKI（急性腎障害）診療ガイドライン作成委員会（編）：AKI（急性腎障害）診療ガイドライン2016. 日腎会誌. 2017；59(4)：419-533.

4) Joannidis M, Druml W, Forni LG, et al：Prevention of acute kidney injury and protection of renal function in the intensive care unit：update 2017：Expert opinion of the Working Group on Prevention, AKI section, European Society of Intensive Care Medicine. Intensive Care Med. 2017；43(6)：730-49.

5) Karajala V, Mansour W, Kellum JA：Diuretics in acute kidney injury. Minerva Anestesiol. 2009；75(5)：251-7.

6) Hager B, Betschart M, Krapf R：Effect of postoperative intravenous loop diuretic on renal function after major surgery. Schweiz Med Wochenschr. 1996；126(16)：666-73.

7) Lassnigg A, Donner E, Grubhofer G, et al：Lack of renoprotective effects of dopamine and furosemide during cardiac surgery. J Am Soc Nephrol. 2000；11(1)：97-104.

8) Mahesh B, Yim B, Robson D, et al：Does furosemide prevent renal dysfunction in high-risk cardiac surgical patients? Results of a double-blinded prospective randomised trial. Eur J Cardiothorac Surg. 2008；33(3)：370-6.

9) Ho KM, Power BM：Benefits and risks of furosemide in acute kidney injury. Anaesthesia. 2010；65(3)：283-93.

10) 賴 建光：難治性浮腫に対する対応 ループ利尿薬増量の立場から. Fluid Manag Renaiss. 2015；5(2)：80-3.

11) Brater DC, Anderson SA, Brown-Cartwright D：Response to furosemide in chronic renal insufficiency：rationale for limited doses. Clin Pharmacol Ther. 1986；40(2)：134-9.

12) Felker GM, Lee KL, Bull DA, et al:Diuretic strategies in patients with acute decompensated heart failure. N Engl J Med. 2011;364(9):797-805.

13) Sanjay S, Annigeri RA, Seshadri R:The comparison of the diuretic and natriuretic efficacy of continuous and bolus intravenous furosemide in patients with chronic kidney disease. Nephrology. 2008;13(3):247-50.

14) Ernst ME, Moser M:Use of diuretics in patients with hypertension. N Engl J Med. 2009;361(22):2153-64.

15) Jentzer JC, DeWald TA, Hernandez AF:Combination of loop diuretics with thiazide-type diuretics in heart failure. J Am Coll Cardiol. 2010;56(19):1527-34.

16) Hensen J, Abraham WT, Dürr JA, et al:Aldosterone in congestive heart failure:analysis of determinants and role in sodium retention. Am J Nephrol. 1991;11(6):441-6.

17) van Vliet AA, Donker AJ, Nauta JJ, et al:Spironolactone in congestive heart failure refractory to high-dose loop diuretic and low-dose angiotensin-converting enzyme inhibitor. Am J Cardiol. 1993;71(3):21A-28A.

18) Butler J, Anstrom KJ, Felker GM, et al:Efficacy and Safety of Spironolactone in Acute Heart Failure:he ATHENA-HF Randomized Clinical Trial. JAMA Cardiol. 2017;2(9):950-8.

19) Matsue Y, Suzuki M, Seya M, et al:Tolvaptan reduces the risk of worsening renal function in patients with acute decompensated heart failure in high-risk population. J Cardiol. 2013;61(2):169-74.

――――――――――――――――――――――――――――――― 高橋直宏，蘇原映誠

第3章

2 薬物療法──(2)

カルペリチド

point

▶ カルペリチドは急性心不全治療薬として保険収載されている。腎保護効果を期待して使用する場合には，50ng／kg／min以下の低用量を用いることが推奨されている。

▶ 注意すべき副作用としては，血圧低下，不整脈のほかに転倒傾向（起立性低血圧），低ナトリウム血症，低カリウム血症がある。

▶ 特にカルペリチドを2日間以上投与する場合には，カルペリチドの量，輸液内容を毎日見直すことが望ましい。

1 作用機序

　心房性ナトリウム利尿ペプチド（ANP）は，1984年に寒川らが発表した心臓由来ホルモンである[1)2)]。ANPは脳性ナトリウム利尿ペプチド（BNP）とともに[3)]，標的細胞の表面に発現する受容体guanylate cyclase A（GC-A，NPR1）に結合することで，多彩な全身作用を発揮し，心不全の際には心房および心室より合成・分泌される[4)5)]。ANPは血管平滑筋を弛緩させ，毛細血管内皮の水分透過性を亢進し，降圧作用を示す。また，ANPは近位尿細管と遠位ネフロンにおけるNaおよび水の再吸収を阻害することで，強力な利尿作用を発揮する。腎糸球体の輸入・輸出細動脈への作用により糸球体濾過量を増加させる。また肺平滑筋弛緩，肺動脈楔入圧低下，呼吸困難改善などの作用も有する。さらにANPは，レニン・アンジオテンシンII・アルドステロンの分泌や作用および交感神経活性を抑制する[5)]。ANPには腎糸球体ポドサイト障害に対する直接的な保護作用もある[6)]。

　高用量のカルペリチド（市販ANP製剤）の投与を行うと，上記の腎保護効果よりも，全身血圧低下，腎血流低下の効果のほうが上回り，腎保護効果は得られないと考えられる。また，カルペリチドによる降圧効果を中和するためにカテコラミンを併用したケースで，カルペリチドが腎保護に有効と思われた症例を経験したことはない。

2 投与量

　2009年のコクランレビューおよび2012年のKDIGOによるAKI診療ガイドラインでは，100ng/kg/min以上のANP持続投与を高用量と定義し，発症後のAKIの治療目的で高用量ANPを投与すると低血圧と不整脈が有意に増加した一方，AKIの改善はみられなかったことが指摘された[7)8)]。日本の「AKI（急性腎障害）診療ガイドライン2016」では，50ng/kg/min以下を低用量と定義した[9)]。2006年以降のANPを用いたAKI予防の臨床試験では，より少量の10～25ng/kg/minを用いた研究のみが報告されている。25ng/kg/minは体重60kgでは1日当たり2,160μgに相当する。現在，日本では急性心不全治療薬としてカルペリチドが保険収載されているものの，AKIの予防・治療薬としては承認されていない点と併せ，この用量の問題は十分に認識され，周知される必要がある。

　AKI予防におけるANPの効果を検討した臨床試験で最も症例数が多いのは2009年のSezaiらの論文で，術前腎機能正常で冠動脈バイパス手術を受ける504名の症例がANP 20ng/kg/min群（人工心肺開始時より）とプラセボ群に割り付けられた（図1）[10)11)]。手術1週間後まで血清クレアチニン（sCr）値は，ANP群のほうがプラセボ群よりも低値を示した。

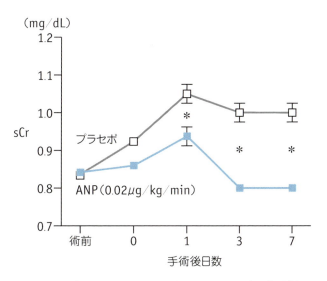

図1▶ 冠動脈バイパス手術への低用量ANP投与が腎機能に及ぼす影響
*：$P<0.01$（プラセボとANPの比較）
（文献10，11をもとに作成）

3 投与期間

　　腎保護効果を期待してカルペリチドを使う場合の注意点を整理した文章は，これまでみたことがないので，以下の点は引用できる文献が乏しく，経験に基づく筆者のオピニオンとご理解を頂きたい。

　　カルペリチドによる腎保護効果の一部は，ループ利尿薬を減量できる点にあると個人的には考えている。カルペリチドにより尿量が増加し体液過剰が改善できたと実感できるためには，24〜48時間はかかるものと思われる。したがって，カルペリチドによる腎保護を期待するためには48時間以上の投与が必要であろう。2日間以上あるいは7日間以上，カルペリチドの投与を続け，実際に尿量が増加する場合には体外に排泄されたNaとKを点滴あるいは内服により体内に戻す必要がある。

4 投与上のその他の注意点

　　急性呼吸不全による人工呼吸器装着が不要な場合，肺うっ血や体液過剰の是正には緊急性がなく，過降圧や起立性低血圧を防ぐために，経験的に1日の体重減少速度の上限は1.0〜1.5kg程度を目安としている。AKI回復中の利尿期やカルペリチドによる利尿が得られている場合には，これ以上の速さで体重が減ることがあり，水分や塩分を補充しなければならないケースもある。したがってカルペリチド投与中は，血圧・尿量・体重を頻回に測定して，輸液量，塩分，K，降圧薬，カルペリチド以外の利尿薬などの投与量を毎日検討する必要がある（**表1**）。

　　高齢者に限らず，起立性低血圧により転倒しやすくなることは，骨折や外傷のリスクとなるので，カルペリチド点滴中は，患者および看護師に転倒に十分に気をつけて，伝い歩きを励行するよう指導すべきである。

表1 ▶ カルペリチド投与中に気をつけるべき副作用

- 血圧低下
- 不整脈
- 転倒傾向（起立性低血圧）
- 低ナトリウム血症
- 低カリウム血症

5 カルペリチドは劇薬と認識する

　カルペリチドにより尿量が増加し，体重が減少する場合には，カルペリチドによる降圧作用はどんどん強くなり，カルペリチドの投与量を日々（あるいは半日ごとに）見直す必要がある．過度の降圧はAKI治療で最も避けるべきイベントであり，カルペリチドによる腎保護をめざすためにはカルペリチドを劇薬と認識して使うべきであろう．

文献

1) Kangawa K, Matsuo H : Purification and complete amino acid sequence of alpha-human atrial natriuretic polypeptide (alpha-hANP). Biochem Biophys Res Commun. 1984 ; 118(1) : 131-9.

2) Nakao K, Ogawa Y, Suga S, et al : Molecular biology and biochemistry of the natriuretic peptide system. I : Natriuretic peptides. J Hypertens. 1992 ; 10(9) : 907-12.

3) Mukoyama M, Nakao K, Hosoda K, et al : Brain natriuretic peptide as a novel cardiac hormone in humans. Evidence for an exquisite dual natriuretic peptide system, atrial natriuretic peptide and brain natriuretic peptide. J Clin Invest. 1991 ; 87(4) : 1402-12.

4) Yoshimura M, Yasue H, Ogawa H : Pathophysiological significance and clinical application of ANP and BNP in patients with heart failure. Can J Physiol Pharmacol. 2001 ; 79(8) : 730-5.

5) Potter LR, Abbey-Hosch S, Dickey DM : Natriuretic peptides, their receptors, and cyclic guanosine monophosphate-dependent signaling functions. Endocr Rev. 2006 ; 27(1) : 47-72.

6) Kato Y, Mori K, Kasahara M, et al : Natriuretic peptide receptor guanylyl cyclase-A pathway counteracts glomerular injury evoked by aldosterone through p38 mitogen-activated protein kinase inhibition. Sci Rep. 2017 ; 7 : 46624.

7) Nigwekar SU, Navaneethan SD, Parikh CR, et al : Atrial natriuretic peptide for preventing and treating acute kidney injury. Cochrane Database Syst Rev. 2009 ; (4) : CD006028.

8) Kidney Disease : Improving Global Outcomes (KDIGO) Acute Kidney Injury Work Group : KDIGO Clinical Practice Guideline for Acute Kidney Injury. Kidney Int Suppl. 2012 ; 2(1) : 1-138.

9) AKI（急性腎障害）診療ガイドライン作成委員会（編）：AKI（急性腎障害）診療ガイドライン2016. 東京医学社, 2016.

10) Sezai A, Hata M, Niino T, et al : Influence of continuous infusion of low-dose human atrial natriuretic peptide on renal function during cardiac surgery : a randomized controlled study. J Am Coll Cardiol. 2009 ; 54(12) : 1058-64.

11) 森　潔，森　典子：AKIの予防・治療薬のアップデートと展望．日透析医学会誌. 2018 ; 51(2) : 135-9.

〔森　潔〕

第3章

3 薬物療法——(3)

低用量ドパミン

point
- 低用量でのドパミンの投与は一時的な尿量の増加作用もあり，腎保護作用のある昇圧薬と考えられてきた。
- しかし，これまでのランダム化比較試験およびメタアナリシスでは，AKIに対する低用量ドパミンの有効性は示されず，一部の解析では劣性の結果もみられる。
- AKIに関連した各種ガイドラインでも，AKIの予防および治療目的に低用量ドパミンを使用しないことを推奨している。

1 なぜ低用量ドパミンをAKIに対して使用してきたか？

ドパミンには以前から「renal dose」という概念が存在した[1]。これは，同薬を健常人に対して1～3μg/kg/minの低用量で投与すると，腎血管の拡張，ナトリウム利尿により，糸球体濾過量(GFR)を増加させることから，腎保護性の昇圧薬として使用されてきた経緯がある(図1)[1)2)]。

実際，GFRの増加によって尿量が増加することは，これまで行われてきた臨床試験でも示されている[3]。Friedrichらによって2005年に報告されたメタアナリシスの結果によると，低用量ドパミンの投与1日目では，投与群はコントロール群

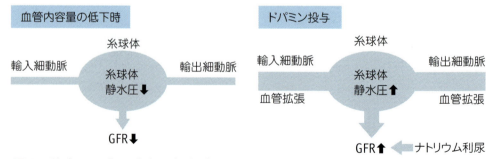

図1 ▶ ドパミンの「renal dose」の概念

第3章　AKIの予防と治療

と比較して有意に尿量が増加し，またクレアチニンクリアランスも有意に増加すると報告されている[3]。この結果に着目すれば，一見すると低用量ドパミンはAKIに対して有効性が高い薬のようにみえる。

しかしながら，この低用量ドパミンの投与群における尿量の増加およびクレアチニンクリアランスの上昇は，翌日以降は有意な差はみられなくなることが多い[3]。つまり，この尿量の増加，クレアチニンクリアランスの上昇は，投与開始当初のみにみられる現象であり，永続的にみられる効果ではない。また，この尿量増加の効果は，健常人では顕著にみられる一方で，AKIを伴った症例では，ドパミンによって腎血管の収縮作用がみられるようになると報告されており，むしろ腎機能を悪化させる可能性が示唆されている[4]。

2 これまでの臨床試験は低用量ドパミンの有用性を示してきたか？

では，実際に低用量ドパミンをAKIの予防または治療を目的として使用した場合に，ハードアウトカムを改善させるかどうか――このクリニカルクエスチョンをもとに，これまで行われてきた臨床試験を改めて振り返りたい。

低用量ドパミンのAKIに対する有用性については，既にメタアナリシスと質の高いランダム化比較試験（RCT）が報告されている[3)5)]。そこで，2005年にFriedrichらによって報告されたメタアナリシスの結果をもとに，その後に報告されたRCTの結果を統合して追加のメタアナリシスを行うこととした。

2005年のメタアナリシスの後に，AKIの予防または治療目的に低用量ドパミンを投与したRCTについて，PubMedで文献検索を行った。その結果，5つのRCTが報告されていた[6)~10)]。これらのRCTの低用量ドパミン群とコントロール群から死亡症例数，腎代替療法の導入数をそれぞれ抽出し，2005年に発表されたFriedrichらのメタアナリシスの結果と統合した。

死亡率について抽出して統合した結果を図2に示す。低用量ドパミンを投与した群とコントロール群と比較しても，オッズ比1.02（95％信頼区間0.73~1.42，$P=0.92$）であり，低用量ドパミン群の有用性は認めなかった。また，腎代替療法（RRT）の導入率について抽出して統合した結果を図3に示す。こちらについても，オッズ比0.98（95％信頼区間0.70~1.38，$P=0.91$）であり，低用量ドパミン群の有用性は認めなかった。つまり，新たなRCTを加えて検討しても，2005年に報告されたメタアナリシスと同様に，AKIの予防および治療目的に低用量ドパミンをすることによるメリットは示されなかった。

一方，AKIの原因として多くの割合を占める敗血症性ショックでも，昇圧薬と

3 薬物療法——（3）低用量ドパミン

157

著 者	ドパミン イベント	ドパミン 計	コントロール イベント	コントロール 計	オッズ比（95% CI）	発表年
Triposkiadis FK, et al	1	56	3	55	0.32 [0.03, 3.13]	2014
Schmoelz M, et al	4	21	7	20	0.44 [0.11, 1.82]	2006
Biancofiore G, et al	1	50	1	47	0.94 [0.06, 15.45]	2004
Sánchez M, et al	15	40	20	40	0.60 [0.25, 1.46]	2003
Woo EB, et al	2	25	0	25	5.43 [0.25, 118.96]	2002
Bellomo R, et al	69	161	66	163	1.10 [0.71, 1.71]	2000
Lassnigg A, et al	0	42	1	42	0.33 [0.01, 8.22]	2000
Schneider M, et al	0	50	2	50	0.19 [0.01, 4.10]	1999
Gare M, et al	0	34	1	34	0.32 [0.01, 8.23]	1999
Schulze K, et al	7	173	0	174	15.72 [0.89, 277.43]	1999
de Lasson L, et al	0	13	1	17	0.41 [0.02, 10.83]	1995
Baldwin L, et al	2	18	0	19	5.91 [0.26, 132.00]	1994
Swygert TH, et al	3	22	2	25	1.82 [0.27, 12.01]	1991
合計（95% CI）		705		711	1.02 [0.73, 1.42]	
合計（イベント）	104		104			

オッズ比（95% CI）

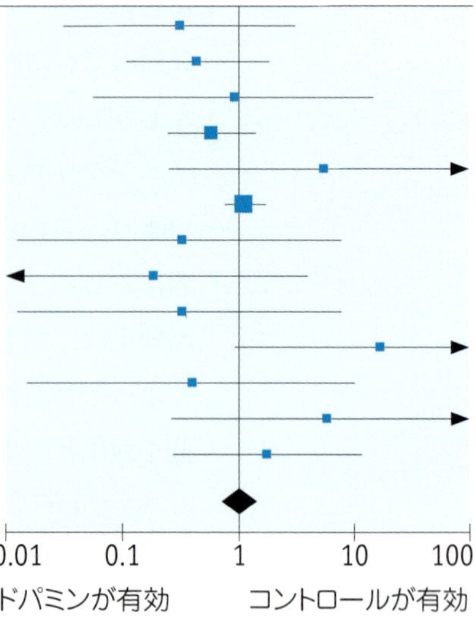

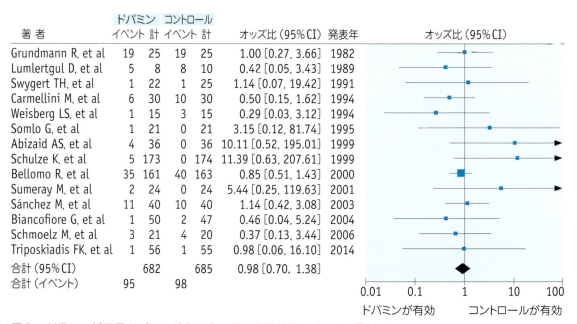

図2 ▶ AKIへの低用量ドパミン投与の有用性のRCT比較—死亡率

著 者	ドパミン イベント	ドパミン 計	コントロール イベント	コントロール 計	オッズ比（95% CI）	発表年
Grundmann R, et al	19	25	19	25	1.00 [0.27, 3.66]	1982
Lumlertgul D, et al	5	8	8	10	0.42 [0.05, 3.43]	1989
Swygert TH, et al	1	22	1	25	1.14 [0.07, 19.42]	1991
Carmellini M, et al	6	30	10	30	0.50 [0.15, 1.62]	1994
Weisberg LS, et al	1	15	3	15	0.29 [0.03, 3.12]	1994
Somlo G, et al	1	21	0	21	3.15 [0.12, 81.74]	1995
Abizaid AS, et al	4	36	0	36	10.11 [0.52, 195.01]	1999
Schulze K, et al	5	173	0	174	11.39 [0.63, 207.61]	1999
Bellomo R, et al	35	161	40	163	0.85 [0.51, 1.43]	2000
Sumeray M, et al	2	24	0	24	5.44 [0.25, 119.63]	2001
Sánchez M, et al	11	40	10	40	1.14 [0.42, 3.08]	2003
Biancofiore G, et al	1	50	2	47	0.46 [0.04, 5.24]	2004
Schmoelz M, et al	3	21	4	20	0.37 [0.13, 3.44]	2006
Triposkiadis FK, et al	1	56	1	55	0.98 [0.06, 16.10]	2014
合計（95% CI）		682		685	0.98 [0.70, 1.38]	
合計（イベント）	95		98			

オッズ比（95% CI）

図3 ▶ AKIへの低用量ドパミン投与の有用性のRCT比較—RRTの導入率

してドパミンとノルアドレナリンを比較したRCTが行われている[11)]。ここではドパミンは昇圧薬としての使用であり低用量では使用されていないが，これらのRCTの結果を統合したメタアナリシスも報告されている[12)]。そのメタアナリシスの結果では，28日後の死亡率，不整脈の発症などのアウトカムでドパミンの劣性が示されている。

第3章　AKIの予防と治療

これまでの結果をまとめると，低用量ドパミンをAKIの予防および治療目的に使用した場合に，コントロール群と比較して低用量ドパミンの有用性は示されず，またAKIの原因となることの多い敗血症性ショックでは，ドパミンはノルアドレナリンと比較して多くの点で有益性がみられないことになる。

3 各AKIガイドラインでの低用量ドパミンの評価

これまでに複数のAKIに関連したガイドラインが発表されているが，日本では主に「AKI（急性腎障害）診療ガイドライン2016」「日本版敗血症診療ガイドライン2016」が挙げられる[13)14)]。いずれのガイドラインでも，低用量ドパミンの使用は，高いエビデンスレベルをもって使用しないことを推奨しており，諸外国のAKIのガイドラインでも同様の推奨を行っている[15)16)]。

4 低用量ドパミンの有効性のまとめ

低用量ドパミンをAKIの予防および治療目的として投与しても，効果は非常に少ないということがこれまでの臨床試験により明らかになっている。尿量が一時的に増加するとはいえ，低用量ドパミンを使用する際にはそのメリット・デメリットを十分に考慮する必要がある。

文献

1) Denton MD, Chertow GM, Brady HR: "Renal-dose" dopamine for the treatment of acute renal failure: scientific rationale, experimental studies and clinical trials. Kidney Int. 1996；50(1):4-14.

2) Sigrist NE: Use of dopamine in acute renal failure. J Vet Emerg Crit Care. 2007；17(2):117-26.

3) Friedrich JO, Adhikari N, Herridge MS, et al: Meta-analysis: low-dose dopamine increases urine output but does not prevent renal dysfunction or death. Ann Intern Med. 2005；142(7):510-24.

4) Lauschke A, Teichgräber UK, Frei U, et al: 'Low-dose' dopamine worsens renal perfusion in patients with acute renal failure. Kidney Int. 2006；69(9):1669-74.

5) Bellomo R, Chapman M, Finfer S, et al: Low-dose dopamine in patients with early renal dysfunction: a placebo-controlled randomised trial. Australian and New Zealand Intensive Care Society (ANZICS) Clinical Trials Group. Lancet. 2000；356(9248):2139-43.

6) Schmoelz M, Schelling G, Dunker M, et al: Comparison of systemic and renal effects of dopexamine and dopamine in norepinephrine-treated septic shock. J Cardiothorac Vasc Anesth. 2006；20(2):173-8.

3 薬物療法 ── (3) 低用量ドパミン

7) Naranjo A, Cruz A, López P, et al：Renal function after dopamine and fluid administration in patients with malignant obstructive jaundice. A prospective randomized study. J Gastrointestin Liver Dis. 2011；20(2)：161-7.

8) NHLBI Heart Failure Clinical Research Network：Low-dose dopamine or low-dose nesiritide in acute heart failure with renal dysfunction：the ROSE acute heart failure randomized trial. JAMA. 2013；310(23)：2533-43.

9) Russo A, Bevilacqua F, Scagliusi A, et al：Dopamine infusion and fluid administration improve renal function during laparoscopic surgery. Minerva Anestesiol. 2014；80(4)：452-60.

10) Triposkiadis FK, Butler J, Karayannis G, et al：Efficacy and safety of high dose versus low dose furosemide with or without dopamine infusion：the Dopamine in Acute Decompensated Heart Failure II (DAD-HF II) trial. Int J Cardiol. 2014；172(1)：115-21.

11) De Backer D, Biston P, Devriendt J, et al：Comparison of dopamine and norepinephrine in the treatment of shock. N Engl J Med. 2010；362(9)：779-89.

12) De Backer D, Aldecoa C, Njimi H, et al：Dopamine versus norepinephrine in the treatment of septic shock：a meta-analysis. Crit Care Med. 2012；40(3)：725-30.

13) AKI（急性腎障害）診療ガイドライン作成委員会（編）：AKI（急性腎障害）診療ガイドライン2016. 日腎会誌. 2017；59(4)：419-533.

14) 日本版敗血症診療ガイドライン2016作成特別委員会（編）：日本版敗血症診療ガイドライン 2016. 日救急医会誌. 2017；28：S1-S226.

15) Kidney Disease：Improving Global Outcomes (KDIGO) Acute Kidney Injury Work Group：KDIGO Clinical Practice Guideline for Acute Kidney Injury. Kidney Int Suppl. 2012；2(1)：1-138.

16) National Institute for Health and Care Excellence：Clinical Guidelines：Acute Kidney Injury：Prevention, Detection and Management Up to the Point of Renal Replacement Therapy [CG169] [Internet]. National Clinical Guideline Centre. 2013.

―――― 山田博之，松原 雄

第3章

4

AKI時の輸液

> **point**
>
> ▶ AKIの発症または発症したAKIの重症化予防のために，輸液は大切である。
>
> ▶ 輸液の目的は循環動態の安定，腎糸球体濾過と腎への酸素供給の維持である。
>
> ▶ 使用する輸液製剤，患者の体液バランス，体液量，病態に応じて輸液ストラテジーを考える。

1 AKI発症予防・重症化予防の輸液

　輸液は，AKI発症または既に発症したAKIの重症化を予防するためのストラテジーのひとつであり，その目的は，有効循環血流量・心拍出量を回復・維持し，糸球体濾過と腎への酸素供給を維持することにある[1]。しかしAKIを発症する全身の要因，AKIの成因の複雑性等もあり，輸液製剤の種類による (qualitative)，または輸液量負荷による (quantitative) 腎へのtoxicity (toxic fluid) を考慮した輸液方法を選択する必要がある。このために，①投与する輸液製剤の種類，②輸液バランス，体液バランスをどうするか，③輸液反応性の評価，④病態ごとの輸液ストラテジーに分けて，以下に説明する。

2 晶質液，膠質液のどちらを輸液するか

　輸液製剤は晶質液 (crystalloid fluid) と膠質液 (colloid fluid) に分けられる。晶質液は様々な濃度の電解質を含む製剤であり，生理食塩水 (生食)，リンゲル液，1~4号液，ブドウ糖液などがある。膠質液はアルブミンやヒドロキシエチルスターチ (HES)，デキストランなどがある。

　健常人に生食，コハク化ゼラチン，6% HESを1L/hrで投与した際の血管内残存率は各々32%，79%，84%と測定されており[2]，膠質液がより血管内に残留し

4 AKI時の輸液

161

やすい．膠質液は循環血液量減少を伴うショックに利用されるが，AKI予防の観点からは晶質液が優れている．

VISEP研究では，重症敗血症患者にHESまたは乳酸リンゲルを投与し予後を検討した前向き研究であり，AKI発症（30.9% vs. 21.7%，$P=0.04$），腎代替療法の施行（25.9% vs. 17.3%，$P=0.03$）と，いずれも腎合併症は膠質液で多かった[3]．そのほかCHEST，6Sなどの研究においても，重症患者への膠質液の投与は，AKI発症以外にも死亡率が増加するなどの報告が相次いだ．このためKDIGO Clinical Practice Guideline for Acute Kidney Injuryでは，出血性ショックのない場合，qualitative toxicityの観点から原則として晶質液を使用することを推奨している[4]．

3 どの晶質液を輸液するか——生理食塩水使用の注意点

生食はクロール（Cl）濃度が154mEq/L含まれており，一方リンゲル液では，ヒト血漿に近い109mEq/L前後に設定され，balanced crystalloidと呼ばれている．比較的大量の輸液量を必要とする輸液蘇生では，この高濃度クロール投与により以下のような問題が指摘されている．

生食またはbalanced crystalloidを開腹手術患者に投与した検討[5]や，生食・Clの多く含まれるアルブミン液またはbalanced crystalloidやClの少ないアルブミン液をICU患者に投与し副作用を比較した検討[6]では，いずれもCl投与を多く受けた患者にAKIが多く発生した．これらは生食による高クロール性代謝性アシドーシスや高ナトリウム血症などに起因すると考えられている．健常人では生食投与により腎皮質灌流量は増加せずむしろ12％低下するという報告もあり[7]，生食投与は必ずしも腎保護にはならない可能性がある．

ランダム化比較試験によるbalanced crystalloidのAKI予防効果についての優位性は示されていないが，輸液蘇生には晶質液の中ではbalanced crystalloidの使用が推奨されている．

4 体液量をどの程度に維持するか——輸液バランス，体液量とAKI

それでは，体液量の多寡または輸液量のバランスをどの程度に管理することが腎保護に有利になるのであろうか．

心臓手術患者の手術開始直後から24時間までの輸液バランスを4分位に分けると，正のバランスが多くなるにつれ，16，20，20，52％と術後AKIが増加

し，最も輸液の多い群では少ない群よりもAKI発症リスクは5倍（オッズ比4.98，95％信頼区間1.38～24.10，$P=0.046$）であった[8]などの報告にあるように，体液量を多く維持することのAKIリスクが指摘されている（体液量増加によるqualitative toxicity）。このtoxicityの機序としては，体液量の過剰による腎静脈圧上昇や間質浮腫による腎血流量低下・腎実質の圧迫による糸球体濾過量減少[1]などにより，AKI発症のみならず死亡リスクまでもが想定されている。

体液量（輸液）バランスとAKIに関する報告を**表1**[8]〜[14]に示す。従来の報告では一部には負のバランスを設定した報告もあるものの，体液量を多くする（正のバランス）かそうでないかについての検討が多いように思える。

これに対し，Balakumarらは18,084名のICU入室患者において，輸液バランスがnegative（体重変化が0％未満），even（0〜5％），positive（5％以上）の3群に分けて，AKI発症や死亡率を後ろ向き研究ではあるが大規模な検討を行った[9]。すると，positiveの輸液バランスを行った患者群ではevenまたはnegativeの輸液バランスとした患者群よりも死亡率が高いという従来と同じ結果を得る一方，negativeの輸液バランスで管理された患者の死亡率は，ICU入室から11日までは

表1 ▶ 体液量（輸液）バランスとAKIに関する報告

対象患者	比較	結果	報告	文献
敗血症患者151名	ボーラスの輸液は高度低灌流時のみ vs. 灌流改善まで継続	輸液制限にてAKI増悪の抑制	Hjortrup, et al	10)
腎代替療法を要するAKI患者1,453名	negative vs. positive	negativeバランスで90日死亡リスク減少，生存期間延長，腎代替療法治療期間短縮，ICU期間短縮	RENAL Replacement Therapy Study Investigators	11)
腎代替療法を要するAKI患者341名	体重の10％以上／未満の体液量変化	10％以上増加で30日生存率の低下	Kim, et al	12)
心血管手術患者100名	手術後開始から24時間輸液バランスの4分位	輸液バランス増加に応じてAKI増加	Kambhampati, et al	8)
AKI発症132名	生存 vs. 非生存	非生存者で輸液バランス過剰	Teixeira, et al	13)
敗血症患者1,341名	protocol-based EGDT vs. protocol-based standard therapy vs. usual care	輸液量最多のprotocol-based standard therapy群で新規発症腎不全の増加	ProCESS Investigators	14)
重症患者18,084名	輸液バランス negative vs. even vs. positive	positive, negativeバランスは1年死亡率上昇	Balakumar, et al	9)

（文献8〜14をもとに作成）

低いものの，88日から365日までは有意に高く，長期予後の観点からはnegativeの輸液バランスが有利とは限らない結果であった。著者らは，negativeの輸液バランスは，明らかに病的状態であるpositiveの輸液バランスと比較すればbeneficialであるが，生理的な体液量であるevenの輸液バランスと比較した場合にはやはりharmとなりうると述べている。

このように，体液量を少なくすることが必ずしも予後を改善しない可能性があることを認識しておく必要がある。

コンセンサスはないものの，有効循環血液量維持のための輸液を最小限に補い，euvolemia（正常な体液量）をめざすことが望ましいとする意見もあるが，適切な体液量評価を行いつつ（表2），輸液過剰，過少の輸液は避け，適切に体液バランスを評価して輸液量を決定する必要がある。

表2 ▶ 体液量を判定する指標

身体所見で得られるもの	毛細血管再充満時間，皮膚ツルゴール，体重，口腔粘膜所見，起立性低血圧など
血液・尿検査で得られるもの	総蛋白・アルブミン・ヘモグロビンなどの変化，乳酸値，尿比重，FENa，FEUNなど
超音波所見で得られるもの	心拍出量（CO），下大静脈（IVC）径，左室拡張終期容量，右室拡張終期容量
カテーテル検査で得られるもの	肺動脈楔入圧，中心静脈圧
輸液反応性をみるもの	輸液負荷，PLRテスト，収縮期血圧変動（SPV），脈圧変動（PPV），1回心拍出量（SVV），下大静脈（IVC）径，上大静脈（SVC）径呼吸性変動，EEOテスト，脈波変動指標（PVI®）

PLR：passive leg raising（受動的下肢挙上）
EEO：end-expiratory occlusion（呼気終末閉塞）

5 輸液反応性とAKI

患者の体液量は様々なパラメータを用いて判定される（表2）。しかし，低心機能，肝不全，敗血症などでは有効循環血流量が減少して，腎灌流圧の低下があっても輸液蘇生に反応しないことがある。また，輸液蘇生の指標としての中心静脈圧（CVP）や肺動脈楔入圧（PAWP）は限界があることも指摘されている[15]。では，輸液必要性の判定をどのように行えばよいのであろうか。

一般的に輸液を急速に行い，心拍出量が10～15％増加する場合を輸液反応性ありとし，この場合の輸液は心拍出量や腎灌流圧を回復できる可能性がある。輸液反応性予測方法には心拍出量を指標とするPLRテストやEEOテスト，また下大静脈（IVC）径，上大静脈（SVC）径の呼吸による変動率などを指標とする方法がある（表2）。

輸液反応性を用いて輸液開始，継続，中止を検討することは，過剰な輸液を予防し速やかに次の段階の輸液方法への移行を行うためにも有用である。

AKIの病態別輸液方針

上記をふまえ，輸液方針を考察する。

嘔吐・下痢など脱水による腎障害を伴わない腎前性AKIでは，早期に等張性晶質液を輸液する。クロール欠乏を合併する嘔吐による脱水では生食投与を選択することは理にかなっている。

敗血症では治療の進行とともに体液量の分布，血行動態がダイナミックに変化するため，Rescue, Optimization, Stabilization, De-escalation（ROS-D）に分けて考えることが提唱されている[16]。すなわち，Rescueフェーズでは輸液を急速に投与しpositiveバランスとしてショックからの蘇生を図る。初期輸液は細胞外液補充液を30mL/kg以上投与する[17]。Optimizationフェーズでは，いまだ不安定な状況であるが心拍出量と腎灌流圧を維持するための輸液を行う。ここでは輸液を増やすか否かの判断は輸液反応性が役立つ。Stabilizationフェーズでは，安定した状態で，生理的な水分喪失や失われる電解質を補う。ここでは体液量に応じてevenまたはnegativeバランスにする。De-escalationフェーズでは，negativeバランスとして体液量を正常に戻して治療を終える。敗血症に対するEGDT（early goal-directed therapy；早期目標指向型治療）の有効性は，否定的な報告が最近は増加している[17]。

腹部手術後AKIの予防においては平均血圧を60～65mmHg以上（高血圧患者では75mmHg以上）に保つことが推奨されており[18]，晶質液を用いて輸液量を調整する。術中輸液の過剰制限，過剰はともにAKI発症，死亡が多いため，適正な体液量の把握に努める。メタアナリシスでも，表2に示す輸液反応性を利用した輸液管理を行うEGDTを用いた術中・術後の血行動態管理は術後のAKIを有意に減少できると報告されており[19]，AKI発症のハイリスク患者には，術中も含めた早期からの輸液介入は有効であると思われる。

心臓手術では，術後ICU入室直後に輸液反応性が陰性化するまで輸液を行うことによりAKIが19.9％から6.5％に減少したとする報告や[20]，EGDTを用いた輸液がAKI発症予防に効果とするメタアナリシスがある[21]。炭酸水素ナトリウム投与がAKIを予防するという説の有効性は証明されていない[22]。

7 AKIの重症患者と輸液

　AKI発症または既に発症したAKIの重症化を予防するための輸液については，十分なエビデンスが少ない。しかし重症患者においては，常にAKIの発症を想定した輸液を考慮することが重要である。重症化した患者のヒストリー，現在の状況，検査所見，身体所見などに配慮して，病態に対する適切な輸液製剤の選択とともに循環動態，体液量を評価して輸液量を調整することは，腎へのqualitativeおよびquantitative toxicityを避ける上で大切であり，ひいては患者予後を改善することにもつながると思われる。

文献

1) Prowle JR, Kirwan CJ, Bellomo R : Fluid management for the prevention and attenuation of acute kidney injury. Nat Rev Nephrol. 2014 ; 10(1) : 37-47.

2) Lobo DN, Stanga Z, Aloysius MM, et al : Effect of volume loading with 1 liter intravenous infusions of 0.9% saline, 4% succinylated gelatine (Gelofusine) and 6% hydroxyethyl starch (Voluven) on blood volume and endocrine responses : a randomized, three-way crossover study in healthy volunteers. Crit Care Med. 2010 ; 38(2) : 464-70.

3) Brunkhorst FM, Engel C, Bloos F, et al : Intensive insulin therapy and pentastarch resuscitation in severe sepsis. N Engl J Med. 2008 ; 358(2) : 125-39.

4) Kidney Disease : Improving Global Outcomes (KDIGO) Acute Kidney Injury Work Group : KDIGO Clinical Practice Guideline for Acute Kidney Injury. Section 3 : Prevention and Treatment of AKI. Kidney Int Suppl. 2012 ; 2(1) : 37-68.

5) Shaw AD, Bagshaw SM, Goldstein SL, et al : Major complications, mortality, and resource utilization after open abdominal surgery : 0.9% saline compared to Plasma-Lyte. Ann Surg. 2012 ; 255(5) : 821-9.

6) Yunos NM, Bellomo R, Hegarty C, et al : Association between a chloride-liberal vs chloride-restrictive intravenous fluid administration strategy and kidney injury in critically ill adults. JAMA. 2012 ; 308(15) : 1566-72.

7) Chowdhury AH, Cox EF, Francis ST, et al : A randomized, controlled, double-blind crossover study on the effects of 2-L infusions of 0.9% saline and plasma-lyte® 148 on renal blood flow velocity and renal cortical tissue perfusion in healthy volunteers. Ann Surg. 2012 ; 256(1) : 18-24.

8) Kambhampati G, Ross EA, Alsabbagh MM, et al : Perioperative fluid balance and acute kidney injury. Clin Exp Nephrol. 2012 ; 16(5) : 730-8.

9) Balakumar V, Murugan R, Sileanu FE, et al : Both Positive and Negative Fluid Balance May Be Associated With Reduced Long-Term Survival in the Critically Ill. Crit Care Med. 2017 ; 45(8) : e749-e757.

10) Hjortrup PB, Haase N, Bundgaard H, et al : Restricting volumes of resuscitation fluid in adults with septic shock after initial management : the CLASSIC randomised, parallel-group, multicentre feasibility trial. Intensive Care Med. 2016 ; 42(11) : 1695-1705.

11) RENAL Replacement Therapy Study Investigators：An observational study fluid balance and patient outcomes in the Randomized Evaluation of Normal vs. Augmented Level of Replacement Therapy trial. Crit Care Med. 2012；40(6)：1753-60.

12) Kim IY, Kim JH, Lee DW, et al：Fluid overload and survival in critically ill patients with acute kidney injury receiving continuous renal replacement therapy. PLoS One. 2017；12(2)：e0172137.

13) Teixeira C, Garzotto F, Piccinni P, et al：Fluid balance and urine volume are independent predictors of mortality in acute kidney injury. Crit Care. 2013；17(1)：R14.

14) ProCESS Investigators：A randomized trial of protocol-based care for early septic shock. N Engl J Med. 2014；370(18)：1683-93.

15) 日本外傷学会（監修），日本外傷学会外傷専門診療ガイドライン編集委員会（編）：外傷専門診療ガイドラインJETEC．へるす出版，2014．

16) Hoste EA, Maitland K, Brudney CS, et al：Four phases of intravenous fluid therapy：a conceptual model. Br J Anaesth. 2014；113(5)：740-7.

17) 日本版敗血症診療ガイドライン2016作成特別委員会（編）：日本版敗血症診療ガイドライン2016．日救急医会誌．2017；28：S1-S226．

18) Goren O, Matot I：Perioperative acute kidney injury. Br J Anaesth. 2015；115(Suppl 2)：ii3-14.

19) Brienza N, Giglio MT, Marucci M, et al：Does perioperative hemodynamic optimization protect renal function in surgical patients? A meta-analytic study. Crit Care Med. 2009；37(6)：2079-90.

20) Thomson R, Meeran H, Valencia O, et al：Goal-directed therapy after cardiac surgery and the incidence of acute kidney injury. J Crit Care. 2014；29(6)：997-1000.

21) Aya HD, Cecconi M, Hamilton M, et al：Goal-directed therapy in cardiac surgery：a systematic review and meta-analysis. Br J Anaesth. 2013；110(4)：510-7.

22) McGuinness SP, Parke RL, Bellomo R, et al：Sodium bicarbonate infusion to reduce cardiac surgery-associated acute kidney injury：a phase II multicenter double-blind randomized controlled trial. Crit Care Med. 2013；41(7)：1599-607.

鈴木洋行，塚本達雄

第3章

5 AKI患者の栄養管理

point

▶ 多臓器不全の一症状として発症するAKIでは，血糖の上昇と体蛋白の異化亢進が代謝面の特徴である。

▶ ICUの入室初期は，エネルギー投与量は必要量の80％以下に抑え（permissive underfeeding），蛋白質（アミノ酸）は1.2g/kg/day以上の投与を目標とする。

▶ エネルギー投与量を減らすことで，腎代替療法が必要となるリスクが減ることが報告されている。

▶ 持続的腎代替療法中は低リン血症および低マグネシウム血症などの電解質異常が出現し，AKIの予後に悪影響を及ぼすため，定期的なモニタリングと補正が必要である。

▶ AKI患者の目標血糖値は110～180mg/dLである。

1 AKI患者における栄養管理の意義

AKIを含む多臓器障害の重症患者が入室する集中治療室（intensive care unit；ICU）では，入室中の栄養管理が長期予後まで影響する。実際，急性呼吸窮迫症候群（acute respiratory distress syndrome；ARDS）によってICUに入室した患者（平均44歳）をフォローすると，5年後も6分間歩行距離は健常者のレベルまで回復しておらず，身体機能をもとのレベルまで回復させることが困難であることが報告されている[1]。したがって，早期から適切な栄養管理を行い，いかに栄養状態や骨格筋量，身体機能などを維持し，AKI患者の長期的な転帰（身体機能，生活の質，生命予後）を改善させるかが課題になる。

2 侵襲時における代謝の変化

ICU入室時は様々な侵襲が加わり，肝臓，腎臓，骨格筋，脂肪などの組織では代謝が大きく変化する。**表1**に，各組織における糖質，蛋白質，脂肪の変化を示す[2]。

1) 糖質

侵襲時，肝臓ではグリコーゲンが分解され，骨格筋，脂肪組織，肝臓では糖の取り込みが低下する。一方，筋蛋白より分解されたアミノ酸（アラニン，ピルビン酸）は腎臓および肝臓での糖新生に使われ，脂肪組織から分解されたグリセリン（グリセロール）も肝臓での糖新生に使われる。そのため，内因性に産生されるエネルギー量は過剰状態となり，高血糖が誘発される。

2) 蛋白質

侵襲を受けてから48時間たつと，炎症性サイトカイン，コルチゾール，グルカゴン，アドレナリン（エピネフリン）などが増え，骨格筋蛋白の異化が亢進する。体蛋白から分解されたアミノ酸は糖新生や急性相蛋白の産生に使われるため，骨格筋量はさらに減少する。

表1▶ 侵襲時における各臓器の代謝変化

臓器	糖質	蛋白質	脂質
肝臓	●アミノ酸，乳酸，グリセロールからの糖新生の亢進 ●グリコーゲン分解や解糖の促進 ●インスリン依存性の糖酸化の抑制	●急性相蛋白産生の亢進 ●アミノ酸酸化の抑制 ●アルブミン合成の低下 ●尿素合成の亢進	●脂肪酸の再エステル化の減少 ●VLDLの合成抑制
腎臓	●糖新生の抑制 ●グルタミン利用の亢進		
骨格筋	●インスリン依存性の糖酸化の抑制 ●解糖の促進 ●乳酸およびアラニン合成の亢進	●蛋白質合成の抑制 ●蛋白質分解の亢進 ●BCAA酸化の抑制 ●細胞内グルタミン濃度の低下	
脂肪組織	●インスリン依存性の糖酸化の抑制 ●解糖の促進 ●中性脂肪の水解によるグリセロール産生の亢進 ●乳酸合成の亢進		●グリセロールおよび脂肪酸放出の増加 ●脂肪酸の再エステル化の減少

（文献2をもとに作成）

ICU患者では，入室直後から退室後まで骨格筋量および筋力が低下し続けることが知られている。超音波で大腿直筋の横断面積を観察すると，1週間で平均10.3％も減る[3]。人工呼吸器を装着していると，48時間後より横隔膜の筋肉量が毎日6％の速さで低下する[4]。さらに，必要エネルギー量の41％および必要蛋白量の57％が投与されているICU入室患者を対象に，第3腰椎のCT横断像から筋肉面積を経時的に求めると，平均10日間に0.49％／dayの速度で筋肉面積が減少する[5]。

3) 脂肪

侵襲時は末梢血のリポ蛋白リパーゼや肝臓での中性脂肪リパーゼが減少し，脂肪分解が低下するため，血中の中性脂肪，VLDL（very low-density lipoprotein）は上昇し，HDL（high-density lipoprotein）およびLDL（low-density lipoprotein）コレステロールは低下する。AKIでは中性脂肪のクリアランスは低下するものの，脂肪酸の酸化は維持されるため，経静脈的な脂肪乳剤の投与は可能である。

3 **AKI患者の栄養評価**

主観的包括的アセスメント（subjective global assessment；SGA）は，最も一般的な栄養スクリーニング法である。SGAでAKI患者の栄養状態をスクリーニングすると，中等度の栄養障害リスクを16.2％，高度の栄養障害リスクを41.7％に認めるが，栄養リスクが高い群ほど院内死亡率が高い[6]。

一方，AKIでは急性相反応蛋白が増加し，体液が過剰状態となるため，生化学的栄養指標は複数の検査から評価する必要がある。血清トランスサイレチン（プレアルブミン）を経時的に測定すると，4mg／dL以上低下した場合には生命予後が悪かった[7]。また，血小板／総リンパ球数比＞311または＜90の場合も，重症AKI患者の生命予後は不良である[8]。

最近では，持続的腎代替療法（CRRT）を受けているAKI患者のうち，ICU入室時のAPCHE（acute physiology and chronic health examination）Ⅱスコアが28点以上の重症患者は，肥満［BMI（body mass index）≧25kg／m²］患者ほど30日予後がむしろよいことが観察されている[9]。

4 AKI患者の栄養管理

1）栄養素の投与量

　AKI患者における必要栄養量は，AKI自体の重症度よりも，背景にある複数の重症疾患の病態に依存する。通常，侵襲時には異化が亢進するため，蛋白質（アミノ酸）の必要量は増える。しかし，単にエネルギー量を増やしても窒素バランスは正に傾かず，インスリン投与量の増加や高血糖などの問題を生じる。そのため，腸管機能を最低限維持できる500kcal/day程度や目標量の1/4程度から開始し，初期の1週間はエネルギー消費量まで投与しないpermissive underfeeding（許容可能な低エネルギー投与）という概念が広まっている。最近の研究では，ICU患者において死亡率の低下が期待できるエネルギー目標量は，安静時エネルギー消費量の70%程度との報告[10]もある。

　腎代替療法を施行しているAKI患者において，必要蛋白質摂取量を簡便かつ実用的に推定する方法として，尿素窒素出現率（urea nitrogen appearance；UNA）が考案されている。通常，CRRTを行っているAKI患者ではUNAは10g/dayを超え，UNA×6.25＝蛋白異化量となる（図1）[11]。CRRTまたは血液透析患者の窒素バランスを調べた報告によると，UNAから求めた必要蛋白質（アミノ酸）量は1.5～2.5g/kg/dayである（表2）[11]。

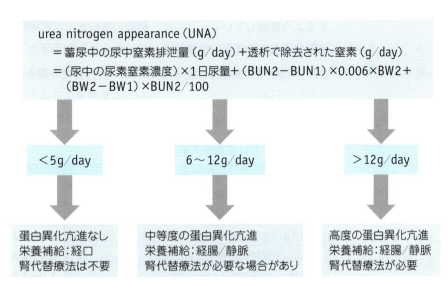

図1 ▶ UNAを用いた蛋白異化状態の推測
BUN1：前日のBUN（mg/dL），BUN2：当日のBUN（mg/dL），BW1：前日の体重（kg），BW2：当日の体重（kg）

重症患者を対象とし，経腸栄養剤からのエネルギー投与量が少ない群（必要量の60%未満）または通常量の2群〔両群間の差は平均445（165～1,118）kcal〕を比較したメタアナリシス[19]では，エネルギー投与量と院内死亡率は関連しなかったものの，少量群は血行感染のリスクが低く，血液浄化療法が必要となるリスクが29%低いことが報告されている。

②静脈栄養

EPaNIC（Early Parenteral Nutrition Completing Enteral Nutrition in Adult Critically Ill Patients）研究[20]では，ICU入室後48時間以内と1週間以降に静脈栄養を開始した2群を比較している。その結果，48時間以内に静脈栄養を開始した群では，ICU滞在期間やCRRT実施期間が長く，感染症の合併も多かった。しかし，経腸栄養が相対的禁忌である重症患者のみに限定すると，超早期（平均44分）と標準的（平均2.8日）で静脈栄養を開始しても，両群間でAKI発症率およびCRRT実施期間に差がなかった[21]。

以上より，静脈栄養の開始時期とAKI発症との関連性は低いと思われる。むしろ，経腸栄養からの投与量が目標量まで達していない場合，入室後48時間以内に静脈栄養を併用すると過剰なアミノ酸が投与されて血中尿素窒素（BUN）が上がり，CRRTの実施期間が延び，AKIからの回復が遅れる可能性がある。

3) 静脈栄養時の注意点

①ブドウ糖

AKI患者に対して高カロリー輸液を行う場合，50～70%ブドウ糖液が主体となる場合が多い。しかし，高濃度のブドウ糖液を急速に注入すると，十分に利用されず高血糖が惹起されるため，注入速度は0.5g/kg/hrを超えないように調整する。

②アミノ酸

CRRTを行っていないAKI患者では，必須アミノ酸/非必須アミノ酸比（E/N比）が3前後に調節された腎不全用アミノ酸製剤のキドミン®（総窒素量0.81g/dL，E/N比 3.21）またはネオアミュー®（総窒素量1.0g/dL，E/N比 2.6）を用いる。

CRRT施行時には高濃度の総合アミノ酸製剤が必要である。AKI患者では，非蛋白熱量/窒素量比（NPC/N比）が80～150に設定された栄養剤を選ぶ必要があるが，高カロリー輸液剤のNPC/N比は150前後である。そのため，腸管が利用できるのであれば，経腸栄養剤の併用が必須である。一方で，AKI患者に最大100g/dayのアミノ酸を経静脈的に補充しても，糸球体濾過量は増加してもAKIの期間（血清クレアチニン>1.9mg/dL）は改善しない[22]。

4) 電解質異常の管理

市販の透析液・補充液を用いてCRRTを行うと，低カリウム血症，低リン血症，低マグネシウム血症などの電解質異常が起こる。血清リン＜2mg/dLになると呼吸筋の働きが抑制され，人工呼吸器からの離脱が遅れて気管切開のリスクが高くなる[23]。また，CRRT施行中に低リン血症（＜2.5mg/dL）が出現すると生命予後も悪くなる[24]。

特に，リンを含まないサブラッド®などの補充液を用いたCRRTでは，血清リンを連日モニタリングし，必要に応じてリン酸ナトリウム製剤を混注し，1mmol/hr程度で持続投与する必要がある。脂肪乳剤は乳化剤としてリン脂質が配合されており，20％イントラリポス®250mLではおよそ4mM（約124mg）のリンが含まれる。この量は，リンの1日推奨摂取量の1/3～1/4に当たるため，脂肪乳剤の投与は低リン血症の予防となる。

ICU在室中に1.7mg/dL以下の低マグネシウム血症が出現すると，AKIの回復が遅れる[25]。さらに，torsade de pointes型心室頻拍など致死性不整脈の原因になるため，血清マグネシウムについても定期的なモニタリングと必要に応じた補充が不可欠である。

5 血糖管理

ICU入室患者を対象としたメタアナリシスでは，強化インスリン療法によって厳格な血糖管理を行っても，死亡率やCRRT導入は減らず，むしろ低血糖のリスクが高まる[26]。

Surviving Sepsis Campaign 2016[27]では，血糖値が連続して180mg/dL以上の場合，目標値を110mg/dL以上（強く推奨），180mg/dL未満に設定し，プロトコルを用いたインスリン治療を開始するよう推奨している。インスリン開始後は，血糖値およびインスリン投与量が安定するまで，1～2時間おきに血糖をモニタリングし，その後も4時間おきにチェックし，低血糖に注意する。また，毛細管血（capillary blood）による測定は不正確なため，動脈ラインがある場合は動脈血で測定をする[27]。

その他，KDIGOのAKI診療ガイドライン[15]では110～149mg/dL，日本版重症患者の栄養療法ガイドライン[14]では180mg/dL以下を血糖目標値とし，血糖値を80～110mg/dLに維持する強化インスリン療法は行わないよう強く推奨している。

文 献

1) Herridge MS, Tansey CM, Matté A, et al：Functional disability 5 years after acute respiratory distress syndrome. N Engl J Med. 2011；364(14)：1293-304.

2) Fiaccadori E, Cremaschi E：Nutritional assessment and support in acute kidney injury. Curr Opin. Crit Care. 2009；15(6)：474-80.

3) Puthucheary ZA, Rawal J, McPhail M, et al：Acute skeletal muscle wasting in critical illness. JAMA. 2013；310(15)：1591-600.

4) Grosu HB, Lee YI, Lee J, et al：Diaphragm muscle thinning in patients who are mechanically ventilated. Chest. 2012；142(6)：1455-60.

5) Braunschweig CA, Sheean PM, Peterson SJ, et al：Exploitation of diagnostic computed tomography scans to assess the impact of nutrition support on body composition changes in respiratory failure patients. JPEN J Parenter Enteral Nutr. 2014；38(7)：880-5.

6) Fiaccadori E, Lombardi M, Leonardi S, et al：Prevalence and clinical outcome associated with preexisting malnutrition in acute renal failure：a prospective cohort study. J Am Soc Nephrol. 1999；10(3)：581-93.

7) Wang W, Pan Y, Tang X, et al：Serum prealbumin and its changes over time are associated with mortality in acute kidney injury. Sci Rep. 2017；7：41493.

8) Zheng CF, Liu WY, Zeng FF, et al：Prognostic value of platelet-to-lymphocyte ratios among critically ill patients with acute kidney injury. Crit Care. 2017；21(1)：238.

9) Kim H, Kim H, Lee M, et al：The impact of disease severity on paradoxical association between body mass index and mortality in patients with acute kidney injury undergoing continuous renal replacement therapy. BMC Nephrol. 2018；19(1)：32.

10) Zusman O, Theilla M, Cohen J, et al：Resting energy expenditure, calorie and protein consumption in critically ill patients：a retrospective cohort study. Crit Care. 2016；20(1)：367.

11) Patel JJ, McClain CJ, Sarav M, et al：Protein Requirements for Critically Ill Patients With Renal and Liver Failure. Nutr Clin Pract. 2017；32(1_suppl)：101S-111S.

12) Kidney Disease：Improving Global Outcomes (KDIGO) Acute Kidney Injury Work Group：KDIGO Clinical Practice Guideline for Acute Kidney Injury. Section 3：Prevention and Treatment of AKI. Kidney Int Suppl. 2012；2(1)：37-68.

13) McClave SA, Taylor BE, Martindale RG, et al：Guidelines for the Provision and Assessment of Nutrition Support Therapy in the Adult Critically Ill Patient：Society of Critical Care Medicine(SCCM)and American Society for Parenteral and Enteral Nutrition(A.S.P.E.N.). JPEN J Parenter Enteral Nutr. 2016；40(2)：159-211.

14) 日本集中治療学会重症患者の栄養管理ガイドライン作成委員会：日本版重症患者の栄養療法ガイドライン：病態別栄養療法. 日集中医誌. 2017；24(5)：569-91.

15) AKI（急性腎障害）診療ガイドライン2016作成委員会（編）：AKI（急性腎障害）診療ガイドライン2016. 東京医学社, 2016, p52-3.

16) 3学会合同ARDS診療ガイドライン2016作成委員会（編）：ARDS診療ガイドライン2016（PDF版）. 2016, p118-23.
〔http://www.jsicm.org/ARDSGL/ARDSGL2016.pdf〕

17) National Heart, Lung, and Blood Institute Acute Respiratory Distress Syndrome(ARDS) Clinical Trials Network：Initial trophic vs full enteral feeding in patients with acute lung injury：the EDEN randomized trial. JAMA. 2012；307(8)：795-803.

18) Needham DM, Dinglas VD, Bienvenu OJ, et al：One year outcomes in patients with acute lung injury randomised to initial trophic or full enteral feeding：prospective follow-up of EDEN randomised trial. BMJ. 2013；346：f1532.

4 AKI患者の栄養管理

1) 栄養素の投与量

　AKI患者における必要栄養量は，AKI自体の重症度よりも，背景にある複数の重症疾患の病態に依存する．通常，侵襲時には異化が亢進するため，蛋白質（アミノ酸）の必要量は増える．しかし，単にエネルギー量を増やしても窒素バランスは正に傾かず，インスリン投与量の増加や高血糖などの問題を生じる．そのため，腸管機能を最低限維持できる500kcal/day程度や目標量の1/4程度から開始し，初期の1週間はエネルギー消費量まで投与しないpermissive underfeeding（許容可能な低エネルギー投与）という概念が広まっている．最近の研究では，ICU患者において死亡率の低下が期待できるエネルギー目標量は，安静時エネルギー消費量の70%程度との報告[10]もある．

　腎代替療法を施行しているAKI患者において，必要蛋白質摂取量を簡便かつ実用的に推定する方法として，尿素窒素出現率（urea nitrogen appearance；UNA）が考案されている．通常，CRRTを行っているAKI患者ではUNAは10g/dayを超え，UNA×6.25＝蛋白異化量となる（図1）[11]．CRRTまたは血液透析患者の窒素バランスを調べた報告によると，UNAから求めた必要蛋白質（アミノ酸）量は1.5～2.5g/kg/dayである（表2）[11]．

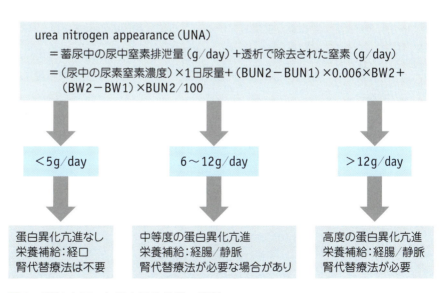

図1▶UNAを用いた蛋白異化状態の推測
BUN1：前日のBUN（mg/dL），BUN2：当日のBUN（mg/dL），BW1：前日の体重（kg），BW2：当日の体重（kg）

表2 ▶ 窒素バランスからみたAKI患者の必要蛋白質（アミノ酸）量

論文	人数	研究デザイン	治療法	栄養ルート	必要蛋白質量 (g/kg/day)
1) Ren Fail. 1997;19(1):111-20.	40	前向き観察	CRRT	静脈	1.2～2.5
2) J Artif Organs. 2002;25(4):261-8.	7	前向き観察	CRRT	静脈	2.5
3) Nutrition. 2003;19(9):733-40.	11	前向き観察	CRRT	静脈	1.0～2.5
4) Nutrition. 2003;19(11-12):909-16.	50	RCT	CRRT	静脈/経腸	1.5～2.5
5) Nephrol Dial Transplant. 2005;20(9): 1976-80.	10	前向き観察	HD	静脈	1.5

RCT；ランダム化比較試験，CRRT；持続的腎代替療法，HD；血液透析

以下に，海外および国内のガイドラインで推奨されるAKI患者の蛋白質および
エネルギー投与量について紹介する。

① 海外のガイドライン

「AKIのためのKDIGO診療ガイドライン」[12]では，欧州静脈経腸栄養学会
(European Society for Clinical Nutrition and Metabolism；ESPEN)のガ
イドラインに準じ，三大栄養素の投与量を推奨している（**表3**）。

2016年には，米国集中治療医学会(Society of Critical Care Medicine；
SCCM)および米国静脈経腸栄養学会(American Society for Parenteral and
Enteral Nutrition；ASPEN)より，成人AKI患者に対するガイドラインが発表さ
れた[13]。AKIを合併したICU患者は，標準的な経腸栄養剤を用い，蛋白質1.2～
2.0g/実測体重(kg)/day，エネルギー25～30kcal/実測体重(kg)/dayを投与
するよう推奨している。さらに，頻回の透析またはCRRT施行時には，蛋白質の
投与量を最大で2.5g/実測体重(kg)/dayまで増やすことが推奨されている。さ
らに，CRRTの開始を回避するために，蛋白質投与量を制限すべきでないとコメ
ントしている。

表3 ▶ AKIにおける目標栄養量

栄養素		目標量
エネルギー（非蛋白質）(kcal/kg/day)		20～30（病態に応じて）
炭水化物 (g/kg/day)		3～5（7以下）
脂質 (g/kg/day)		0.8～1.2（最大で1.5）
蛋白質	保存的治療 (g/kg/day)	0.6～0.8（最大で1.0）
	血液透析 (g/kg/day)	1.0～1.5
	CRRTかつ高度な異化亢進 (g/kg/day)	最大で1.7まで

CRRT；持続的腎代替療法

（文献12をもとに作成）

②国内のガイドライン

2016年に，日本集中治療医学会より「日本版重症患者の栄養療法ガイドライン」[14]が出されたが，本ガイドラインでは対象者をAKI患者に限定していない。もし低栄養状態でない場合は，最初の1週間の経腸栄養からの投与量はエネルギー消費量まで投与しないことを推奨している。同様に，初期の1週間に経腸栄養として20kcal/kg/day以上を投与できれば，目標量をめざした静脈栄養は併用しないことも記載されている。そして，エネルギー投与量が目標量まで達すれば，異化亢進による骨格筋の蛋白喪失を考慮し，1日当たり1.2～2.0g/実測体重（kg）の蛋白質を投与するよう記載している。

「AKI（急性腎障害）診療ガイドライン2016」[15]では，重症度や基礎疾患に応じて栄養療法を行うよう提案しているものの，具体的な目標量までは設定していない。

重症なAKI患者では，ARDSの合併により，人工呼吸器管理が必要となるケースが少なくない。「ARDS診療ガイドライン2016」[16]では，栄養治療として，ARDS患者に対する呼吸不全用栄養剤についてコメントしている。炭水化物量を抑えた高脂肪組成の呼吸不全用栄養剤は，魚油に含まれるω-6系脂肪酸を多く含むのが特徴であり，動脈血の二酸化炭素分圧の上昇を防ぎ，1.5kcal/mLと高カロリーで水分負荷を回避できる利点がある。早期投与により，肺酸素化能の改善によって人工呼吸日数の短縮と死亡率の改善が期待されているが，現時点では一定した有効性は示されていないとしている。

2）投与ルート

①経腸栄養

すべてのガイドラインで，AKI患者の栄養補給は消化管経由が望ましく，もし血行動態が安定していれば，ICU入室後24～48時間以内の早期から経腸栄養を開始することを推奨している。

人工呼吸を要するARDS患者（発症後48時間以内で栄養障害なし）を対象とした前向き比較研究[17]では，経腸栄養開始6日目までは目標投与量の約25%（10～20kcal/時間≒500kcal/day）を行った少量経腸栄養（trophic feeding）群と，開始日から積極的に目標量の約80%（25～30kcal/kg/day≒1,300kcal/day）を投与したFull群を比較している。実際の投与量は約5kcal/kg/dayと16kcal/kg/dayであったが，両群で感染発症率，腎予後，人工呼吸期間，60日死亡率は差がなかったが，嘔吐，胃内容物の増加，便秘，血糖値，インスリン投与量は少量投与群のほうで有意に少なかった[17]。その後，本研究は1年間のフォローアップ検討がされているが，1年後も両群間でSF-36®から評価した身体機能や生存率に差を認めない[18]。

5 AKI患者の栄養管理

重症患者を対象とし，経腸栄養剤からのエネルギー投与量が少ない群（必要量の60％未満）または通常量の2群［両群間の差は平均445（165～1,118）kcal］を比較したメタアナリシス[19]では，エネルギー投与量と院内死亡率は関連しなかったものの，少量群は血行感染のリスクが低く，血液浄化療法が必要となるリスクが29％低いことが報告されている。

②静脈栄養

EPaNIC（Early Parenteral Nutrition Completing Enteral Nutrition in Adult Critically Ill Patients）研究[20]では，ICU入室後48時間以内と1週間以降に静脈栄養を開始した2群を比較している。その結果，48時間以内に静脈栄養を開始した群では，ICU滞在期間やCRRT実施期間が長く，感染症の合併も多かった。しかし，経腸栄養が相対的禁忌である重症患者のみに限定すると，超早期（平均44分）と標準的（平均2.8日）で静脈栄養を開始しても，両群間でAKI発症率およびCRRT実施期間に差がなかった[21]。

以上より，静脈栄養の開始時期とAKI発症との関連性は低いと思われる。むしろ，経腸栄養からの投与量が目標量まで達していない場合，入室後48時間以内に静脈栄養を併用すると過剰なアミノ酸が投与されて血中尿素窒素（BUN）が上がり，CRRTの実施期間が延び，AKIからの回復が遅れる可能性がある。

3）静脈栄養時の注意点

①ブドウ糖

AKI患者に対して高カロリー輸液を行う場合，50～70％ブドウ糖液が主体となる場合が多い。しかし，高濃度のブドウ糖液を急速に注入すると，十分に利用されず高血糖が惹起されるため，注入速度は0.5g/kg/hrを超えないように調整する。

②アミノ酸

CRRTを行っていないAKI患者では，必須アミノ酸/非必須アミノ酸比（E/N比）が3前後に調節された腎不全用アミノ酸製剤のキドミン®（総窒素量0.81g/dL，E/N比 3.21）またはネオアミュー®（総窒素量1.0g/dL，E/N比 2.6）を用いる。

CRRT施行時には高濃度の総合アミノ酸製剤が必要である。AKI患者では，非蛋白熱量/窒素量比（NPC/N比）が80～150に設定された栄養剤を選ぶ必要があるが，高カロリー輸液剤のNPC/N比は150前後である。そのため，腸管が利用できるのであれば，経腸栄養剤の併用が必須である。一方で，AKI患者に最大100g/dayのアミノ酸を経静脈的に補充しても，糸球体濾過量は増加してもAKIの期間（血清クレアチニン＞1.9mg/dL）は改善しない[22]。

19) Al-Dorzi HM, Albarrak A, Ferwana M, et al:Lower versus higher dose of enteral caloric intake in adult critically ill patients:a systematic review and meta-analysis. Crit Care. 2016;20(1):358.

20) Casaer MP, Mesotten D, Hermans G, et al:Early versus late parenteral nutrition in critically ill adults. N Engl J Med. 2011;365(6):506-17.

21) Doig GS, Simpson F, Sweetman EA, et al:Early parenteral nutrition in critically ill patients with short-term relative contraindications to early enteral nutrition:a randomized controlled trial. JAMA. 2013;309(20):2130-8.

22) Doig GS, Simpson F, Bellomo R, et al:Intravenous amino acid therapy for kidney function in critically ill patients:a randomized controlled trial. Intensive Care Med. 2015;41(7):1197-208.

23) Demirjian S, Teo BW, Guzman JA, et al:Hypophosphatemia during continuous hemodialysis is associated with prolonged respiratory failure in patients with acute kidney injury. Nephrol Dial Transplant. 2011;26(11):3508-14.

24) Yang Y, Zhang P, Cui Y, et al:Hypophosphatemia during continuous veno-venous hemofiltration is associated with mortality in critically ill patients with acute kidney injury. Crit Care. 2013;17(5):R205.

25) Alves SC, Tomasi CD, Constantino L, et al:Hypomagnesemia as a risk factor for the non-recovery of the renal function in critically ill patients with acute kidney injury. Nephrol Dial Transplant. 2013;28(4):910-6.

26) Ling Y, Li X, Gao X:Intensive versus conventional glucose control in critically ill patients:a meta-analysis of randomized controlled trials. Eur J Intern Med. 2012;23(6):564-74.

27) Rhodes A, Evans LE, Alhazzani W, et al:Surviving Sepsis Campaign:International Guidelines for Management of Sepsis and Septic Shock:2016. Crit Care Med. 2017;45(3):486-552.

――― 加藤明彦

第3章

6

AKIの血圧管理

point

▶ 高血圧，低血圧ともにAKIの原因となる。

▶ 高血圧では，加速型−悪性高血圧では血圧そのものが，またCKDなどの腎症が存在する状態では，高血圧が腎性AKIの悪化要因となる。

▶ 低血圧は腎前性AKIの重要な原因である。また，低血圧はAKIの予後を悪化させる。

▶ 手術や敗血症などによる血圧低下，さらに低血圧の持続時間が長いとAKI発症のリスクが高まるので，低血圧の発症予防がAKIの重要な治療でもある。

1 AKIにおける血圧の意義

　　輸入細動脈および輸出細動脈の収縮と拡張のバランスにより糸球体血圧が維持されている。収縮期血圧が90〜180mmHgまでであれば，自動調節機能の対応範囲内であるため，糸球体内圧を一定に保ち，糸球体濾過量を維持することができる。逆に収縮期血圧が90mmHg未満のような低血圧になると糸球体内圧を維持できず，その結果，糸球体濾過量が低下し，原尿の産生低下と尿細管流の低下，尿細管への血流不足も生じて尿細管が低酸素に曝されることになる。さらに，代償的に細胞外液量が増加しうっ血傾向となり，糸球体内圧の低下をきたしやすくなる（図1）。この際，レニン・アンジオテンシン系（RAS）は亢進することが多いが，ここでRAS阻害薬（RAAS阻害薬）を用いているとさらに糸球体濾過は低下する。長時間このような状態が持続するとAKIを発症することになる。ICU管理されるような院内発症のAKIでは麻酔や外科手術に伴う低血圧，敗血症に伴うショックなどにより長時間血圧が低下するためにAKIを発症する場合が多い。

　　一方，収縮期血圧が180mmHgを超えたり，拡張期血圧が120mmHgを超えるような高血圧では，加速型−悪性高血圧と呼ばれるような細動脈のフィブリノイド壊死や内皮の肥厚を伴う血栓性微小血管症（TMA）を生じて，血流の障害から急速な腎障害，つまりAKIを発症する場合がある。このような高血圧においても時

178

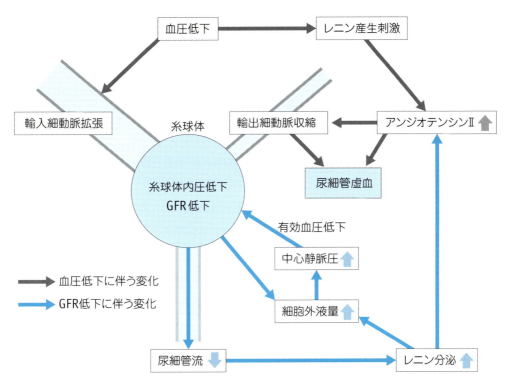

図1 ▶ 血圧低下とAKI発症の病態生理

間的要素は重要であり，早期に適切な降圧治療を行うことによりAKIの発症を予防することが肝要である。逆に言えば，血圧を適切に維持することにより，腎前性の腎障害や高血圧性のAKIは予防できるのである。

2 AKI診療ガイドラインにおける血圧に関する記載

日本では，2016年に「AKI（急性腎障害）診療ガイドライン」が日本腎臓学会などにより公表されている[1]。本ガイドラインでは，悪性高血圧などの重篤な高血圧によって生ずるAKIについての記載はなされていない。一方で，手術に伴うAKIにおいて，高血圧患者はリスクが高いとする報告が引用されている。またRAS阻害薬の使用がショック時の糸球体濾過の減少を助長する可能性があること，敗血症時にRAS阻害薬が処方されているとAKIリスクとなることなどが記載されている。しかし，同薬を敗血症発症時に中止することがAKI発症を予防するか否かについてはエビデンスがないとしている。

2012年に発表されたKDIGOのAKI診療ガイドラインでは，第3章「AKIの予防と治療」の第1節で，AKI管理における血行動態のモニタリングの重要性につい

て記載している[2]。血圧と心拍出量の適切な管理には，輸液と血管作動薬の注意深い調節が必須として注意している。

そこでは，以下の推奨がなされている(訳文は筆者)。

①出血性ショックでなければ，血管内ボリュームを増やすための初期治療は，膠質液(コロイド。アルブミンやデンプンなど)よりも，等張性の晶質液(生食，リンゲル液)を用いる(2B)。[3.1.1]

②血管運動性ショックによるAKIあるいはリスクが高い場合には，血管作動薬(昇圧薬)とともに輸液を行う(1C)。[3.1.2]

③AKIの発症および悪化予防のために，周術期高リスク患者や敗血症性ショックの患者では，血行動態および酸素化パラメータのプロトコルを用いた管理をするべきである(2C)。[3.1.3]

AKI管理において血圧の管理も大切であるが，結局は細胞外液の管理，血管内容量の推測，心拍出量など血行動態を考えた管理が重要となる。

3 高血圧によるAKIの血圧管理

加速型−悪性高血圧では，しばしばAKIを伴うことが知られている。拡張期血圧が130mmHg以上で，かつ乳頭浮腫を伴う古典的な悪性高血圧では，進行する腎障害などの臓器合併症を起こす。近年，拡張期血圧が120mmHg以上でも乳頭浮腫を伴う場合は同様な臨床経過をたどることが知られており，加速型−悪性高血圧として高血圧緊急症の1型として，基本的には入院の上で適切な治療を行うことが必要である。

高血圧に伴うAKIの最も重要な治療は，適切な降圧である。集中治療室かそれに準ずる環境下で，主に経静脈的な降圧を図る。できれば観血的な血圧モニターを用いることが好ましい(継続的な血圧測定が可能であり，また頻回・高度のカフ圧による血圧測定の負担を減らすこともできる)。必要以上の急速な降圧は臓器還流障害のリスクが高い。そこで調整しやすい薬剤の使用が望まれる。一般的な降圧目標は，はじめの1時間以内では平均血圧で25%以上は降圧をしないように注意する[3]。その後の2〜6時間で160/100〜110mmHgをめざす。

初期降圧目標の達成後は，内服薬を開始・併用して，頸静脈的な降圧薬の投与量も減量，中止する。自施設にある薬剤を確認しておき，使い慣れておくことが肝要である。ニトロプルシドは効果が早く現れ，持続も短いため管理がしやすい。しかし日本では，ニカルジピンなどのカルシウム拮抗薬が広く採用されており使用することが多い。ニカルジピンは0.5〜6μg/kg/minで用いるが，効果発現まで

5〜10分程度であり，作用持続時間も60分と比較的使いやすい。しかし，血管拡張作用に伴う頻脈や頭痛に加え，静脈炎などの炎症を起こすことがあるので，十分に観察しながら短期間で内服薬に切り替えるなどの配慮が必要である。ニフェジピンカプセル内容物の投与やニカルジピン注射のワンショット静注は，過度な降圧や反射性の頻脈などによる心血管イベント発症のリスクを高めるので使用しない。内服治療は，カルシウム拮抗薬，ARBやACE阻害薬，$\alpha\beta$遮断薬，ループ利尿薬などを適切に併用するが，それぞれの薬剤の半減期なども考えて併用する。

術中の血圧管理とAKI

手術では，麻酔や出血による血圧低下がAKIのリスクであることは知られている[4]。クリーブランドクリニックで非心臓手術を受けた患者33,300人の術中の血圧とAKIの発症について研究した報告がある。本研究では，推算糸球体濾過量（eGFR）60mL/min/1.73m^{2}未満や泌尿器科手術の患者を除いており，基本的に腎臓に問題がない人を対象として，術中の血圧がどのように低下するとAKIリスクが高まるかについて検討し，平均動脈圧（MAP）55mmHg未満がAKIリスクであることを明らかにした。このMAP 55mmHgとなる時間が，1〜5分でリスクが1.18倍（95％信頼区間1.06〜1.31）であり，それ以上では時間依存性にリスクが高まり，20分以上になると1.51倍（同1.24〜1.84）であった。

トロント大学を中心とした5,127人の後ろ向きコホート研究では，麻酔を導入してから麻酔を終了して回復室移動までの時間における血圧とAKI発症の関連を報告している[5]。ここでは，平均動脈圧がもともと65mmHg未満の患者，透析患者と泌尿器科手術の患者を除外しているが，全症例で観血的な血圧を測定しており，その点で血圧値の精度が高まっている研究である。AKIは6.3％に発症し，MAP 55mmHg未満の時間が11〜20分の群でAKI発症のOR（オッズ比）2.34（1.35〜4.05），20分以上でOR 3.53（1.51〜8.25）と高いリスクと関連した。一方，MAP 60mmHg未満でも，11〜20分でOR 1.84（1.11〜3.06）のリスクであることが明らかになった。本研究におけるAKIのリスク因子は，男性，高血圧歴，術前のeGFRが60mL/min/1.73m^{2}未満，貧血，高リスク手術（腹腔内手術，胸腔内手術，血管手術），手術時間が長いことなどであった。なお，より重症度の高いAKIN基準ステージ2のAKIは，MAP 55mmHg未満の時間が20分以上でのみ，OR 4.86（1.38〜17.10）と有意にリスクが高かった。そこで，OnuigboらはMAP 60mmHg以上に維持すること，そして収縮期血圧90mmHg以上を維持することによりAKI発症を予防できるとして提唱している。一方で，スウェ

ーデンのグループは血圧の絶対値ではなく，収縮期血圧が50％以上低下した（5分以上）群と40％未満の群とを比較した[6]。50％以上血圧が低下した場合のAKI発症リスクは，OR 2.27（95％信頼区間1.20〜4.30）と高値であった。これらのデータは，高血圧患者など様々なリスクを持った患者とそれを持たない患者では，絶対値よりも相対的な血圧値のほうが重要である可能性を示したものである。

　Wuらは，678名の高齢（65〜80歳）高血圧患者を対象に，胃腸手術時の血圧管理について前向きに検討している[7]。研究者らは無作為にMAP 65〜79mmHg，MAP 80〜95mmHg，MAP 96〜110mmHgを目標とする3群に振り分け，ノルアドレナリン，フェニレフリン，ニトログリセリンやフェントラミンを用いて目標血圧を維持するという大胆な研究を行った。それによるとMAP 80〜95mmHgを目標に管理すると有意にAKIの発症が少ないことを明らかにした。つまり，120/60〜135/75mmHg程度にコントロールすることの有用性を報告している。しかし，これは高齢者を対象とした研究であり，正常血圧患者よりも高い血圧値が腎血流を維持するのに必要な可能性がある。この点については，既にWeirらも指摘しており[8]，患者背景が血圧管理および血圧管理には重要であることを示唆している。

5　ICUにおけるAKIと血圧管理

　ICUにおけるAKIの重要性は，その生命予後を含めたハードエンドポイントが悪いことから明らかである。ICUでは様々な要因で血圧が低下するが，その中心として知られるのが敗血症である。KDIGOのAKIガイドラインでは，重症感染症で低血圧を呈する患者の生理学的なゴールとして，MAP 65mmHg以上，中心静脈圧（CVP）8〜12mmHg，血中乳酸値の改善，中心静脈酸素飽和度70％超，尿量0.5mL/kg/hr以上を維持することを推奨している。非心臓手術の患者よりも少し血圧が高いが，これは手術のように短時間の血圧管理ではなく，入室中の血行動態を管理するための指標であるので，当然時間が長くなり，血圧もそれなりの圧が必要であることが推察される。

　敗血症性ショック患者に対しても，目標血圧を設定して前向きに検討した無作為研究が行われた。ここでは輸液抵抗性あるいはカテコラミンが必要な776名の敗血症性ショック患者を対象に，目標血圧をMAP 65〜70mmHg（低ターゲット群）と同80〜85mmHg（高ターゲット群）に設定し，その予後を検討している[9]。その結果，MAPのターゲットを80〜85mmHgにした群と65〜70mmHgにした群では，死亡率において有意差はなかったものの，高血圧患者においては血圧

ターゲットが高めの群のほうがAKIの発生とRRT（腎代替療法）の必要性が少なかったことが示された。本研究からはKDIGOガイドラインの推奨を超える結果は得られていないが，やはり患者のバックグラウンドである既往歴は，敗血症性ショックの血圧管理においても重要である可能性がある。

　一方でWongらは，敗血症性のAKIでは平均還流圧（MPP）の低下が問題であると報告している[10]。MPPは，MAPからCVPを引いた有効血圧のことである。彼らは，MPPを決めるMAPとCVPのうち，MAPの低下はAKIの有無と関係がなく，CVPのみがAKIの悪化と関係していたとしている。CVPが高いことは，つまりいわゆる心不全の状態であり，腎機能低下とも深く関係する。静脈圧の上昇はうっ血腎の発症リスクであり，MPPがこれらの要因をも包含する新しい概念として重視される可能性もある。

文献

1) AKI（急性腎障害）診療ガイドライン作成委員会（編）：AKI（急性腎障害）診療ガイドライン2016. 東京医学社, 2016.

2) Kidney Disease：Improving Global Outcomes（KDIGO）Acute Kidney Injury Work Group：KDIGO Clinical Practice Guideline for Acute Kidney Injury. Section 3：Prevention and Treatment of AKI. Kidney Int Suppl. 2012；2(1)：37-68.

3) 日本高血圧学会高血圧治療ガイドライン作成委員会（編）：高血圧治療ガイドライン2014. ライフサイエンス出版, 2014.

4) Walsh M, Devereaux PJ, Garg AX, et al：tween intraoperative mean arterial pressure and clinical outcomes after noncardiac surgery：toward an empirical definition of hypotension. Anesthesiology. 2013；119(3)：507-15.

5) Sun LY, Wijeysundera DN, Tait GA, et al：Association of intraoperative hypotension with acute kidney injury after elective noncardiac surgery. Anesthesiology. 2015；123(3)：515-23.

6) Hallqvist L, Granath F, Huldt E, et al：Intraoperative hypotension is associated with acute kidney injury in noncardiac surgery：An observational study：An observational study. Eur J Anaesthesiol. 2018；35(4)：273-9.

7) Wu X, Jiang Z, Ying J, et al：Optimal blood pressure decreases acute kidney injury after gastrointestinal surgery in elderly hypertensive patients：A randomized study：Optimal blood pressure reduces acute kidney injury. J Clin Anesth. 2017；43：77-83.

8) Weir MR, Aronson S, Avery EG, et al：Acute kidney injury following cardiac surgery：role of perioperative blood pressure control. Am J Nephrol. 2011；33(5)：438-52.

9) SEPSISPAM Investigators：High versus low blood-pressure target in patients with septic shock. N Engl J Med. 2014；370(17)：1583-93.

10) Wong BT, Chan MJ, Glassford NJ, et al：Mean arterial pressure and mean perfusion pressure deficit in septic acute kidney injury. J Crit Care. 2015；30(5)：975-81.

――――――――――――――――――――――――――――――平和伸仁

第3章

7

AKIの呼吸管理と急性肺障害

point

▶ 急性肺障害や急性呼吸窮迫症候群（ARDS）は，AKIと関連の深い合併症である。

▶ 急性肺障害合併の早期には，適切な輸液により循環動態の維持が必要であるが，その晩期には，血管内容量を過剰にしない体液管理が重要である。

▶ ARDSでの人工呼吸器の条件設定については，主に1回換気量と呼気終末陽圧（positive end expiratory pressure；PEEP）の適正な値について，複数の検討がなされている。

1 AKIに合併する肺の障害

　AKIは，腎機能が比較的短期間で低下する病態であるが，その原因は様々であり，敗血症の一病態として認められることも多い。こうした多臓器の機能障害が合併する場合には，原疾患により腎臓だけではなく，肺にも障害がしばしば認められる。また，陽圧呼吸管理を必要とする場合，いくつかの原因によって腎機能が低下する可能性，AKIに伴うvolume overload，血管透過性の亢進によって，肺水腫がみられる。本項では，こうしたAKI患者における呼吸への影響，さらには人工呼吸器の条件設定と腎障害との関連について解説したい。

2 volume statusと呼吸状態

　敗血症における循環動態の維持として，EGDT（early goal-directed therapy）が2001年に提唱され，血管内容量の維持と，平均動脈圧の維持，酸素供給の維持を目的することで予後が改善したと報告された[1]。その結果，その後の敗血症診療ガイドラインではEGDTが推奨されてきた[2)3)]。しかし，2014年と2015年に発表された3つの大規模ランダム化比較試験（RCT）においては，EGDTの有用性が

示されなかった[4)~6)]。その一方，初期輸液については，広く実臨床で行われており，急性肺障害（acute lung injury；ALI）を合併した敗血症患者において，20mL/kg以上の初期輸液を敗血症性ショック発症後6時間以内に投与し，その後は輸液バランスをゼロあるいはマイナスでコントロールすることが良好な予後と関連する可能性も報告されている[7)]。こうしたことから，「日本版敗血症診療ガイドライン2016」においても，EGDTは実施しないことを弱く推奨するが，血管内容量が減少している敗血症性ショックにおいては，細胞外液量を30mL/kg以上投与することがエキスパートコンセンサスとして推奨されている[8)]。

一方，PICARD（program to improve care in acute renal disease）のデータを利用した検討で，618人のAKI患者で体液過剰と予後との関連を検討したもので，重症度で調整後も，透析患者における体液過剰の存在は，不良な予後と関連することが示された［HR（ハザード比）2.07，95％CI（信頼区間）1.27~3.37］[9)]。因果の逆転の可能性は否定できないが，集中治療室（ICU）入室患者において体液の過剰と，AKIの発症，さらには不良な予後との関連が指摘されている[10)]。また，急性肺障害を認めた1,000人の患者に対して，輸液を制限した群と，自由に輸液を行った群との比較で，60日予後については差がみられなかったが，呼吸器からの離脱，ICU滞在期間とも有意に輸液を制限した群で良好であった[11)]。侵襲の早期には適切な輸液により循環動態の維持が必要であるが，晩期には，血管内容量を過剰にしないための適切な体液管理が，臓器不全の抑制，人工呼吸器による管理からの離脱に重要である。侵襲による生体反応の状況に応じた輸液管理を行うことが，AKI，呼吸状態の双方から必要とされる[12)]。

3 ARDSにおける呼吸管理

ARDSにおける呼吸器の条件設定については，主に1回換気量と，PEEP（呼気終末陽圧）の適正な値について，従来複数の検討がなされている。

1回換気量と，最大気道内圧については，2000年に861人を対象として行われたARDS Networkの試験が最も有名である。1回換気量を6mL/kgとして，最大気道内圧を30cmH$_2$Oまでとした群と，1回換気量を12mL/kgとして，最大気道内圧を50cmH$_2$Oまでとした群とで生命予後，呼吸器からの離脱について比較された。1回換気量を抑えた群で，有意に生命予後，人工呼吸器による管理が不要であった日数が多かった[13)]。その後のメタアナリシスの結果からも，換気量を通常より多く12mL/kg設定することの害悪についての可能性が示唆されている[14)]。日本の「ARDSガイドライン2016」においても，成人ARDSにおいては，

7 AKIの呼吸管理と急性肺障害

1回換気量を6〜8mL/kg（予測体重）とすることが，強く推奨されている[15]。

PEEPについては，ARDS Networkによる1回換気量を6mL/kgとし，8.3±3.2cmH₂Oの群と，13.2±3.5cmH₂Oの群では，生命予後，人工呼吸が必要な日数には差がみられなかったとしている[16]。また，国際的なRCTの結果でも，1回換気量を6mL/kgとした場合，9.8±2.7cmH₂Oと14.6±3.4cmH₂OのPEEPとの間には，高PEEP群で低酸素の頻度は低かったとするが，生命予後，圧損傷は差がみられなかったとしている[17]。一方，複数のメタアナリシスでPEEPを高く設定することが，わずかではあるが良好な予後と関連する可能性が示されている[18,19]。これらの結果をもとにして，「ARDSガイドライン2016」では，プラトー圧が30cmH₂O以下となる範囲内で循環動態に影響を与えない範囲で設定し，中等度以上のARDSには高めのPEEPを用いることを弱く推奨している[15]。

なお，FiO₂（吸入酸素濃度）について低酸素血症からの早期の脱却をめざすため，通常は1.0から開始するが，PaO₂（動脈血酸素分圧）55〜80mmHgを目安にFiO₂ 0.6を目標に漸減する。表1には，ARDS networkで用いられたFiO₂とPEEPとの組み合わせを示す[13,15]が，実際の設定においては，気道内圧，PaO₂との関連で決定を行う。

表1 ▶ ARDS networkで用いられたFiO₂とPEEPの組み合わせ

FiO₂	0.3	0.4	0.4	0.5	0.5	0.6	0.7	0.7	0.7	0.8	0.9	0.9	0.9	1.0	1.0	1.0	1.0
PEEP	5	5	8	8	10	10	10	12	14	14	14	16	18	18	20	22	24

ARDS network 研究[13]では，PaO₂目標値を55〜80mmHgとし，上記の表を用いてF₁O₂とPEEPを設定した。
PEEPの単位：cmH₂O

（文献15より作成）

4 陽圧管理における腎機能低下

1947年にDruryらが，健康成人に持続陽圧呼吸療法（CPAP）を行うことで，腎血流量，糸球体濾過量（GFR），尿量が減少することを示した[20]。その後も，複数の検討で，同様に陽圧換気によって尿量の減少がみられることが示されている。こうした背景には，血行動態への影響，神経ホルモンへの影響，炎症性メディエータを介した経路の3つの影響が考えられている。

陽圧換気，特にPEEPは，胸腔内圧の上昇から静脈灌流の減少をもたらす。その結果，前負荷の減少から心拍出量が低下し，腎血流量，GFRの低下をもたらす可能性が想定される。一方，6人の患者にPEEPを行った状態で下半身に陽圧をかけ，心拍出量，腎血流を保っても，尿量，FENa（ナトリウム排泄分画）には改善

がみられなかったとする報告もある[21]。その理由として，陽圧換気により，交感神経系が賦活化され，レニン・アンジオテンシン系を介して，腎血流だけではなく，GFR，尿量が低下する可能性が推測されている[22~25]。

　一方，腎障害との関連においても，先述のように1回換気量を抑え，PEEPを高めに設定することの利点が，基礎研究・臨床研究の双方で示されている。

　ウサギの酸による化学障害ALIモデルでの，1回換気量5～7mL/kg，PEEP 9～12cmH$_2$Oと，1回換気量15～17mL/kg，PEEP 0～3cmH$_2$Oとの比較において，後者の肺傷害性の呼吸条件では4時間，8時間後で，有意に血漿中，肺胞洗浄液中の各種サイトカイン（MCP-1，IL-8，growth-regulated oncogene）の値が高値であり，血清クレアチニン（sCr）も高値であった。また腎臓においても，肺傷害性の呼吸条件群でアポトーシスが有意に誘導されており，*in vitro*でもウサギ近位尿細管細胞のアポトーシスを誘導した[26]。同じ報告の中で，ARDS患者において，1回換気量を11.1mL/kg，PEEP 6.5cmH$_2$Oとした群と，1回換気量を7.6mL/kgとした群におけるFas ligandの変化と，sCr濃度の変化との関連が検討されており，1回換気量を抑えなかった群で，Fas ligandの変化とsCrの変化との間には正の相関があり，Fas ligandの関与が考えられた。

　また，ラットでの1回換気量を7mL/kg，20mL/kgとした2群間の比較において，20mL/kgで換気した群では，有意に血管透過性が亢進しており，VEGF（血管内皮細胞増殖因子）の増加，尿蛋白の増加が認められたとしている。興味深いことにiNOS（誘導型一酸化窒素合成酵素）は誘導されず，むしろ20mL/kg群ではeNOS（内皮型一酸化窒素合成酵素）の増加が認められたとしている[27]。

　臨床的には，先のARDS network trialにおいて，1回換気量を6mL/kgと抑えた群で，腎不全（sCr値≧2mg/dL）を認めない日数が有意に長かった（20±11日，対照群18±11日，*P*＝0.005）ことが示された[13]。

5　1回換気量の抑制とPEEPの高め設定による合併症予防

　ALI/ARDSとAKIとは関連が深い合併症である。呼吸管理においては，適切な輸液によって血管内容量を適切に保つこと，また呼吸器設定においては，1回換気量は6～8mL/kgに抑え，PEEPをやや高めに設定することで，腎臓だけではなく，各種臓器合併症・生命予後に対して良好な効果がみられる可能性がある。

文献

1）Early Goal-Directed Therapy Collaborative Group：Early goal-directed therapy in the treatment of severe sepsis and septic shock. N Engl J Med. 2001；345(19)：1368-77.

2）Surviving Sepsis Campaign Guidelines Committee including the Pediatric Subgroup：Surviving sepsis campaign：international guidelines for management of severe sepsis and septic shock：2012. Crit Care Med. 2013；41(2)：580-637.

3）日本集中治療医学会Sepsis Registry委員会（編）：日本版敗血症診療ガイドライン The Japanese Guidelines for the Management of Sepsis. 日集中医誌. 2013：20：124-73.

4）ProCESS Investigators：A randomized trial of protocol-based care for early septic shock. N Engl J Med. 2014；370(18)：1683-93.

5）ARISE Investigators；ANZICS Clinical Trials Group：Goal-directed resuscitation for patients with early septic shock. N Engl J Med. 2014；371(16)：1496-506.

6）ProMISe Trial Investigators：Trial of early, goal-directed resuscitation for septic shock. N Engl J Med. 2015；372(14)：1301-11.

7）Murphy CV, Schramm GE, Doherty JA, et al：The importance of fluid management in acute lung injury secondary to septic shock. Chest. 2009；136(1)：102-9.

8）日本版敗血症診療ガイドライン2016作成特別委員会（編）：日本版敗血症診療ガイドライン 2016. 日救急医会誌. 2017；28：S1-S226.

9）Program to Improve Care in Acute Renal Disease (PICARD) Study Group：Fluid accumulation, survival and recovery of kidney function in critically ill patients with acute kidney injury. Kidney Int. 2009；76(4)：422-7.

10）Beijing Acute Kidney Injury Trial (BAKIT) Workgroup：Fluid balance and mortality in critically ill patients with acute kidney injury：a multicenter prospective epidemiological study. Crit Care. 2015；19：371.

11）National Heart, Lung, and Blood Institute Acute Respiratory Distress Syndrome (ARDS) Clinical Trials Network：Comparison of two fluid-management strategies in acute lung injury. N Engl J Med. 2006；354(24)：2564-75.

12）Jaehne AK, Rivers EP：Early Liberal Fluid Therapy for Sepsis Patients Is Not Harmful：Hydrophobia Is Unwarranted but Drink Responsibly. Crit Care Med. 2016；44(12)：2263-9.

13）Acute Respiratory Distress Syndrome Network；Ventilation with lower tidal volumes as compared with traditional tidal volumes for acute lung injury and the acute respiratory distress syndrome. N Engl J Med. 2000；342(18)：1301-8.

14）Eichacker PQ, Gerstenberger EP, Banks SM, et al：Meta-analysis of acute lung injury and acute respiratory distress syndrome trials testing low tidal volumes. Am J Respir Crit Care Med. 2002；166(11)：1510-4.

15）3学会合同ARDS診療ガイドライン2016作成委員会（編）：ARDS診療ガイドライン2016（PDF 版）. 日本呼吸器学会, 日本呼吸療法医学会, 日本集中治療医学会, 2016.
〔http://www.jsicm.org/ARDSGL/ARDSGL2016.pdf〕

16）National Heart, Lung, and Blood Institute ARDS Clinical Trials Network：Higher versus lower positive end-expiratory pressures in patients with the acute respiratory distress syndrome. N Engl J Med. 2004；351(4)：327-36.

17）Lung Open Ventilation Study Investigators：Ventilation strategy using low tidal volumes, recruitment maneuvers, and high positive end-expiratory pressure for acute lung injury and acute respiratory distress syndrome：a randomized controlled trial. JAMA. 2008；299(6)：637-45.

18）Phoenix SI, Paravastu S, Columb M, et al：Does a higher positive end expiratory pressure decrease mortality in acute respiratory distress syndrome? A systematic review and meta-analysis. Anesthesiology. 2009；110(5)：1098-105.

19) Oba Y, Thameem DM, Zaza T：High levels of PEEP may improve survival in acute respiratory distress syndrome：A meta-analysis. Respir Med. 2009；103(8)：1174-81.

20) Drury DR, Henry JP, Goodman J：The Effects of Continuous Pressure Breathing on Kidney Function. J Clin Invest. 1974；26(5)：945-51.

21) Farge D, De la Coussaye JE, Beloucif S, et al：Interactions between hemodynamic and hormonal modifications during PEEP-induced antidiuresis and antinatriuresis. Chest. 1995；107(4)：1095-100.

22) Fewell JE, Bond GC：Renal denervation eliminates the renal response to continuous positive-pressure ventilation. Proc Soc Exp Biol Med. 1979；161(4)：574-8.

23) Annat G, Viale JP, Bui Xuan B, et al：Effect of PEEP ventilation on renal function, plasma renin, aldosterone, neurophysins and urinary ADH, and prostaglandins. Anesthesiology. 1983；58(2)：136-41.

24) Bark H, Le Roith D, Nyska M, et al：Elevations in plasma ADH levels during PEEP ventilation in the dog：mechanisms involved. Am J Physiol. 1980；239(6)：E474-E481.

25) Andrivet P, Adnot S, Sanker S, et al：Hormonal interactions and renal function during mechanical ventilation and ANF infusion in humans. J Appl Physiol. 1991；70(1)：287-92.

26) Imai Y, Parodo J, Kajikawa O, et al：Injurious mechanical ventilation and end-organ epithelial cell apoptosis and organ dysfunction in an experimental model of acute respiratory distress syndrome. JAMA. 2003；289(16)：2104-12.

27) Choi WI, Quinn DA, Park KM, et al：Systemic microvascular leak in an in vivo rat model of ventilator-induced lung injury. Am J Respir Crit Care Med. 2003；167(12)：1627-32.

────────────────────── 花房規男

第3章 8

AKIの水・電解質管理

> **point**
> ▶ 平時には体液量は細胞内液と細胞外液がおよそ2：1で分布しているが，AKIではこの分布が変化しうる．
> ▶ AKIでは体液量の増加や減少，その分布を考えることが大切である．
> ▶ AKIでは高カリウム血症，高カルシウム血症などに注意が必要である．

1 AKIと体液量

　腎臓は体液量を調節する臓器であるため，AKIでは体液量が平時と比べて増加しているのか，減少しているのか，増加や減少はどの程度なのかを考えることが病態と向き合う最初の段階である．図1に示すように，平時には体液量は細胞内液と細胞外液がおおよそ2：1で分布している．AKIでは体液量が変化するのと併せて，この分布も変化しうる．たとえば低アルブミン血症を伴う敗血症性AKIでは，浮腫を呈するなど間質液は増加する一方で循環血漿量は低下しており，細胞外液

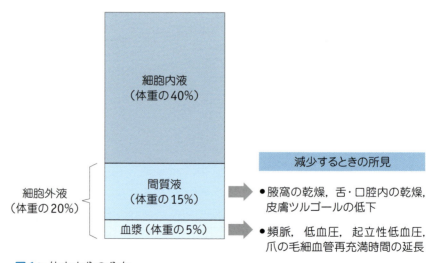

図1 ▶ 体内水分の分布

量全体としては増加しているような症例が存在する。個々の症例において，バイタルサインや身体所見等から体液量の増減とその分布を判断することが重要である。

また，こうした分布は初診時では判断しづらいことも少なくない。AKIの経過に併せて，バイタルサインや身体所見，尿量，各種検査所見の変化をふまえ，どのように体液量とその分布が変化しているのかに注目することで，体液量とその分布がどのようになっており，適正な量あるいは分布に向かっているのかどうかをより正確に判断できるようになる。

AKIにおいて腎前性の要素の合併がないかの判断はきわめて頻繁に行われる。高度の嘔吐・下痢を呈する胃腸炎，必要量を超えた利尿薬を使用している症例などでは，腎前性のみで推算糸球体濾過量（eGFR）の著明な低下を認めることがあるが，eGFRの低下が目立つ場合に腎前性のみで説明できる症例はそれほど多くはない。初診時の時点で腎前性しか説明できるAKIの原因がなかったとしても，その後の経過をみてほかの原因が顕在化してこないかに注意する必要がある。なお，腎前性のみで説明できるAKIは少ないものの，腎性・腎後性AKIに腎前性の要素を伴う症例は多い。

2 体液量を考える流れ

平時における体液量の分布は図1に示す通りであるが，AKIでは体液量が増加あるいは減少しているのか，その分布はどうなっているのかを考える（図2）。体液量全体を考える際に体重と尿量は最も重要な情報であり，平時のあるいは直近の体重の情報があれば現在の体重と比較することで体液量全体の増減を予測する。次に体内水分の分布を考える際には，臓器・組織ごとの水分量の評価とほぼ同時に行っていくことになる。

1. 体液量の評価
   ↓
2. 体液分布の評価
   ↓
3. 臓器・組織ごとの水分量の評価

図2 ▶ 体液量を考える流れ

間質液の減少を示唆する身体所見としては，腋窩の乾燥，口腔内の乾燥（唾液の減少），舌の乾燥，皮膚ツルゴールの低下が挙げられ，循環血漿量の減少を示唆する所見としては，爪の毛細血管再充満時間（capillary refilling time）の延長（2～3秒以上，高齢者では4秒以上），起立性低血圧（坐位と比べ立位で収縮期血圧が20mmHg以上の低下）が挙げられる。しかし，これらの所見のみでは体液分布の判断が難しいことが多いため，図3に示すような臓器・組織ごとの評価も参考にする。

　単純にAKIのみの症例ではこの評価に迷うことが少ないが，AKIにほかの疾患を合併している際には，その合併症が体液量とその分布に与える影響を考えなければならない。たとえば肺高血圧を伴う症例では，右心系での血流うっ滞を認め，頸静脈怒張や下大静脈・肝静脈の拡張，腎エコーにおける二相性あるいは単相性の腎静脈波形[1]を平時に認めうる（図4）。こうした症例にAKIを発症した場合，右心系の血流うっ滞を認める状態が体液量のベースラインである。このAKI発症前の状態を予測しながら体液量是正をめざすこととなり，検査値異常を是正することが目標とならないように注意する。

　体液量が適正化されていないAKIの場合，まず体液量を是正することが必要である。たとえば左心不全を伴うAKIでは，dry sideに管理することでeGFR低下

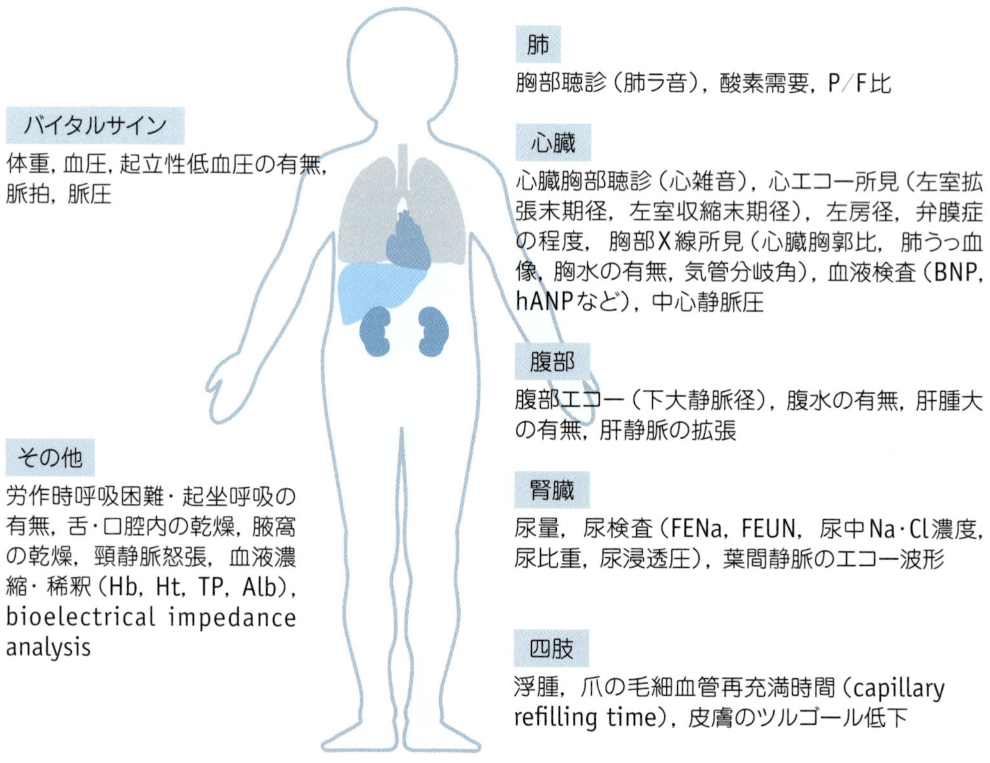

バイタルサイン
体重，血圧，起立性低血圧の有無，脈拍，脈圧

肺
胸部聴診（肺ラ音），酸素需要，P／F比

心臓
心臓胸部聴診（心雑音），心エコー所見（左室拡張末期径，左室収縮末期径），左房径，弁膜症の程度，胸部X線所見（心臓胸郭比，肺うっ血像，胸水の有無，気管分岐角），血液検査（BNP，hANPなど），中心静脈圧

腹部
腹部エコー（下大静脈径），腹水の有無，肝腫大の有無，肝静脈の拡張

腎臓
尿量，尿検査（FENa，FEUN，尿中Na・Cl濃度，尿比重，尿浸透圧），葉間静脈のエコー波形

その他
労作時呼吸困難・起坐呼吸の有無，舌・口腔内の乾燥，腋窩の乾燥，頸静脈怒張，血液濃縮・稀釈（Hb，Ht，TP，Alb），bioelectrical impedance analysis

四肢
浮腫，爪の毛細血管再充満時間（capillary refilling time），皮膚のツルゴール低下

図3 ▶ 臓器・組織ごとの水分量の評価項目

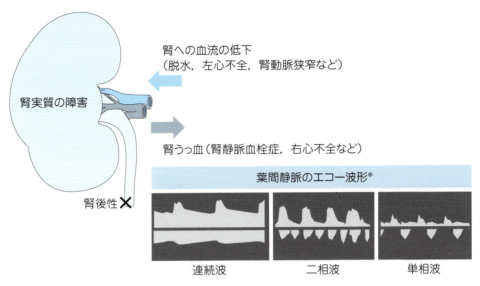

図4 ▶ 腎障害に至るメカニズム

（*は文献1をもとに作成）

に傾きやすい一方で，wet sideに管理すると呼吸状態悪化をまねきうる。こうした症例では管理可能な体液量の幅が狭いことが多いため，適正な体液量に維持しつつAKIの原因を取り除くようにしていく。

　臨床上多くみられるAKIとして敗血症の経過中に生じるAKIが挙げられる。AKIの鑑別として，高度の炎症に伴うAKI，薬剤性AKI（特にグリコペプチド系やアミノグリコシド系抗菌薬，ピペラシリン／タゾバクタム，造影剤を使用している症例）が鑑別として挙げられ，敗血症となる炎症部位の浮腫，高度炎症に引き続いて起こる低蛋白血症に伴う循環血漿量の減少が影響していることが少なくない。AKIの原因を除去しつつ，体液過剰にならない範囲での輸液を行うことで循環血漿量減少を是正し，さらなる循環血漿量減少を抑制するため，適切な抗菌薬投与やドレナージによる治療や栄養管理によって炎症や低蛋白血症の改善をめざす。

3 AKIとナトリウム

　AKIにおいて生じる低ナトリウム血症や高ナトリウム血症を考える際には，細胞外液量が増加しているのか，低下しているのかを考える必要がある。AKIに合併した細胞外液量増加を伴う低ナトリウム血症では，尿量減少による体液過剰状態，心不全や肝硬変などの合併を考える。一方，AKIに合併した細胞外液量低下を伴う低ナトリウム血症では嘔吐や下痢，利尿薬投与を考える。

これに対して高ナトリウム血症は医原性を除けば多くは細胞外液量の減少を伴っている。すなわち、嘔吐や下痢、熱傷、利尿薬、尿崩症によって細胞外液量が減少した結果として高ナトリウム血症を呈していることが多い。

4 AKIとカリウム

1) AKIにおける高カリウム血症

AKIでは高カリウム血症を呈する症例が少なくない。**表1**にAKIにおいて高カリウム血症をまねくメカニズムを示す。乏尿を伴う症例では、尿からのK排泄が低下するため、高カリウム血症を合併する可能性が高くなる。さらに、横紋筋融解症や腫瘍崩壊症候群などによるAKIの場合には、細胞内の高濃度のKが血中に流入することにより急速に血清K濃度が上昇しうるので注意を要する。

診断時から回復期に至るまでの期間、軽度の高カリウム血症あるいは基準範囲内でも上限付近の血清K値を認めるAKI症例では、Kの投与量を制限することが無難である。すなわち、経口摂取が可能な症例ではK制限食とし、高カリウム血症を認める際にはK吸着薬の使用を考慮する。経腸栄養剤を使用する際には、K含有量の少ない腎不全用の経腸栄養剤を使用することが望ましい。経口摂取が困難な症例では、輸液組成をKフリーとする。

一方、中等度以上の高カリウム血症を呈する症例、特に心電図変化を伴う症例（**表2**）では、グルコン酸カルシウムの緩徐静注（3～5分以上かけて10mL/1A静注）、GI（グルコース・インスリン）療法を行う。グルコン酸カルシウムの静注は数分以内に効果が発現するが、血清K値を低下させるわけではなく心筋膜の膜電位

表1▶ AKIにおける高カリウム血症を呈するメカニズム

1. 尿からのK排泄低下	①乏尿
	②薬剤（ACE阻害薬、アンジオテンシンII受容体拮抗薬、K保持性利尿薬、選択的アルドステロン拮抗薬、直接的レニン阻害薬、カルシニューリン阻害薬）によるK排泄低下
2. 代謝性アシドーシス	
3. 高血糖あるいはその他の高浸透圧	
4. 細胞内Kの血中への流入	①横紋筋融解症
	②腫瘍崩壊症候群
	③溶血
	④重度熱傷

第3章 AKIの予防と治療

表2 ▶ 高カリウム血症で認められる心電図変化

1. テント状T波
2. PR間隔の延長
3. QRS幅の拡大
4. P波の平坦化
5. P波の消失
6. 正弦波（sine wave）パターン

の閾値を下げることにより高カリウム血症下での心室細動の発症を抑制する。効果は30～60分持続する。GI療法は，50％ブドウ糖100mL＋速効型インスリン10単位を静注する。インスリンのクリアランスが低下する，インスリンの半減期が延長するような腎機能低下時には，静注後に低血糖をきたす可能性がある。静注後の血糖測定を行うことは必須であるが，速効型インスリンの割合を減らす，あるいは静注後に5％ブドウ糖液を点滴するなどの工夫も検討する。逆に高血糖の場合には，静注する50％ブドウ糖液の量を減らすようにする。高カリウム血症による不整脈のリスクが低く，血糖の上昇あるいは低下が懸念される場合には，GI療法の投与量を減量することがある。

　なお，GI療法はインスリンがブドウ糖を細胞内に取り込ませる際にKを細胞内へ移動させる作用を利用しており，血中のK自体を減少させるわけではないことに注意が必要である。30分程度で効果が出現し，2～6時間程度持続する。この間にKフリーの輸液とループ利尿薬の静注を行うなどして，尿からのK排泄を促すようにしたいが，AKIではループ利尿薬の反応性が悪いことがあるので体液過剰を助長することのないように注意が必要である。高度の高カリウム血症を認める場合には，血液透析などの腎代替療法を検討する。腎代替療法を準備するまでに時間を要し，一時的ペーシングのほうがより短時間で施行できる施設では，腎代替療法を施行する前に一時的ペーシングを行うこともある。

　さて，上述のK制限食あるいはK制限された経腸栄養剤，あるいはKフリーの輸液を続けていると，徐々に血清K値が低下してくることがある。血清Kが基準範囲下限に近づいてくる際には，10～30mEq/day程度のKを含む輸液とするなどK投与量を少し増やすことが安全である。

　こうしたK投与量の変化は，尿からのK排泄量はどのようになっているか，AKIの原因は何であり，いつ頃回復傾向が見込まれるかを参考にする。血清クレアチニン値は実際の腎機能の変化よりもやや遅れて変化する傾向があるため，尿量の増加や尿中クレアチニン排泄量の変化にも注意して腎機能を予測する。

8 AKIの水・電解質管理

2）AKIにおける低カリウム血症

　AKIにおいて低カリウム血症を呈することは比較的稀である。アムホテリシンB，シスプラチン，リチウム製剤，アミノグリコシド系抗菌薬などの薬剤性のAKIでは低カリウム血症を伴うことがある。また，長期間の持続的腎代替療法（CRRT）を行う際には，徐々に血清K値が低下することも少なくない。漫然とKフリーの輸液組成にしていると低カリウム血症に至るため，血清K値に併せてKの投与量を調整することが望ましい。

5　AKIと高カルシウム・高リン血症

　高カルシウム血症はAKIの原因となる。補正Ca 11mg/dL以下の軽度の高カルシウム血症であれば症状を呈さないことが多いが，補正Ca 13mg/dL程度を超えてくると，口渇・多飲といった脱水症状，食思不振や嘔気・嘔吐といった消化器症状，尿路結石・多尿などの腎症状，QT短縮・期外収縮などの不整脈を呈するようになる。血管内脱水，Caの腎への沈着，尿細管閉塞，細動脈の収縮などの機序で，高カルシウム血症はAKIをきたす。高カルシウム血症の原因を**表3**に示す。

　このうち，ミルク・アルカリ症候群は，大量のCaを含む製品あるいは活性型ビタミンD製剤と炭酸水素ナトリウムの併用により高カルシウム血症，アルカローシス，AKIをきたす症候群である。副甲状腺ホルモンの分泌の低下，高リン（無機リンが主因）血症に伴い，腎実質への石灰沈着をきたすと考えられる。

表3 ▶ 高カルシウム血症の原因

1. PTH／PTHrP受容体を介する情報伝達系の亢進	●原発性副甲状腺機能亢進症 ●家族性低カルシウム尿性高カルシウム血症 ●humoral hypercalcemia of malignancy ●異所性PTH産生腫瘍 ●炭酸リチウムによる副甲状腺機能亢進症
2. ビタミンD受容体を介する情報伝達系の亢進	●活性型ビタミンD製剤の過剰投与（Ca製剤の併用を含む） ●悪性リンパ腫 ●肉芽腫（サルコイドーシス，結核）
3. その他	●骨吸収の亢進 　local osteolytic hypercalcemia（LOH），不動，甲状腺機能亢進症 ●腎尿細管におけるCa再吸収亢進 　サイアザイド（チアジド）系利尿薬 ●腸管からの吸収亢進 　ミルク・アルカリ症候群 ●副腎不全 ●テオフィリン製剤

一般にAKIでは高リン血症を呈することは多くない。AKIをきたす疾患のうちCrush症候群や腫瘍崩壊症候群では，挫滅した筋細胞や腫瘍細胞中のリン酸が血中に流入し，高リン血症をきたす。Crush症候群では，回復期になると逆に高カルシウム血症を呈することがある。

文献

1) Iida N, Seo Y, Sai S, et al：Clinical Implications of Intrarenal Hemodynamic Evaluation by Doppler Ultrasonography in Heart Failure. JACC Heart Fail. 2016；4(8)：674-82.

————————————————————————————— **本田謙次郎**

第4章

AKIに対する血液浄化療法

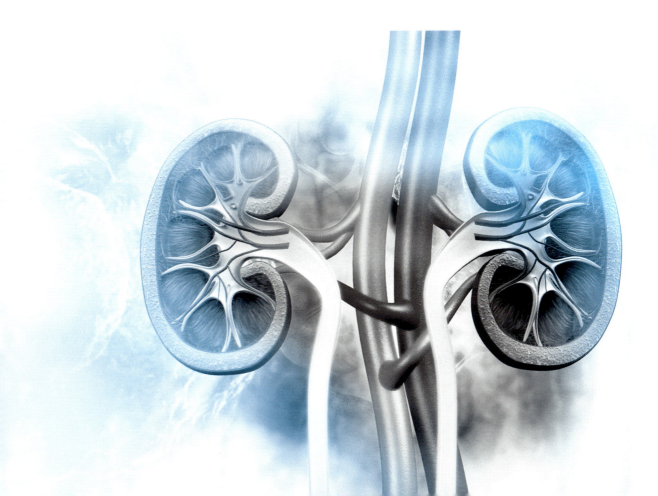

第4章

1

開始の指標・開始時期と終了時期

point

▶ 血液浄化療法の具体的な開始の指標は明らかになっていない。

▶ 溢水，高カリウム血症，高度の代謝性アシドーシス，尿毒症症状のいずれかを認める場合，血液浄化療法開始の絶対適応とされる。

▶ 離脱時の血清クレアチニン（sCr）値や尿量は，血液浄化療法離脱成功の予測因子である。

1 血液浄化療法を早期に開始すべきか

2005年にAKIが定義されて以降，より早期に腎臓の障害をとらえて，さらにその程度を表現できるようになった。腎障害が進行して不全に至った場合，以前より腎代替療法としての血液浄化療法が行われてきたが，より早期に障害をとらえ，そしてそれに合わせてより早期に血液浄化療法を開始することが有用かどうかの検討が積極的に行われている。

2 血液浄化療法開始の指標・開始時期

1）血液浄化療法開始の絶対適応

日本で作成された「AKI（急性腎障害）診療ガイドライン2016」では，AKIに対する血液浄化療法の開始時期について，臨床症状や病態を広く考慮して開始の時期を決定すべきであるとしており，具体的な開始基準は記載されていない[1]。また，AKIのためのKDIGOガイドラインでは，「体液量，電解質，酸塩基平衡の致死的になりうる変化がある場合は速やかに血液浄化療法を開始する」ことを推奨している（グレードなし）[2]。

致死的な場合に血液浄化療法を緊急で行うことは，いわゆる「絶対適応」としてもともと広く受け入れられている。しかしその具体的な数値となると，各施設の設備や体制，また症例ごとの病態で異なることは明らかであり，設定は困難である。報告されている例を**表1**に示す。これ以外に高尿素窒素（高BUN）血症や一定時間以上続く無尿・乏尿もこの絶対適応に含まれて報告されることが多いが，緊急対応が必要となることは稀である。

表1 ▶ 血液浄化療法開始の絶対適応の例

溢水	治療抵抗性で酸素5L/min or FiO$_2$ 0.5以上を要する
高カリウム血症	K＞6mEq/L or 内科的治療にもかかわらずK＞5.5mEq/L or 心電図異常あり
高度の代謝性アシドーシス	pH＜7.15
尿毒症症状	意識障害，心膜炎

FiO$_2$；吸入酸素濃度

（文献2，3をもとに作成）

2) 血液浄化療法の早期開始に関する検討

表1に示したような絶対適応に当てはまるよりも早期に，血液浄化療法を開始することで生命予後が改善するかどうかに関して，これまで多くの研究がなされているが，いまだ結論は出ていない。2016年にこれを検討した2つのランダム化比較試験（RCT）が報告された。1つ目のAKIKI studyでは早期開始群と晩期開始群で死亡率に有意差はなかったが[3]，2つ目のELAIN studyでは早期開始群で有意に死亡率が低いという結果が得られた[4]。しかしこれら2つのRCTでは晩期開始群の血液浄化療法の開始時期が異なるために，結果の単純な比較は困難である。現在さらに大規模なRCTが2つ進行中であり[5][6]，血液浄化療法早期開始の有用性に関しては今後の報告を待ちたい。

3) 吸着膜を用いた血液浄化療法

腎補助を目的とした血液浄化療法以外に，病態を増悪させる物質の除去を目的として血液浄化療法が施行されることがある。エンドトキシン吸着療法や，サイトカイン吸着目的の持続的血液濾過透析がその代表である。敗血症／敗血症性ショックは高サイトカイン血症がその本態であり，これが各種臓器不全を引き起こすとされ，AKIも高率に合併することが知られている。この過剰なサイトカインを直接，もしくはその引き金となるエンドトキシンを血液浄化療法により除去し，

病態を改善させることが施行の目的であるため，少しでも早いタイミングで開始されることが多い。しかしそもそも両者ともに有効性に対するエビデンスが十分ではなく，開始の指標も明確になっていない。

4) AKIのバイオマーカーと血液浄化療法

近年，尿中L-FABP（肝臓型脂肪酸結合蛋白），尿中・血中NGAL（好中球ゼラチナーゼ結合性リポカリン）など，AKI発症時に上昇する各種バイオマーカーの研究が進んでおり，これを血液浄化療法の開始の指標として活用する検討が行われている。

現在，AKIの診断にはsCr値と尿量が用いられているが，これは腎臓全体の機能を表しており，様々な要因で変動するため血液浄化療法の開始の指標として具体的な数値を設定することは難しい。しかし尿細管といった腎臓の構成要素における障害の程度を反映するバイオマーカーであれば，その具体的な数値が血液浄化療法開始の指標として臨床で用いられる可能性は十分にあると考えられる。既に，実際に血中NGAL値がAKI患者群の治験への組み入れ基準に含まれているRCTも行われている[4]。

3 血液浄化療法の終了時期

KDIGOガイドラインでは，「腎機能がその患者にとって必要なレベルまで改善した場合，血液浄化療法を中止する」（グレードなし）としており，開始時期と同様，終了時期に関しても明確な指標は定義されていない[2]。

実臨床では，利尿が十分に得られた段階で血液浄化療法を終了し，終了後も，絶対適応の**表1**に示した各項目の悪化がないことを確認している。いずれかの項目の悪化がある場合には血液浄化療法の再開を検討することとなる。

血液浄化療法離脱成功の予測因子としてsCr値，離脱時の尿量が報告されている[7]。

血液浄化療法施行中のsCr値は，腎機能のみを反映するわけではないため評価は難しいが，一定の浄化量で施行時にsCr値が少なくとも横ばいで経過すれば，腎機能の悪化はないと判断できる。また，浄化量が一定の条件下で横ばいであったsCr値が低下した場合には，腎機能が回復していると判断することができる[1]。

離脱時の尿量については具体的には，利尿薬投与時で2,330mL/day（約100mL/hr），利尿薬非投与時で436mL/day（約20mL/hr）がカットオフ値となっていた。また，血液浄化療法離脱不成功の予測因子としては，血液浄化療法の期間，

血液浄化療法終了時のSOFAスコア，乏尿（8時間で100mL以下），65歳以上の高齢と報告されている[8]。

4 今後の課題

AKIに対する血液浄化療法の開始時期，終了時期については，今のところ明確な指標はない。早期からの積極的な血液浄化療法の開始が，生命予後だけでなく腎予後も改善するのかどうかなど，まだまだ疑問は山積しており，さらなる検討を継続する必要がある。

文献

1) AKI（急性腎障害）診療ガイドライン作成委員会（編）：AKI（急性腎障害）診療ガイドライン2016. 日腎会誌. 2017；59（4）：419-533.

2) Kidney Disease：Improving Global Outcomes（KDIGO）Acute Kidney Injury Work Group：KDIGO Clinical Practice Guideline for Acute Kidney Injury. Kidney Int Suppl. 2012；2（1）：1-138.

3) Gaudry S, Hajage D, Schortgen F, et al：Initiation Strategies for Renal-Replacement Therapy in the Intensive Care Unit. N Engl J Med. 2016；375（2）：122-33.

4) Zarbock A, Kellum JA, Schmidt C, et al：Effect of Early vs Delayed Initiation of Renal Replacement Therapy on Mortality in Critically Ill Patients With Acute Kidney Injury：The ELAIN Randomized Clinical Trial. J JAMA. 2016；315（20）：2190-9.

5) Smith OM, Wald R, Adhikari NK, et al：Standard versus accelerated initiation of renal replacement therapy in acute kidney injury（STARRT-AKI）：study protocol for a randomized controlled trial. Trials. 2013；14：320.

6) Barbar SD, Binquet C, Monchi M, et al：Impact on mortality of the timing of renal replacement therapy in patients with severe acute kidney injury in septic shock：the IDEAL-ICU study（initiation of dialysis early versus delayed in the intensive care unit）：study protocol for a randomized controlled trial. Trials. 2014；15：270.

7) Uchino S, Bellomo R, Morimatsu H, et al：Discontinuation of continuous renal replacement therapy：a post hoc analysis of a prospective multicenter observational study. Crit Care Med. 2009；37（9）：2576-82.

8) Wu VC, Ko WJ, Chang HW, et al：Risk factors of early redialysis after weaning from postoperative acute renal replacement therapy. Intensive Care Med. 2008；34（1）：101-8.

——— 小口 萌，貞廣智仁

第4章

2

血液浄化量

point

▶ AKIに対して，血液浄化量を増やすことは予後改善につながらない。
▶ 症例ごとに血液浄化量を増やす必要があることもある。

1 血液浄化量を増やすことがAKIの予後を改善させるか

AKIに対する持続的腎代替療法（CRRT）における，浄化量に関する議論はこれまでも多くなされてきた。

1) Roncoらの報告

血液浄化量が最初に注目されるようになったのは，2000年のRoncoらの報告からである[1]。彼らは，ICUにおいてAKIを発症した425例に持続的血液濾過（CHF）を施行する際に，濾液流量（Q_F）を20mL/kg/hr，35mL/kg/hr，45mL/kg/hrの3群に前向き無作為に割り付け，15日後の生存率を検討した。その結果，各群の生存率はそれぞれ41％，57％，58％であり，20mL/kg/hr群が他の2群と比較して有意に低値であった。35mL/kg/hr群と45mL/kg/hr群では有意差は認めず，AKIに対する浄化量としては少なくとも35mL/kg/hrが望ましいと結論している。またサブ解析では，敗血症（sepsis）を原因とするAKI患者のみに限定すると，45mL/kg/hr群で生存率が良好であった。この報告から，35mL/kg/hrを高流量血液濾過（HVHF）と呼び，通常の浄化量（renal dose；腎用量）より2〜3倍増加させた量はsepsis doseと呼ぶようになり，以後，高濾液量での予後改善効果が期待されてきた。

しかしその後，2つの多施設大規模ランダム化比較試験（RCT）が施行され，否定されることとなった。

2) ATN study（表1）

　1つ目のRCTは米国で施行されたATN studyで，RRT（腎代替療法）が必要なAKI症例1,124例を無作為にintensive therapy群（$n＝563$）とless-intensive therapy群（$n＝561$）に割り付け，主要評価項目として60日までの全死亡率を，副次評価項目として院内死亡率と腎機能回復率を検討した[2]。intensive therapy群（以下，①群）では循環動態の安定している患者に対しては週6回のHD（血液透析），不安定な患者では35mL/kg/hrのCVVHDF（持続的静静脈血液濾過透析）あるいは週6回のSLED（持続低効率血液透析）を施行し，一方，less-intensive therapy群（以下，②群）では循環動態が安定していれば週3回のHD，不安定な場合には25mL/kg/hrのCVVHDFあるいは週3回のSLEDを施行した。

　その結果，60日全死亡率は①群で53.6％に対して②群で51.5％と，有意差（$P＝0.47$）が認められない結果であった。また，28日までの腎機能回復率においても両群間で有意差が認められなかった（①群15.4％，②群18.4％，$P＝0.24$）。この研究ではHD，SLED，CHDF（持続的血液濾過透析）の3種類のRTTが施行されており，それぞれの治療法で施行した症例数については明記されていない。

表1 ▶ ATN studyの概要

	intensive therapy	less-intensive therapy
症例数	563	561
方法	週6回（HD） 35mL/kg/hr（CHDF） 週6回SLED	週3回（HD） 25mL/kg/hr（CHDF） 週3回SLED
60日死亡率	53.6%	51.5%
28日腎機能回復率	15.4%	18.4%

（文献2をもとに作成）

3) RENAL study（表2）

　もう1つはオーストラリアとニュージーランドにおけるAKI患者を対象としたRENAL studyで，1,508例のAKI患者を無作為にhigher intensity therapy群（$n＝747$）とlower intensity therapy群（$n＝761$）に割り付け，死亡率，腎機能回復率を検討した[3]。higher intensity therapy群（以下，①群）は浄化量が35mL/kg/hrのCHDF，lower intensisty therapy群（以下，②群）では25mL/kg/hrのCHDFを施行した。

　主要評価項目である90日死亡率では，①群は44.7％，②群でも47％と有意差

表2 ▶ RENAL study の概要

	higher intensity therapy	lower intensity therapy
症例数	747	761
方法	35mL/kg/hr（CHDF）	25mL/kg/hr（CHDF）
90日死亡率	44.7%	47.0%
28日腎機能回復率	14.4%	12.2%

（文献3をもとに作成）

（$P＝0.99$）は認めず，副次評価項目である28日死亡率においても，それぞれ①群 38.5%，②群36.9%と有意差（$P＝0.52$）は認めなかった。また腎機能に関しても，28日（①群14.4%，②群12.2%，$P＝0.31$），90日（①群6.8%，②群4.4%，$P＝0.14$）における腎機能回復率には有意差を認めなかった。

2 海外と日本における血液浄化量の比較

　AKIに対するCRRTの浄化量としては，Roncoらの報告のような高い浄化量が必ずしも予後改善につながらないことが前向きの多施設大規模RCTにて実証され，KDIGOのガイドラインにおいても20～25mL/kg/hrを推奨量とされることとなった[4]。しかしながら，これまでの検討は海外のデータをもとにしており，日本ではCRRTの浄化量は600～800mL/hrが一般的である。この量は保険適用がこの範囲内であることが大きな理由である。日本のICU入室患者の平均体重が60kgとすると10～13mL/kg/hrに相当し，海外と比較して圧倒的に少ない浄化量となる。

　日本の標準量の検証としては，FujiiらやUchinoらが日本での低用量のCRRTにおけるAKI患者の予後を検討している報告を出している[5][6]。Fujiiらの検討では，平均浄化量が14.2mL/kg/hrと20.0mL/kg/hrのCVVHDFにおいて，両群間で院内死亡率（36% vs. 53%，$P＝0.055$），ICU死亡率（34% vs. 43%，$P＝0.37$）とも有意差は認めなかった[5]。また，Uchinoらの検討では，BEST Kidney studyのデータ（平均浄化量＝20.4mL/kg/hr）を日本の14のICUにおけるAKI患者（平均浄化量＝14.3mL/kg/hr）と比較して，院内死亡率，ICU死亡率ともに有意差を認めなかったと報告している[6]。

　これまでの経緯よりRoncoらの浄化量（35mL/kg/hr）が至適血液浄化量であることは否定され，20～25mL/kg/hrを至適血液浄化量とする十分なエビデンスも現時点ではない。今後も日本の標準量の検証をしていくことは必要である。ま

た，日本の標準量である10〜15mL/kg/hrよりもさらに浄化量を少なくすることで予後が悪化するのかどうかについても検討する必要がある。

3 AKIに対するIRRTの浄化量

上述のAKIに対するCRRTを中心とした浄化量の報告以外に，AKIに対するHDの浄化量を検討したRCTも報告されているが，同様に浄化量を増やしても生存率および腎機能回復率ともに両群に有意差を認めなかった。AKIに対するKDIGOのガイドラインでは間欠的腎代替療法（IRRT）または長時間RRTでは週当たりの標準化透析量（Kt/V）は3.9を推奨している。しかしながら，この量をAKIにおける至適血液浄化量とするだけの十分なエビデンスはない。

Hannover Dialysis Outcomes Studyでは，AKI患者156例を通常透析群と強化透析群にランダム割り付けし，死亡率と腎機能回復率を比較した[7]。通常透析群はBUN（血中尿素窒素）が120〜150mg/dLを維持できるよう施行し，強化透析群はBUNの目標値を90mg/dL未満とした。結果は死亡率，腎機能回復率ともに両群間に有意差を認めなかった。

IRRTにおいても，浄化量を増加させても予後改善にはつながらないことが報告されており，至適血液浄化量を見出せるほどのエビデンスはない。

4 AKIの原因疾患別の血液浄化量

ATN studyやRENAL studyのどちらの検討においても，心臓手術や敗血症など様々な原因のAKIがまとめて検討されているが，原因疾患別の至適血液浄化量の検討はこれまでほとんど行われていない。敗血症性AKIにおいては，浄化量が35〜45mL/kg/hrより多い大用量（65〜100mL/kg/hr）のCRRTとの比較で予後を検討したRCTが報告されているが，浄化量をさらに多くしても予後改善効果は認められなかったと報告されている。

しかし，急激な高カリウム血症が生じた場合などには，効率を上げるために浄化量を増加させる必要があることがある。また，生命予後を改善するといったエビデンスはないが，サイトカインなどのメディエータ除去目的に浄化量を増やすことも，循環動態の改善を図ることができる可能性がある。

そのため，個々の病態に応じてオーダーメイドしていくことが必要であり，疾患別における浄化量に対する報告の蓄積が必要である。

5 血液浄化量をどのように考えるか？

　血液浄化を行うべきAKIを引き起こす原因が存在し，その原因が腎へのダメージのみならず，腎外へのダメージによって引き起こされる腎障害もあり，単純に腎保護や全身管理といった観点だけで解決できないことは前述で理解できるであろう。そのような中で至適血液浄化量をどのように考えるかは非常に難しい。

　筆者らが心がけていることは，何をもって至適と考えるかを症例ごとに明確にしながら対応することである。心臓の合併症が解決のつかない状況であるならば，心機能や呼吸機能に十分に耐えられるところに設定すべきである。逆に肝性脳症をはじめとする意識障害がポイントであるならば，検査データから得られる電解質や小分子の値など浄化量を評価することはきわめて重要になってくる。しっかり病態を把握し，治療目標を設定することが，結果としてめざすべき血液浄化量の設定につながっているというのが，今は精一杯かもしれない。

文献

1) Ronco C, Bellomo R, Homel P, et al : Effects of different doses in continuous venovenous haemofiltration on outcomes of acute renal failure : a prospective randomised trial. Lancet. 2000 ; 356(9223) : 26-30.

2) VA/NIH Acute Renal Failure Trial Network : Intensity of renal support in critically ill patients with acute kidney injury. N Engl J Med. 2008 ; 359(1) : 7-20.

3) RENAL Replacement Therapy Study Investigators : Intensity of continuous renal-replacement therapy in critically ill patients. N Engl J Med. 2009 ; 361(17) : 1627-38.

4) Kidney Disease : Improving Global Outcomes (KDIGO) Acute Kidney Injury Work Group : KDIGO Clinical Practice Guideline for Acute Kidney Injury. Section 5 : Dialysis Interventions for Treatment of AKI. Kidney Int Suppl. 2012 ; 2(1) : 89-115.

5) Fujii T, Namba Y, Fujitani S, et al : Low-dose continuous renal replacement therapy for acute kidney injury. Int J Artif Organs. 2012 ; 35(7) : 525-30.

6) Uchino S, Toki N, Takeda K, et al : Validity of low-intensity continuous renal replacement therapy. Crit Care Med. 2013 ; 41(11) : 2584-91.

7) Faulhaber-Walter R, Hafer C, Jahr N, et al : The Hannover Dialysis Outcome study : comparison of standard versus intensified extended dialysis for treatment of patients with acute kidney injury in the intensive care unit. Nephrol Dial Transplant. 2009 ; 24(7) : 2179-86.

――― 佐野達郎，小川智也

第4章 3 急性血液浄化療法

point

- AKIに対する血液浄化法（腎代替療法）として持続腎代替療法，間欠的腎代替療法，その中間の持続低効率血液透析などがある。
- ガイドラインでもAKIに対してどのような血液浄化法がよいのか，明確なエビデンスを示すことができず「病態に応じた治療法を選択すべき」としている。
- 患者の病態に応じて，治療法を選択したり，治療法を変更する。

1 AKIにおける急性血液浄化療法の分類（図1）[1]

急性血液浄化としての腎代替療法（RRT）は，24時間持続的に施行する持続腎代替療法（CRRT）と，1回3～4時間程度で週3～4回施行する間欠的腎代替療法

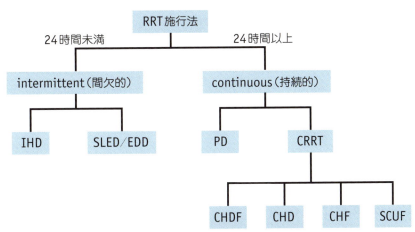

図1 ▶ RRTの分類
IHD；intermittent hemodialysis, SLED；sustained low-efficiency dialysis,
EDD；extended daily dialysis, PD；peritoneal dialysis,
CRRT；continuous renal replacement therapy, CHDF；continuous hemodiafiltration,
CHD；continuous hemodialysis, CHF；continuous hemofiltration,
SCUF；slow continuous ultrafiltration

（文献1をもとに作成）

（IRRT）に大別される。

　集中治療領域における血液浄化療法としては，循環動態の安定性，電解質の緩徐な補正などを目的とし，連日24時間かけて行うCRRTが広く行われている。一方，状態が安定している慢性維持透析患者にはIRRTである1回4時間の間欠的血液透析（intermittent hemodialysis；IHD）を週3回施行することが一般的である。しかし，連日24時間連続か隔日4時間かという選択でなく，CRRTとIRRTの中間的な治療法として持続低効率血液透析（SLED）が注目されるようになった。

　SLEDはslow low-efficiency daily dialysis（SLEDD）またはextended daily dialysis（EDD）とも呼ばれている。

2 急性血液浄化療法の比較

　腎機能補助としての血液浄化療法はCRRT，IRRT，および体外循環を要さないCRRTである腹膜透析（PD）に分類される[1]。

　CRRTとIRRTの生命予後やrenal recoveryに対する影響に明らかな差は証明されていないが[2]~[6]，それらの施行法には大きな差がある。

　CRRTとIRRTの治療時間や治療強度には大きな隔たりがあるが，近年その隔たりを埋めようという試みがなされている[7]。すなわち，CRRTでは血液浄化量をより増加させIRRTに近づけようとし，逆にIRRTも循環動態を安定させるなどの目的で血液浄化量を減量する代わりに治療時間を延長させる治療法が考案され，SLEDまたはEDDと呼ばれている。

　2012年にAKIに対する診療ガイドラインである「Kidney Disease Improving Global Outcomes（KDIGO）clinical practice guidelines」が発刊されたが，その中でCRRT，IRRT，CLED，PDの理論的な利点，欠点を表記している（**表1**）[8]。**表2**にAKIにおけるIRRT，SLED，CRRTの各modalityの分類とその特徴比較を示す[9]。

3 血液浄化量と予後

　慢性維持透析患者では，血液浄化量がある一定のレベルで維持されている場合の生命予後はよいが，それ以上に血液浄化量を増やしても予後は変わらない。一方，多臓器不全などのAKIを生じている患者での血液浄化量に関しては一定の見解は得られていない。

表1 ▶ 各種RRTの利点・欠点

治療法	一般的な適応患者背景	利点	欠点
IRRT	血行動態安定	1. 低分子量溶質の急速な除去 2. 抗凝固薬の曝露減少 3. CRRTより低コスト 4. 検査・手術の計画が容易	1. 血行動態が不安定：血清浸透圧の変化が大きい 2. 不均衡症候群により頭蓋内圧亢進リスク 3. 設置が複雑（RO装置が必要）
CRRT	血行動態不安定 頭蓋内圧亢進リスク	1. 持続的な溶質除去 2. 血行動態の安定 3. 体液コントロールが容易 4. 装置が簡便 5. 頭蓋内圧亢進が少ない	1. 溶質除去速度が遅い 2. 持続的な抗凝固薬が必要 3. 患者の拘束 4. 体温低下 5. 高コスト 6. 透析液・置換液バッグの交換，排液処理
SLED	血行動態不安定	1. 緩徐な溶質・体液除去 2. 血行動態の安定 3. 検査・手術の計画が容易 4. 抗凝固薬の曝露減少	1. 溶質除去速度がIRRTより遅い 2. 設置が複雑（RO装置が必要）
PD	血行動態不安定 凝固異常 血管アクセス作成困難 頭蓋内圧亢進リスク RRT設備不足	1. 簡便な装置 2. 血行動態安定 3. 抗凝固薬が不要 4. 血管アクセス不要 5. 低コスト 6. 緩徐な溶質除去	1. 異化亢進状態では溶質除去不十分 2. 除水コントロール困難 3. 高血糖 4. 腹腔容量が必要 5. 腹腔内圧上昇による呼吸抑制 6. 腹膜炎のリスク

（文献8をもとに作成）

表2 ▶ AKIにおけるRRTの分類とその特徴比較

	間欠的血液透析（IHD）	持続低効率血液透析（SLED）	緩徐持続的限外濾過（SCUF）	持続的血液濾過（CHF）	持続的血液透析（CHD）	持続的血液濾過透析（CHDF）
膜の透過性	多種	多種	高透過性	高透過性	高透過性	高透過性
抗凝固薬	短時間	長時間	持続的	持続的	持続的	持続的
血流量（mL/min）	250〜400	100〜200	100〜200	200〜300	100〜300	200〜300
透析液流量（mL/min）	500〜800	100	0	0	16〜35	16〜35
濾過量（L/day）	0〜4	0〜4	0〜5	24〜96	0〜4	24〜48
置換液量（L/day）	0	0	0	21.6〜90	0	23〜44
排液飽和度（%）	15〜40	60〜70	100	100	85〜100	85〜100
溶質クリアランスの機序	拡散	拡散	濾過	濾過	拡散	拡散+濾過
尿素クリアランス（mL/min）	180〜240	75〜90	1.7	17〜67	22	30〜60
治療時間（時間）	3〜4	8〜12	多様	>24	>24	>24

（文献9をもとに作成）

2000年のRoncoらの大規模RCTでは，ICUに収容された重症患者のAKIに対し，濾液量を無作為に3群に割り付け（20mL/kg/hr，35mL/kg/hr，45mL/kg/hr），生命予後を比較した結果，20mL/kg/hr群では他の2群に比し，有意に死亡率が高かったが，35mL/kg/hrと45mL/kg/hr群では生存率に差は認められなかった[10]。しかしその後，対象を敗血症患者に限定したサブ解析では，45mL/kg/hr群で生存率が良好であった。その結果から高濾液量での予後改善効果が期待されてきた。

しかしながら，2008年，2009年に発表された2つのRCT（ATN study[11] とRENAL study[12]）の結果では，通常浄化量群と大量浄化量群との間に予後の差がないことが報告された（詳細は第4章2を参照）。

4 AKIガイドラインでの血液浄化療法の位置づけ

1）KDIGOガイドライン

KDIGOから2012年に公表され，2013年にERPB（European Renal Best Practice）からKDIGOに対するステートメントが発表された[8) 13]。

(1) AKIに対してCRRTとIRRTの両者は相補的に用いられる（no graded）。

　➡ガイドラインでは患者個々の状態に応じたテーラーメイドな治療選択を推奨している。

(2) 血行動態不安定な患者には標準的なIRRTよりもCRRTの選択が望ましい（2B）。

　➡CRRTやSLEDは血行動態不安定な患者に推奨している。ERPBではそれに加えて低温透析液の使用も推奨している。

(3) 急性脳障害や脳圧亢進・脳浮腫を伴うAKIにはCRRT（PD含む）が望ましい（2B）。

　➡高効率のHDでは不均衡症候群のため，脳内に水分が移行し，脳浮腫を助長させるため，低効率のHDやPDを推奨している。

2）日本版敗血症診療ガイドライン[14]

「CRRTはIRRTに比較して予後を改善するとのエビデンスは得られていない（2A）。しかしながら循環動態不安定な患者には体液バランス管理の観点からもIRRTではなくCRRTまたはSLEDを推奨する（1C）」とされている。

3) AKI（急性腎障害）診療ガイドライン2016 [15]

「循環動態の安定した症例に対しては，持続，間欠のどちらを選択してもかまわ
ない。循環動態が不安定な症例に対しては持続が望ましい」と提案し，循環動態の
安定した症例には推奨（2C），循環動態の不安定な症例に対してはSLEDを含め持
続が望ましいというエキスパートオピニオンとして提示している。

文献

1) O'Reilly P, Tolwani A：Renal replacement therapy Ⅲ：IHD, CRRT, SLED. Crit Care Clin. 2005；21(2)：367-78.

2) Kellum JA, Angus DC, Johnson JP, et al：Continuous versus intermittent renal replacement therapy：a meta-analysis. Intensive Care Med. 2002；28(1)：29-37.

3) Tonelli M, Manns B, Feller-Kopman D：Acute renal failure in intensive care unit：a systematic review of the impact of dialytic modality on mortality and renal recovery. Am J Kidney Dis. 2002；40(5)：875-85.

4) Bagshaw SM, Morits G, Godinez-Luna T, et al：Renal recovery after severe acute renal failure. Int J Artif Organs. 2006；29(11)：1023-30.

5) Pannu N, Klarenbach S, Wiebe N, et al：Renal replacement therapy in patients with acute renal failure：a systematic review. JAMA. 2008；299(7)：793-805.

6) Rabindranath K, Adams J, Macleod AM, et al：Intermittent versus continuous renal replacement therapy for acute renal failure in adults. Cochrane Database Syst Rev. 2007；(3)：CD003773.

7) 中 敏夫：CRRT対IRRT対SLED. Intensivist. 2010；2(2)：263-74.

8) Kidney Disease：Improving Global Outcomes（KDIGO）Acute Kidney Injury Work Group：KDIGO Clinical Practice Guideline for Acute Kidney Injury. Kidney Int Suppl. 2012；2(1)：1-138.

9) Mehta RL：Continuous renal replacement therapy in the critically ill patient. Kidney Int. 2005；67(2)：781-95.

10) Ronco C, Bellomo R, Homel P, et al：Effect of different doses in continuous veno-venous haemofiltration on outcomes of acute renal failure：a prospective randomised trial. Lancet. 2000；356(9223)：26-30.

11) VA／NIH Acute Renal Failure Trial Network：Intensity of renal support in critically ill patients with acute kidney injury. N Engl J Med. 2008；359(1)：7-20.

12) The RENAL Replacement Therapy Study Investigators：Intensity of continuous renal-replacement therapy in critically ill patients. N Engl J Med. 2009；361(17)：1627-38.

13) Jörres A, John S, Lewington A, et al：A European Renal Best Practice（ERBP）position statement on the Kidney Disease Improving Global Outcomes（KDIGO）Clinical Practice Guidelines on Acute Kidney Injury：part 2：renal replacement therapy. Nephrol Dial Transplant. 2013；28(12)：2940-5.

14) 日本版敗血症診療ガイドライン2016作成特別委員会（編）：日本版敗血症診療ガイドライン2016. 日救急医会誌. 2017；28：S1-S226.

15) AKI（急性腎障害）診療ガイドライン作成委員会（編）：AKI（急性腎障害）診療ガイドライン2016. 日腎会誌. 2017；59(4)：419-533.

丸山範晃，阿部雅紀

第4章

4 Modality ——(1)

CRRT（持続的腎代替療法）
continuous renal replacement therapy

point

▶ AKIへ一律に適応すべき血液浄化法の施行方法は存在せず，個々の症例や施設の実情に合わせてmodalityが選択されている。

▶ 持続的血液濾過（CHF），持続的血液透析（CHD），持続的血液濾過透析（CHDF）それぞれに，利点と欠点がある。

▶ 小児にCHDFなどを施行する際には，特にいくつかの注意点がある。

1 AKIに対する血液浄化法のmodality

　AKIに対して緩徐かつ連続して血液浄化を行う持続的腎代替療法（CRRT）がよいのか，もしくはCRRTに比して短時間ですむ間欠的腎代替療法（IRRT）が望ましいのか，現在まで様々な検討が行われてきた[1]。また個々の血液浄化のmodalityについても，開始時期や終了時期[2)3)]，血液浄化量[4)5)]や膜の素材[6)~8)]などについて検討が重ねられてきた。本書を読まれる方には，AKIに対して一律に適応すべき血液浄化法の施行方法は存在せず，個々の症例や施設の実情に合わせてmodalityが選択されている現状についてよくご理解頂けると思われる。

　これはそれらのmodalityの優劣を明らかにしようとする一連の研究が，互いに相反する結果を提示している，またそれらの検討が実に多様な患者群を対象に，多様なmodalityのもとで行われているなど，決定的なエビデンスに欠けることが1つの理由である。それゆえ，そのエビデンスの結果を個々の患者にどう適応するか，我々臨床医がどのmodalityを選択すべきなのかについてのこの論争に関しては，それぞれのmodalityは競合する排他的なものではなく，患者の状態によりそれぞれ判断されるべきものであるとの興味深い指摘が既になされている[9]。現在までに得られた様々な知見や血液浄化を取り巻く環境を考慮すると，AKIの患者に血液浄化のmodalityを選択する際にはその患者の病態をよく把握した上で，それぞれの施設の実情に合わせてそれらmodalityの特徴を熟知した集中治療医，腎臓

第4章　AKIに対する血液浄化療法

内科医が個々の症例ごとに判断すべきであると考えられる。

　一方で，AKIの概念が確立する以前より，循環動態が不安定な急性腎不全患者に対してはCRRTとして主に持続的血液濾過透析（CHDF）が施行されてきた。呼吸不全に対する人工呼吸器管理が発展を遂げる中で，単なる呼吸補助から呼吸不全の治療手段として適応を拡大し治療戦略が広がりをみせたように，CHDFもまた単なる腎代替療法（RRT）としてのみではなく，病因物質の除去を通じて病態を改善させうる治療手段として施行されるようになった。筆者らは，以前よりPMMA（polymethyl methacrylate）膜へモフィルターを用いたCHDF（PMMA-CHDF）が血中より効率よくhumoral mediatorを除去できることを主張し，hypercytokinemia（高サイトカイン血症）対策として施行してきた[7)10)]。近年ではAN69STを使用したCHDFが，CRRTとして施行される場合以外の適応，いわゆるnon-renal indicationとして重症敗血症や敗血症性ショックに対して保険適用となり，敗血症の原因であるcytokine除去を企図し施行されることが一般的となった[8)]。

　また，様々な施行上の工夫により，CHDFは循環動態の不安定な重症患者や，循環血液量の少ない小児や乳児[11)~14)]，出血性合併症が懸念される症例[15)]などにも安全に施行できるようになった。血液浄化法はその作用機序や病態に対する直接の効果によってのみではなく，施行上の問題を技術的に解決することでも適応を飛躍的に広げることができる治療法であり，筆者らはCHDFの施行方法を様々に工夫発展させることで適応を拡大させてきたと自負している。

　本項では筆者らの施設におけるCHDF施行に関する基本的な考え方と実際に施行する際の留意点と効果について述べる。上述したように先行研究で明確になっているエビデンスのみを拠り所とするとエビデンスが欠如していることを紹介する無味乾燥なものになりがちであるので，本項で論ずるものはエビデンスだけではなく，ICUにおいてCRRTとしてCHDFを長年施行してきたエクスペリエンスに基づいている判断もかなり含まれることを明確にしておきたい。

2 CHDFの特徴と適応

　急性血液浄化法を施行する目的は，AKIに対するRRTとしてのもの，すなわちrenal indicationと，病因物質の除去を目的としたいわゆるnon-renal indicationに二分されるが[16)]，これら目的別に常に最適な血液浄化法のmodalityが存在するわけではない。renal indicationなら血液透析（HD）で，non-renal indicationならCHDFというルールが存在するわけでもなければ，適切なわけでもないと考

4 Modality — (1) CRRT（持続的腎代替療法）

えられる。たとえば，腫瘍崩壊症候群に伴う高リン酸血症や高カリウム血症などに対しては，単位時間当たりの血液浄化量の多いHDが選択されるべきであるし，循環動態が不安定なAKIに対してはCHDFを使用すべき状況があることについて異論はないと思われる。

　CHDFはcontinuousであることで，絶対的な血液浄化量がHDに比して少ないにもかかわらず，トータルとしては強力な溶質除去能力がある。それに加え，緩徐に施行することから体内の分画間での溶質移動速度が一定となり，循環動態の安定にきわめて有効である。その一方で，単位時間当たりの溶質除去能力は標準的な条件のHDに比べて劣るため，短時間で電解質を補正する必要がある場合にはまずHDを選択すべきである。AKIに対するCRRTとIRRTの優劣については別項で解説されているので詳細はそれにゆずるが，この2つのmodalityにはそれぞれ利点と欠点があり，適応は症例ごとに判断すべきであると考えられる。

　表1に各種CRRTの特徴を挙げた。重症患者にCRRTを施行した当初は持続的血液濾過（CHF）を施行したが，filter lifeを維持しつつ溶質除去能を向上させる手段としてdialysate（透析液）の還流を追加しCHDFと発展させた経緯もあり，CHDFはCHFや持続的血液透析（CHD）に比べてfilter lifeと溶質除去特性のバランスが最もよいと考えられる。

　またCHDFはそのほかの血液浄化法と同様に，濾過，透析，そして吸着の原理で血液を浄化する。敗血症を代表とする炎症性サイトカインによるhypercytokinemiaが病状の進行に深く関わる病態に対し，hypercytokinemia対策として血液浄化法を使用する概念は以前より提唱され，有用性が検証されてきた[17)18)]。現在までhypercytokinemia対策として取り上げられた血液浄化法は，血液浄化量濾過量の増大で実現したhigh volume CHF，PMX-DHPとPMMA-CHDF，そしてAN69ST膜を用いたCHDF（AN69ST-CHDF）であろう。Ronco，Honoreらはhighvolume CHFがサイトカインを除去しseptic shock症例などの救命率向上に寄与していると報告したが[19)20)]，この効果は後の検討で否定された上に，これは大量の濾過を前提とした治療であるため，必要とされる血液流量が多い点，

表1 ▶ 各種CRRTの特徴

持続的血液濾過（CHF）	●小分子量物質から中分子量物質まで除去可能 ●血液浄化量は得られる濾過流量に規定される ● filter lifeが最も短い
持続的血液透析（CHD）	●中分子量物質の除去性能は極端に低い ●血液浄化量は透析液流量に規定される ● filter lifeが最も長い
持続的血液濾過透析（CHDF）	●小分子量物質から中分子量物質まで除去可能 ●血液浄化量は得られる濾過流量と透析液流量に規定される

血液濾過器のfilter lifeが短くなることが懸念される点，大量の置換液が必要となる点などから現時点で日本において選択肢にはなりえないと考えられる。一方でPMMA-CHDFとAN69ST-CHDFは，どちらもいわゆる「血液浄化量」によってはその効果が規定されない吸着の原理でサイトカインを低下させることで効果を発揮すると考えられている[21]。AKIに対して血液浄化法を施行する際に，使用する膜の素材を変更するだけで炎症性サイトカインの除去が可能となるため，hypercytokinemiaが病状の進行に関与している病態においては積極的にこれらの血液浄化器を選択すべきであると考えられる。

以上のようなCHDFの特徴から，CHDFの適応は**表2**にまとめられると考えられる。**表2**は一般的ないわゆる疾患名での適応というより，実際にCHDFの施行を考慮する際の判断のポイントを列挙したものである。

表2 ▶ CHDFの適応

CRRTとしてのCHDF	1. 循環動態が不安定なAKI症例 2. 電解質バランスの緩徐な補正が必要な症例 3. 他の手段での除水が困難な症例
non-renal indicationとしてのCHDF	1. サイトカイン等のhumoral mediatorの除去が必要な場合（PMMA-CHDF or AN69ST-CHDF） 2. 薬物や毒性物質の持続的な除去が必要な場合

3 CHDF施行の実際

CHDF施行のフローダイアグラムと操作条件を**図1**に示した。

vascular access catheterの留置部位は右内頸静脈を第一選択としている。一般的な腎補助を目的としたCHDFに必要な血流量は左右大腿静脈でも十分に得られる場合も多いが，腹腔内圧（intra-abdominal hypertension；IAH）を伴う症例や，血管内脱水がみられる症例などでは脱血不良に陥りやすいのも事実である。脱血不良は膜の劣化に繋がりfilter lifeを短縮させるため，十分なQ_B（血液流量）を得るためには右内頸静脈を選択すべきである。

筆者らはhypercytokinemia対策としてCHDFを施行する場合にはPMMAもしくはAN69ST膜ヘモフィルター，腎補助目的ならpolysulfone膜ヘモフィルターまたはcellulose triacetate膜ヘモフィルターを病態に応じて選択し使用している。

抗凝固薬はナファモスタットメシル酸塩を用い，活性化凝固時間（activated coagulation time；ACT）が150secになるように投与量を調節している。おおむね20mg/hrから30mg/hrの投与量でACT150secを達成できることが多い。一般に血液浄化法を重症患者に施行する際に出血性合併症発症について懸念され

る場合が多い．しかし図2に示すように，検討期間中のCHDF施行症例87例のうちPT（プロトロンビン時間）活性≦30％もしくはPlt（血小板数）≦50,000の患者は65例存在したが，出血性合併症によりCHDFを中止せざるをえなかった症例はおらず，ACTを監視下にナファモスタットメシル酸塩で抗凝固を図れば，出血のハイリスク症例を多く抱えながらも出血性合併症をきたすことなく血液浄化を施行できている．CHDFは，出血性合併症が懸念される症例に対して安全施行が可能であると言える．

CHDFはQ_B80〜120mL/min，Q_D（透析液流量）500もしくは1,000mL/hr，Q_F（濾過流量）300mL/hrという施行条件で施行している．

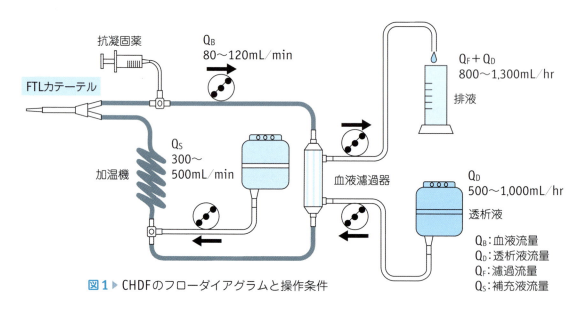

図1 ▶ CHDFのフローダイアグラムと操作条件

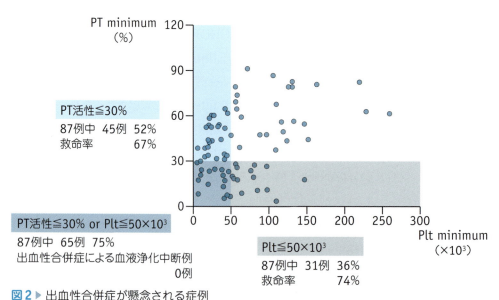

図2 ▶ 出血性合併症が懸念される症例

PMMAヘモフィルターを用いた場合のCHDFにおけるサイトカインのクリアランスは濃度依存性に上昇するため，サイトカイン除去には透析や濾過より吸着の原理が大きく関与していると考えられること，回路内の血液流速をある程度維持したほうが凝血を回避できることなどから，可能な場合はQ_B120mL/minを目標に施行する。特に大膜面積，すなわち大口径のダイアライザーを用いる場合は十分な血流の維持に留意すべきである。

Q_Dについては，体格が小さく循環血液量が少ない場合やBUN（血中尿素窒素）やクレアチニン，電解質などの異常が比較的少なく全身状態が安定している場合は500mL/hrで十分である。その一方，それらの補正を速やかに行う必要がある場合や臓器不全発症が強く懸念される場合に1,000mL/hrを選択するが，一般に山梨大学医学部附属病院では1,000mL/hrで開始し，病状の安定化に伴い500mL/hrへ減量することが多い。また現在市販されている「サブラッド®血液ろ過用補充液BSG」などの持続的緩徐式血液濾過術用の置換液を用いると血清K値が透析液の濃度である2.0mEq/Lに漸減していくため，透析液にKCL溶液を加え透析液の濃度を4.0mEq/Lに調整し血清K値の安定化を図っている。

Q_Fは300mL/hrで固定して施行している。中～大分子量物質の除去のみを考えればQ_Fを増加させた方が効率は良くなるが，一方でQ_Fを増加させるとfilter lifeの短縮の要因となり，頻回の回路交換が必要になってしまう場合がある。これはスタッフの業務量を増加させるだけではなく凝固因子の消費を増大させ，血液浄化開始時の血液希釈による貧血や，一時的な膠質浸透圧の低下に伴う浮腫の増大などをまねくため，できるだけ回避すべきである。

Q_Fを300mL/hrで固定するため，水分出納は補液流量を増減させることによって調節する。補液流量を300mL/hrで施行すれば血液浄化上の水収支は0 balanceであり，300mL/hrより減少させれば除水する設定となり，300mL/hr以上であれば水負荷となる。抗菌薬や血液製剤などの投与時にはその分補液流量を減少させ，水分負荷の時間変動を吸収することも可能である。

補充液にはsaline（生理食塩水），half saline，5％グルコースなどが使用可能であるが，ほとんどの場合重炭酸リンゲル液を用い，後稀釈法にて投与している。通常の輸液に比べて使用量が多いため，電解質を頻繁にチェックし随時最適なものに変更すべきである。また，bufferを含まない補充液を使用する場合には徐々にacidemia（酸血症）を呈するため，重炭酸ナトリウムを持続投与して至適pHを保つ。

小児にCHDFなどを施行する際にはいくつかの注意点がある[13][14][22]。成人に比べて循環血液量に対するpriming volumeの比が大きいことや，血液流速が遅いことから回路から失われる熱量が相対的に大きくなり，CHDF施行中に低体温を呈することが多く，これに十分留意しなければならない。このため返血直前部分

の血液回路にウォーマーコイルを接続し，加温した後に体内に血液を送り込むことで対処する。また，循環血液量が少ないことで血液回路のpriming volumeが循環血液量に比して大きくなり，開始時の血液稀釈，終了返血時の容量負荷が大きくなるなど循環動態に与える影響が大きいことに対しては，体重30kg以下の場合や30kg以上であっても心機能が低下している場合には回路を5％アルブミン溶液でプライミングをしてから施行することで対処可能であるし，体重が20kg以下の場合には，濃厚赤血球液と新鮮凍結血漿やアルブミン液などで回路をプライミングすることで対処する。このプライミング液は抗凝固薬であるクエン酸などによりアルカローシス，高カリウム，低膠質浸透圧，低カルシウムの状態であるため，小児に回路を接続する前に回路内で透析を行い，pHやNa，K，Caイオン濃度などの電解質バランスを調整するpre-dialyzationにより，プライミング液と小児のpHや電解質バランスとある程度一致させることが可能である。この工夫により，未熟児などの極低体重児にも安全に施行することが可能となっている。

4 CHDFは成人・小児に安全に施行することが可能なCRRT

以上，modalityとその背景について述べた。施行中の一般的なトラブルシューティングについては成書を参考にすべきであるが，成人に施行する場合まず **図1** の条件をそのまま適用し，水バランスを補充液の流量で調節し，ACTを至適に保ち，安定するまでの間は2時間おきに血液ガス分析で電解質をチェックすれば，ほとんどの症例で問題なくCHDFを施行できるはずである。本項が諸施設においてCHDFを施行する際の一助となれば幸いである。

文献

1) Zhang L, Yang J, Eastwood GM, et al：Extended Daily Dialysis Versus Continuous Renal Replacement Therapy for Acute Kidney Injury：A Meta-analysis. Am J Kidney Dis. 2015；66(2)：322-30.

2) Zarbock A, Kellum JA, Schmidt C, et al：Effect of Early vs Delayed Initiation of Renal Replacement Therapy on Mortality in Critically Ill Patients With Acute Kidney Injury：The ELAIN Randomized Clinical Trial. JAMA. 2016；315(20)：2190-9.

3) AKIKI Study Group：Initiation Strategies for Renal-Replacement Therapy in the Intensive Care Unit. N Engl J Med. 2016；375(2)：122-33.

4) Ronco C, Bellomo R, Homel P, et al：Effects of different doses in continuous veno-venous haemofiltration on outcomes of acute renal failure：a prospective randomised trial. Lancet. 2000；356(9223)：26-30.

5) Fayad AI, Buamscha DG, Ciapponi A：Intensity of continuous renal replacement therapy for acute kidney injury. Cochrane Database Syst Rev. 2016；10：CD010613.

6) Matsuda K, Moriguchi T, Harii N, et al：Comparison of efficacy between continuous hemodiafiltration with a PMMA membrane hemofilter and a PAN membrane hemofilter in the treatment of a patient with septic acute renal failure. Transfus Apher Sci. 2009；40(1)：49-53.

7) Matsuda K, Moriguchi T, Oda S, et al：Efficacy of continuous hemodiafiltration with a cytokine-adsorbing hemofilter in the treatment of acute respiratory distress syndrome. Contrib Nephrol. 2010；166：83-92.

8) Shiga H, Hirasawa H, Nishida O, et al：Continuous hemodiafiltration with a cytokine-adsorbing hemofilter in patients with septic shock：a preliminary report. Blood Purif. 2014；38(3-4)：211-8.

9) Vanholder R, Van Biesen W, Hoste E, et al：Pro/con debate：continuous versus intermittent dialysis for acute kidney injury：a never-ending story yet approaching the finish? Crit Care. 2011；15(1)：204.

10) Matsuda K, Moriguchi T, Harii N, et al：Comparison of efficacy between continuous hemodiafiltration with a PMMA high-performance membrane dialyzer and a PAN membrane hemofilter in the treatment of septic shock patients with acute renal failure. Contrib Nephrol. 2011；173：182-90.

11) Bai S, Tuan PA, Saito T, et al：Repression of TERMINAL FLOWER1 primarily mediates floral induction in pear (Pyrus pyrifolia Nakai) concomitant with change in gene expression of plant hormone-related genes and transcription factors. J Exp Bot. 2017；68(17)：4899-914.

12) 森口武史, 松田兼一, 針井則一, 他：血液浄化の最前線. 臨床麻酔. 2010；34(3)：523-30.

13) 森口武史, 松田兼一, 針井則一, 他：川崎病に対する血漿交換療法の実際. 日アフェレシス会誌. 2015；34(2)：114-9.

14) 森口武史, 松田兼一, 針井則一, 他：小児拡張型心筋症とアフェレシス. 日アフェレシス会誌. 2015；34(1)：59-63.

15) 森口武史, 松田兼一, 田草川正弘, 他：ICUにおける出血性合併症が懸念される症例に対する急性血液浄化法施行時の工夫. ICUとCCU. 2008；32(supul)：5117-9.

16) Ronco C：Continuous renal replacement therapy：forty-year anniversary. Int J Artif Organs. 2017；40(6)：257-64.

17) Doi K, Iwagami M, Yoshida E, et al：Associations of Polyethylenimine-Coated AN69ST Membrane in Continuous Renal Replacement Therapy with the Intensive Care Outcomes：Observations from a Claims Database from Japan. Blood Purif. 2017；44(3)：184-92.

18) Hara Y, Shimomura Y, Nakamura T, et al：Novel Blood Purification System for Regulating Excessive Immune Reactions in Severe Sepsis and Septic Shock：An Ex Vivo Pilot Study. Ther Apher Dial. 2015；19(4)：308-15.

19) Honore PM, Joannes-Boyau O, Boer W, et al：High-volume hemofiltration in sepsis and SIRS：current concepts and future prospects. Blood Purif. 2009；28(1)：1-11.

20) Ronco C, Ricci Z, Bellomo R：Importance of increased ultrafiltration volume and impact on mortality：sepsis and cytokine story and the role of continuous veno-venous haemofiltration. Curr Opin Nephrol Hypertens. 2001；10(6)：755-61.

21) 森口武史, 松田兼一, 針井則一, 他：敗血症. 日アフェレシス会誌. 2016；35(1)：32-5.

22) Moriguchi T, Koizumi K, Matsuda K, et al：Plasma exchange for the patients with dilated cardiomyopathy in children is safe and effective in improving both cardiac function and daily activities. J Artif Organs. 2017；20(3)：236-43.

――― 森口武史, 松田兼一

第4章

5 Modality ——(2)

SLED (持続低効率血液透析)
sustained low-efficiency dialysis

point

▶ SLEDはIHDと同じ血液浄化装置を使用し，透析液流量を100〜200mL/minへ，血流量を100〜300mL/minへ減じ，治療時間を6〜10時間程度延長して行う。

▶ 溶質除去・体液除去，循環動態に関しては間欠腎代替療法 (IRRT) と持続的腎代替療法 (CRRT) の中間的存在として位置づけられる。

▶ 血行動態が不安定な症例，CRRTからIRRTへの移行期の症例にも適する。

1 SLEDの定義と施行条件

　　SLEDの定義は，従来のIRRTの透析液流量 (Q_D) である500mL/minを1/2程度の200〜300mL/minへ減少させ，その一方で治療時間を従来の4時間から2倍程度の8〜10時間に延長するmodalityである[1〜3]。

　　血液流量 (Q_B) であるが，欧米では間欠的血液透析 (IHD) 時は通常250〜400mL/minであり，SLEDの場合はそれを1/2程度に減量するため，Q_Bの設定は100〜200mL/minとなっている。典型例としてはQ_B200mL/min，Q_D100〜300mL/minでIHDと同じ血液浄化装置を使用する，と記載されている[3〜14]。

　　これまでのSLEDに関する報告を**表1**に示す。様々な名称で呼ばれているが，modalityとしてはいずれも同様のものである[3〜14]。また，SLEDに濾過を加えHDFモードにし，中分子量物質の除去を企図したものをsustained low-efficiency dialysis with filtration (SLED-f) と呼んでいる[1,4]。CRRTにおいて，Q_B，Q_D，置換液流量 (Q_S) が個々の症例，あるいは施設で異なるのと同様に，このSLEDにおいても施行条件は症例あるいは施設により，ある程度の差は認められる。

　　治療時間という観点で分類するならばSLEDはCRRTではなくIRRTに含まれる。しかし，24時間以上持続で行うことも可能であり，continuous sustained low efficiency dialysis (C-SLED) として報告されている[11]。

第4章　AKIに対する血液浄化療法

表1 ▶ SLEDの施行条件についての報告

著者	年	療法名	治療時間 （時間/日）	治療日数 （日/週）	Q_B （mL/min）	Q_D （mL/min）	Q_S （mL/min）
Schlaeper [6]	1999	SCD	24	daily	100〜200	100〜300	−
Lonnemann [7]	2000	extended daily HD	18	6〜7	70	70	−
Kumar [8]	2000	EDD	7.5	6〜7	200	300	−
Marshall [3]	2001	SLED	12	6〜7	100	200	−
Marshall [5]	2002	SLED	12	5〜7	200	100	−
Marshall [4]	2004	SLEDD−f	8	4〜7	200	200	100
Naka [9]	2004	PDIRRT	6〜8	daily	100	200	21〜33
Kielstein [10]	2004	extended dialysis	12	6〜7	200	100	−
Finkel [11]	2005	C−SLED	24	7	150	100	−
Ratanarat [12]	2005	SLED	6〜12	5〜7	200〜250	67〜150	−
Berbece [13]	2006	SLED	8	6	200	350	17
Baldwin [14]	2007	EDD−f	8	daily	100	279	21

SCD：slow continuous dialysis, HD：hemodialysis, EDD：extended daily dailysis, SLEDD−f：sustained low−efficiency daily diafiltration, PDIRRT：prolonged daily intermittent renal replacement therapy, C−SLED：continuous SLED, EDD−f：extended daily dialysis with filtration

2 SLEDの実際

　SLEDとCRRTの大きな違いはQ_Dにある。Q_Dを200〜300mL/minへ減量したとはいえ，CRRTのQ_Dに比較すると10倍以上の差がある。現行のCRRT用血液浄化装置でもQ_D100〜166.6mL/min（6〜10L/hr）までの設定が可能であるが（**表2**），わが国では無菌的血液濾過用補充液の使用が14〜16 L/dayに限られているため，CRRT用血液浄化装置によるSLEDでは2〜3時間しか施行できないことになる。そのため，SLEDを施行するには十分量の透析液の供給できる個人用透析装置が必要となる。

　わが国で使用可能な透析装置とHDF対応透析装置を**表3**，**4**に示す。**表1**に示されるように，過去の報告ではSLEDのQ_Dは100〜300mL/minに設定されているが，わが国で頻用されている透析装置のQ_Dの最小設定値は1機種（NCV−10）を除いては300mL/minであるため，Q_Dを100〜200mL/minに設定することは困難である。

　SLEDの実施場所であるが，RO（reverse osmosis）装置と原水の排管（透析用水処理装置）が整備されている透析室などでは容易に実施可能である。また，**図1**に示すように，我々の施設ではICU内の水道水を個人用RO装置へ配水し，個人

5　Modality ── (2) SLED（持続低効率血液透析）

表2 ▶ CRRT用血液浄化装置の比較

機種名	TR−55X−Ⅱ	ACH−Σ	プラソート iQ 21	KM−9000
販売元	東レ・メディカル	旭化成メディカル		川澄化学工業
ローラーポンプ	4ローラー方式	3ローラー方式	2ローラー方式	
血液ポンプ	1～250mL/min	1～250mL/min	5～250mL/min	1～250mL/min
濾過ポンプ	0.01～6L/hr	0.01～6L/hr	0.01～12L/hr	0.06～15L/hr
透析液ポンプ	0.01～4L/hr 0～66.6mL/min	0.01～6L/hr 0～100mL/min	0.01～12L/hr 0～166.6mL/min	0.01～10L/hr 0～166.6mL/min
補液ポンプ	0.01～3L/hr	0.01～6L/hr	0.01～12L/hr	0.01～5L/hr
シリンジポンプ	20・30・50mL対応 （サイズ自動検知）	20・30・50mL対応 （サイズ自動検知）	20・30・50mL対応 （サイズ自動検知）	（サイズ自動検知）
注入量設定範囲	0.1～15mL/hr	0.1～15mL/hr	0.1～15mL/hr	0.5～15mL/hr
除水制御機構	容量計量方式	重量制御方式	重量制御方式	重量制御方式

表3 ▶ 個人用透析装置の比較

機種名	TR−3000S	SD−300N	DBB−100NX	NCV−10
販売元	東レ・メディカル	JMS	日機装	ニプロ
モード	HD, ECUM, OHDF, OHF, IHDF	HD, ECUM, OHDF, OHF, IHDF	HD, ECUM, OHDF, OHF, IHDF	HD, ECUM, OHDF, OHF, IHDF
血液ポンプ	20～400mL/min	30～600mL/min	40～600mL/min	0～500mL/min
透析液ポンプ	400～700mL/min	300～700mL/min	300～700mL/min	300～800mL/min 200～600mL/min
除水速度	0～5L/hr	0～5.99L/hr	0～4L/hr	0～3L/hr

ECUM；限外濾過, OHDF；オンラインHDF, OHF；オンラインHF, IHDF；間欠補充型HDF

表4 ▶ HDF対応透析装置の比較

機種名	TR−7700S	DCG−03	NDF−01
販売元	東レ・メディカル	日機装	ニプロ
モード	HD, HDF, HF, ECUM, AFBF	HD, HDF, HF, ECUM, OHF, OHDF, AFBF	HD, HDF, HF, ECUM
血液ポンプ	20～400mL/min	40～600mL/min	30～500mL/min
透析液ポンプ	300～600mL/min	300～700mL/min	300～600mL/min 100～300mL/min
補液ポンプ	0.1～8L/hr	0.01～6L/hr （除水速度との合計8L/hr以下）	0.01～8L/hr （除水速度との合計8L/hr以下）
除水速度	HD, ECUM時0～5L/hr HF, HDF時0～2L/hr	0～4L/hr HF, HDF時, 補液 速度との合計8L/hr以下	0～6L/hr HDF, HF, CHDF, CHF時, 補液 速度との合計8L/hr以下

HDF；オフラインHDF, HF；オフラインHF, ECUM；限外濾過, OHF；オンラインHF, OHDF；オンラインHDF, AFBF；アセテートフリーバイオフィルトレーション

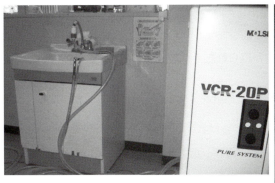
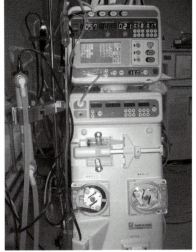

図1 ▶ ICU内でのSLED
ICU内の水道水を個人用RO装置へ送水し，透析液を作製。個人用透析装置を用い，ICU内のベッドサイドでSLEDを施行。

用透析装置を用いてICU内でSLEDを実施している。このように，個人用RO装置があれば，透析用の配管設備の整っていないICU内でもSLEDは実施可能となる。現在，我々の施設ではQ_B 100〜200mL/min，Q_D 300mL/min，治療時間6〜8時間の条件でSLEDを施行している。

SLEDは通常の透析装置を使用して行うため，日中は慢性維持透析患者のIHDで使用し，夜間にSLED用として使用することも可能である。同じ機器であることから，透析専従看護師は操作には慣れているため，スタッフへの指導も効率的であり，CRRT装置がない場合，あるいはCRRTを施行できない施設でもSLEDはCRRTと同等の効果を得られる治療手段となりうる。

3 SLEDの治療効果

1) IHD困難例での検討

ICUに収容され，AKIを発症したため腎代替療法（RRT）を必要とされ，IHDを施行したが低血圧などにより継続不可能と判断された37例に対し，計145回のSLEDを施行することが可能であったと2001年に報告されている[3]。

施行条件はQ_B 200mL/min，Q_D 100mL/minで，治療時間12時間のプロトコルであったが，実際は平均10.4時間であった。平均血圧（MAP）は治療前69.1±13.8mmHgで治療後68.9±16.7 mmHgと有意な差は認められなかったが，145回のうち25回（17.2%）において低血圧を認め，そのうち11回（7.6%）で低血圧

のためSLEDが中止となった。除水量は3.0±1.4L/sessionの予定であったが，実際は2.8±1.5L/sessionであった。尿素クリアランスはdouble-pool Kt/Vで1.36±0.38が得られた。

2) SLEDとCRRTの比較

2000年にKumarらはICUに収容されAKIを合併した42例をSLED群25例と持続的血液透析（CHF）群17例の2群に分け，比較を行っている[8]。SLEDの施行条件はQ_B200mL/min，Q_D300mL/min，治療時間は6〜8時間で，CHFの施行条件はQ_B170mL/min，Q_F1,000〜2,000mL/hrである。治療時間はSLED7.5時間，CHF19.5時間で，有意（$P < 0.001$）にCHFで長かった。抗凝固薬のヘパリン使用量もCHFで有意に高用量であった（$P < 0.001$）。MAP，1日当たりの除水量には有意な差は認められなかった。昇圧薬の投与を要する低血圧はSLEDで59.9%（220/367回），CHFで69.9%（79/113回）であり，SLEDはCHFと同等の効果と耐用性を持つと報告されている。

Kielsteinらは AKI 患者39例に対し，SLED群（$n = 20$）とCHF群（$n = 19$）の2群間比較を行っている[10]。SLEDの施行条件はQ_B200mL/min，Q_D100mL/min，治療時間は最大12時間で，CHFはQ_B200mL/min，Q_F30mL/kg/hrである。循環動態に両群で差は認めず，BUN除去率もSLED52%，CHF53.2%で有意な差は認められなかった。アシドーシスの改善は治療前pHに差はなかったが，治療6時間（SLED終了時）では有意にSLEDでpHが高値であり（SLED 7.37 vs. CHF 7.31，$P < 0.05$），SLEDのほうがアシドーシス改善速度は速いと報告されている。しかし，SLED群での24時間後のpH値は評価されておらず，主にSLED終了時の6時間後とCHF24時間後で比較されているため，結果の解釈には注意を要する。

最近のメタ解析では，腎機能の回復にはCRRTが有利であり，SLEDはCRRTに比較し，生存率が有意に良好であったと報告されている[14]。しかし，治療の場所（病院内かICUか）によってサブグループ解析を行うと有意性が認められなくなるなど，結果の解釈には注意を要する（**図2，3**）[15]。

3) SLED-fの治療効果

NakaらはAKI患者14例に対し，SLED-fをQ_B100 mL/min，Q_D200mL/min，Q_F21〜33mL/min，8時間の施行条件で行った[9]。SLED-f施行前後でMAP，昇圧薬投与量に変化を認めず，良好な循環動態を示し，除水量284±143mL/hrで8時間の総除水量は2,014±1,154mLを達成することが可能であった。

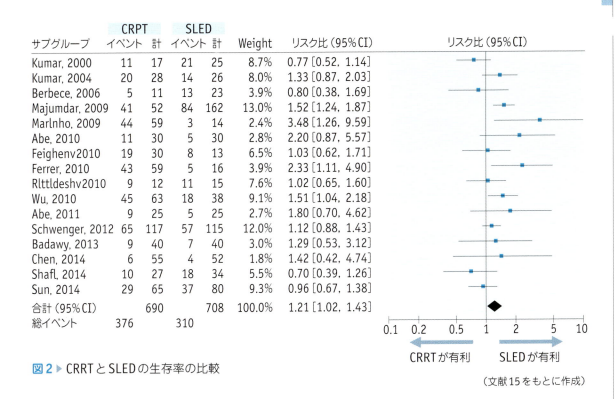

図2 ▶ CRRTとSLEDの生存率の比較

（文献15をもとに作成）

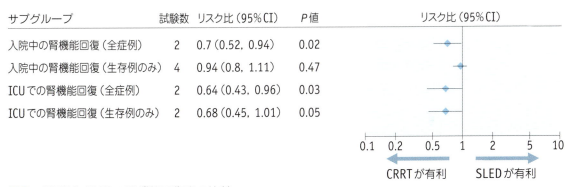

図3 ▶ CRRTとSLEDの腎機能回復率の比較

（文献15をもとに作成）

4）SLED-fとCRRTの比較

　BaldwinらはAKI患者16例に対し，3日間SLED-fを施行する群（Q_B100mL/min，Q_D280mL/min，Q_F21mL/min，治療時間8時間）とCHF群（Q_B200mL/min，Q_F2,000mL/hr）の2群間比較を行っている[15]。1日当たりの総除水量はSLED-f群830mL，CHF群700mLで有意な差は認められなかった。しかし，時間当たりの除水量はCHF群で有意に低値であり，2時間後のMAPはSLED-f群で有意に低値となった（SLED-f群76mmHg vs. CHF群94mmHg，$P<$

0.031）．昇圧薬投与量には有意な差は認められなかった．溶質除去に関しては SLED-f 終了時では CHF 群に比較し，有意に BUN，Cr 値は低値であったが，24 時間後には有意差がなくなっていた．

以上より，SLED は CRRT と比較しても循環動態に与える影響が同等であるとの報告が多い．また，溶質除去に関して IHD と SLED を比較する場合は Kt/V を用いることができるが，SLED あるいは IHD と CRRT など透析回数や透析時間の異なる血液浄化療法の透析量を比較する場合，equivalent renal clearance（EKR）が有用であり，これは尿素窒素産生量を TAC（時間平均濃度）で除した値である．EKR を用い，SLED（Q_B 200mL/min，Q_D 350mL/min，Q_S 17mL/min，治療時間 7.5 時間/日，週 6 日の施行条件）と CRRT（血液浄化量 20〜25mL/kg/hr，治療時間 21.3 時間/日，週 6 日の施行条件）と同等と報告されている[13)16)]．

4 SLED の適応

急性血液浄化を施行する施設がすべて ICU を完備しているとは限らず，CRRT の選択が不可能となっている症例も多く存在する．循環動態が不安定で週 3〜4 回の IHD は困難だが，必ずしも 24 時間持続の CRRT を要さない場合は SLED のよい適応になる．

SLED は ICU で管理が必要な重症患者においても良好な溶質，水分除去が可能であり，かつ循環動態に与える影響も CRRT と同等である可能性がある．また，治療を行っていない時間帯も増えることから，適切な理学療法を行えるようになり，ICU 滞在日数の短縮につながることも考えられる．さらに，全身状態は改善したが，腎機能が回復しない場合に，CRRT から IRRT へ移行する際にも SLED の適応になる．

急性期を脱した場合であれば，SLED の変法として，SLED または SLED-f モードで開始し，循環動態の安定が確認できれば 30〜60 分後に QB を 300mL/min から 500mL/min へ増加させる IHD モードや HDF モードへ変更することで，治療時間の短縮も可能となる[17)]．代謝性アシドーシスが高度な場合，酢酸フリー透析液を用いた SLED も効果的である[18)]．

5 SLED の位置づけ

治療時間，血液浄化装置から分類すると，SLED は IRRT のひとつとされる．し

かし，溶質除去・体液除去，循環動態に関してはIRRTとCRRTの中間的存在として位置づけられる。今後，急性血液浄化療法の1つの選択肢として，わが国においてもSLEDの定義・位置づけについて考えていく必要性がある。

現時点で，急性血液浄化療法はどの方法も，生命予後，腎機能回復率において明らかな優位性は認められない。そのため，RRTの施行場所，RRT装置の種類，個人用RO装置の有無などにより，できうる治療は各施設で限定されてくる。そのときの治療環境に応じて，患者個々に最も適切な治療法を選択することが重要である。

文献

1) 阿部雅紀, 海津嘉蔵：持続緩徐式血液透析濾過. 臨床透析ハンドブック. 第4版. 飯田喜俊, 秋澤忠男, 椿原美治, 監訳. メディカル・サイエンス・インターナショナル, 2009, p176-97.

2) Mehta RL：Continuous renal replacement therapy in the critically ill patient. Kidney Int. 2005;67(2):781-95.

3) Marshall MR, Golper TA, Shaver MJ, et al：Sustained low-efficiency dialysis for critically ill patients requiring renal replacement therapy. Kidney Int. 2001;60(2):777-85.

4) Marshall MR, Ma T, Galler D, et al：Sustained low-efficiency daily diafiltration (SLEDD-f) for critically ill patients requiring renal replacement therapy：towards an adequate therapy. Nephrol Dial Transplant. 2004;19(4):877-84.

5) Marshall MR, Golper TA, Shaver MJ, et al：Urea kinetics during sustained low-efficiency dialysis in critically ill patients requiring renal replacement therapy. Am J Kidney Dis. 2002;39(3):556-70.

6) Schlaeper C, Amerling R, Manns M, et al：High clearance continuous renal replacement therapy with a modified dialysis machine. Kidney Int Suppl. 1999;(72):S20-S23.

7) Lonnemann G, Floege J, Kliem V, et al：Extended daily veno-venous high-flux haemodialysis in patients with acute renal failure and multiple organ dysfunction syndrome using s single path batch dialysis system. Nephrol Dial Transplant. 2000;15(8):1189-93.

8) Kumar VA, Craig M, Depner TA, et al：Extended daily dialysis：A new approach to renal replacement for acute renal failure in the intensive care unit. Am J Kidney Dis. 2000;36(2):294-300.

9) Naka T, Baldwin I, Bellomo R, et al：Prolonged daily intermittent renal replacement therapy in ICU patients by ICU nurses and ICU physicians. Int J Artif Organs. 2004;27(5):380-7.

10) Kielstein JT, Kretschmer U, Ernst T, et al：Efficacy and cardiovascular tolerability of extended dialysis in critically ill patients：a randomized controlled study. Am J Kidney Dis. 2004;43(2):342-9.

11) Finkel KW, Foringer JR：Safety of regional citrate anticoagulation for continuous sustained low efficiency dialysis (C-SLED) in critically ill patients. Renal Fail. 2005;27(5):541-5.

12) Ratanarat R, Brendolan A, Volker G, et al：Phosphate kinetics during different dialysis modalities. Blood Purif. 2005;23(1):83-90.

13) Berbece AN, Richardson RM：Sustained low-efficiency dialysis in the ICU：cost, anticoagulation, and solute removal. Kidney Int. 2006;70(5):963-8.

14) Kovacs B, Sullivan KJ, Hiremath S, et al: Effect of sustained low efficient dialysis versus continuous renal replacement therapy on renal recovery after acute kidney injury in the intensive care unit: A systematic review and meta-analysis. Nephrology. 2017; 22(5): 343-53.

15) Baldwin I, Bellomo R, Naka T, et al: A pilot randomized controlled comparison of extended daily dialysis with filtration and continuous veno-venous hemofiltration: fluid removal and hemodynamics. Int J Artif Organs. 2007; 30(12): 1083-9.

16) Casino FG, Marshall MR: Simple and accurate quantification of dialysis in acute renal failure patients during either urea non-steady state or treatment with irregular or continuous schedules. Nephrol Dial Transplant. 2004; 19(6): 1454-66.

17) 阿部雅紀，丸山範晃，鈴木 緑，他：急性腎障害患者に対する長時間血液濾過透析（sustained hemodiafiltration：SHDF）の有用性．日急性血液浄化会誌. 2010; 1(1): 87-93.

18) 阿部雅紀，岡田一義，丸山範晃，他：急性腎障害に対する酢酸フリー透析液の効果．日急性血液浄化会誌. 2011; 2(1): 81-6.

丸山範晃，阿部雅紀

第4章

6 Modality —— (3)

IRRT（間欠的腎代替療法）
intermittent renal replacement therapy

point

▶ 間欠的腎代替療法（IRRT）は持続的腎代替療法（CRRT）と比較して，短時間で行う治療法である。

▶ 通常の透析装置を使用するため，容易に施行可能ではあるが，除水速度が速く，循環動態に与える影響は大きい。

▶ IRRTはCRRTに比較し生命予後が悪化したという研究はないが，維持透析に移行するリスクが高いという観察研究はある。

▶ 透析量・除水量についてはエビデンスが確立していない。

1 IRRTの定義

　IRRTは，3〜4時間の腎機能の代替を週3〜4回（連日の場合もある）施行する治療法である。慢性腎不全による維持透析患者と同等のスケジュールで行うものであり，一般的に血行動態や全身状態が比較的安定しているときに考慮される。IRRTは，単位時間当たりのクリアランスが高く，治療が短時間で終了するため，患者の拘束時間が短い，抗凝固薬への曝露が少ない，あるいは通常の透析装置・ダイアライザーを使用するため容易に施行可能でコストも安いという利点がある。そもそも，CRRTを永続的に使用することはできないため，維持透析を考慮する場合には，IRRTへの移行を何らかのタイミングで行う必要がある。

2 IRRTとCRRTとの比較

　表1に，IRRTとCRRTのそれぞれの特徴と両者の比較，利点・欠点を記載した[1]。
　先述したように，IRRTは単位時間当たりのクリアランスが高いため，尿毒症症状を呈するようなBUN（血中尿素窒素）高値や，高カリウム血症による致死的不整

6 Modality ——（3）IRRT（間欠的腎代替療法）

231

表1 ▶ IRRTとCRRTの比較

	利点	欠点
IRRT	●急速に体液異常の是正が可能 ●患者の拘束時間が短い ●抗凝固薬の曝露が少ない ●コストが安い	●循環変動が大きい ●治療終了後のリバウンド現象
CRRT	●循環動態が安定 ●生体恒常性を維持しやすい	●体液異常の是正が遅い ●持続的に抗凝固薬の投与が必要 ●長時間患者を拘束する ●コストが高い ●24時間監視可能なマンパワーと設備が必要

IRRT：間欠的腎代替療法，CRRT：持続的腎代替療法

（文献1より引用）

脈に対する腎代替療法（RRT）としてはCRRTより適している。それはIRRTの条件が一般的に Q_B（血液流量）＝100〜200mL/min，Q_D（透析液流量）＝500mL/minと通常の透析とほぼ同等であり，小分子の透析効率が高いからである。

さらに，治療時間が短いため，抗凝固薬への曝露時間が短くすむばかりではなく，クリアランスがCRRTに比較して高いため，ナファモスタットメシル酸塩などの除去効率も良く，出血傾向・出血性合併症を認める場合には，IRRTのほうが望ましい。さらに，患者の拘束時間が短くてすむことは，早期からのリハビリ・離床につなげることが可能となる。

一方，循環動態への影響はCRRTに比較して大きい。したがって，重症敗血症や術後炎症が強く血行動態が不安定な症例では適さない。敗血症や脱水，低心機能，低膠質浸透圧（低アルブミン血症など）といった血圧低下が起こりやすい病態では，血管外へ水が移動しやすく，その結果plasma refilling（血漿再充塡）が低下するため，除水速度が速い場合には，除水速度にplasma refillingが追いつかない。そのため血行動態が安定しない病態ではIRRTは適さない。

こうした循環動態への影響については，CRRTとの比較が示されている。Cochrane reviewの検討では，CRRTとIRRTの予後においてオッズ比は入院死亡1.01，ICU死亡1.06，RRT離脱1.01といずれも有意差はみられなかったが，循環動態においては観察終了時平均血圧のオッズ比は0.19と有意差にIRRTで低かった[2]。

さらに，IRRTは間欠治療であり，治療後には腎機能が代替されない。このため，高度の高カリウム血症，腫瘍崩壊症候群，横紋筋融解症など，溶質の負荷が継続している場合には，リバウンドが容易に生じることに注意する必要がある。また，IRRTでは不均衡症候群を生じやすい。KDIGOのAKI（急性腎障害）ガイドラインにおいても，脳浮腫や急性脳障害の存在下ではCRRTを推奨している。

3 IRRTとCRRTの予後比較

　AKIにおいて治療のmodalityを選択する上で，CRRTとの比較は重要である。表2に各ガイドラインでの両者の比較を示した[1)3)4)]。血行動態が不安定であるケースや頭蓋内病変が存在する場合にはCRRTが優先されるなどの例外はあるが，基本的にはIRRT，CRRTのどちらを選んでもよいとしている。複数の報告で，IRRTとCRRTとの間に生命予後の差はみられていないからである。先に述べたCochrane reviewのほかに，フランス21施設の多施設共同ランダム化比較試験（RCT）で360人をCRRTとIHDに割り付け60日予後を比較した結果，$P=0.98$で有意差を認めなかったとする報告[5)]や，316人のAKI患者をIRRTとCRRTにランダムに割り付けたところ，院内死亡はIRRTでは62.5％，CRRTでは58.1％であり，$P=0.430$と有意差を認めなかったとする報告[6)]がある。比較的最近の研究では，ICUに入室した患者のデータベースによるRRTが行われたAKIステージ3の患者への検討で，IRRTとCRRTの2群間での退院後の90日・365日の生存率においても有意差は認められなかった[7)]。以上のように，これまでの研究ではIRRT・CRRTの間に予後の有意差は認めていない。

　一方，腎予後についてはRCTでは差はみられていないが，観察研究においてはIRRTのほうが維持透析となるリスクが高いというメタアナリシスもある[8)]。この検討では，全体ではRR（相対危険度）1.73（95％信頼区間1.35～2.20）と，IRRTはCRRTに比較し維持透析となる相対危険度が高値であったが，観察研究とRCTに分けると，観察研究ではRR 1.99（95％信頼区間1.53～2.59）と有意な関連がみられたが，RCTではRR 1.15（95％信頼区間0.78～1.68）と有意な関連は認め

表2 ▶ IRRT適応とCRRT適応のガイドライン比較

ガイドライン	記載
KDIGO	1. 持続および間欠的な腎代替療法をAKI患者に施行する：Grade なし 2. 血行動態が不安定な患者にはIRRTよりCRRTを推奨する：Grade 2B 3. 頭蓋内圧亢進もしくは急性脳損傷を伴うAKI患者ではIRRTよりCRRTを推奨する：Grade 2B
AKI	循環動態が安定した症例に対しては，持続，間欠のどちらを選択してもかまわない。循環動態が不安定な症例に対しては持続が望ましい。 循環動態が安定した症例：推奨の強さ 2，エビデンスの強さ B 循環動態が不安定な症例：推奨の強さ なし，エビデンスの強さ D
敗血症	推奨および意見：敗血症性AKIに対する血液浄化療法は，循環動態が安定した症例に対しては，持続，間欠のどちらを選択してもかまわない（2B）。循環動態が不安定な症例に対しては持続が望ましい（エキスパートコンセンサス，エビデンスなし）。

（文献1，3，4をもとに作成）

ず，IRRTがCRRTと比べて腎死になりやすいかどうかは結論が得られていない。

4 IRRTにおける透析処方量の実際

処方量についてはいくつかの検討が報告されている。

844人の急性腎不全を認めたICU入室患者で，重症度スコア（Cleveland Clinic Foundation ARFスコア）別にKt/V（標準化透析量）と予後との関連をみたところ，軽症・重症とも透析量と予後との関連は少なかったが，中等症ではKt/V≧1の群で，良好な予後と関連することが示された[9]。軽症・重症例では，透析量と関係なく救命あるいは死亡してしまうため，透析量の影響は少ないものと考えられた。

また，頻度について行った検討では，160人を毎日透析，隔日透析にランダムに割り当て，RRT終了後14日以内の生命予後を比較したところ，連日透析群で予後がより良いことが示された（死亡率：連日群28％，隔日群46％，$P=0.01$）[10]。しかし，1回当たりの透析効率は2群間で同等であり，週当たり透析効率の差（週当たりKt/V：連日群$5.8±0.4$，隔日群$3.0±0.6$）が予後に関連した可能性，実際に行われた透析量はCKDに推奨されているものより少なかった（連日群Kt/V$0.92±0.16$，隔日群Kt/V $0.94±0.11$）。また隔日群では，低血圧など有害事象の発生があったなどの問題が挙げられている。

一方，透析量と予後との関連を検討したVA/NIH研究で，IRRTあるいは持続低効率血液透析（SLED）を選択された患者への検討において，週3回施行した群と週6回施行した群で予後の差を調べた[11]。単回当たりのKt/Vは平均1.3で，両群で60日の予後や腎機能の回復には有意差はなかった。

慢性維持透析においては，Kt/Vが1.0～1.2では0.1上がるごとに予後が改善したとあるが[12]，1.3以上ではさらに予後に差はつかなかったとする報告もある[13]。一方で，小分子クリアランスと予後との関連を検討したHEMO studyでは，single pool Kt/Vが$1.32±0.09$と$1.7±0.11$との間で差がないという結果もあった[14]。KDIGOでは慢性維持透析の透析処方量をそのままAKIにも当てはめて，1回当たりの間欠的血液透析（IHD）ではKt/V＝1.3，Kt/V 3.9/weekが目安とし，エビデンスレベルは1Aとした。ただしあくまでこれは慢性維持透析患者と同様の透析処方としていることが前提であって，実際は異化が亢進したAKI患者において当てはまるか，あるいは小分子除去効率をどの程度めざすのかなど，病態の重症度によって変わってくる。

一方，IRRTにおける濾過の効果については定まっていない。維持透析においては血液透析濾過（HDF）のほうがHDに比較して循環動態が維持されやすいとされ

ているが，AKIに対する治療としてエビデンスは確立されていない。透析液をそのまま補液として使用するonline HDFをAKIに施行した検討では，炎症性サイトカインや酸化ストレスの増加を認めなかったと結論づけている[15]。今後，IRRTにおいて，濾過を行うことが臨床的にどのような意味を持つかの検討が必要とされている。

IRRTにおける除水量の実際

慢性維持透析に対するkg血液透析では，1回の除水量は体重の6%までにとどめることが推奨されている（日本透析医学会による「維持血液透析ガイドライン：血液透析処方」）。一般的にも，1日空きの除水量は体重の3%，2日空きの除水量は体重の5%と言われているが，循環動態が不安定なAKIにおいてそれが当てはまるという根拠はない。そのためin-outバランスの評価とvolumeの評価が重要となってくる。輸液，経腸栄養によるintakeと，尿量やドレナージ，胃管によるoutのほか，不感蒸泄も考慮し除水量を決めていくことになる。

体重測定ができればin-outバランスの修正が容易となるが，測定できないことも多い。この際には，以下のようなvolumeの指標の変化をもとにして評価する。胸部X線によるCTR（心胸郭比）や胸水の有無，浮腫の程度，下大静脈径，hANP（ヒト心房性ナトリウム利尿ペプチド），BNP（脳性ナトリウム利尿ペプチド），爪毛細血管の充満時間などを総合的に考慮し体液状態を判断する。また病態としてover volumeとしておくべきなのか，hypo volumeとしておくべきなのかによっても大きく変わってくる。それらをふまえた上で，血行動態を大きく崩さないような適正な除水を考慮すべきである。

RRTからの離脱の考慮

図1にKDIGO，AKI，敗血症の，それぞれのガイドラインにおける離脱の基準を示した[1)3)4]。KDIGOがNot GradedであるがRRTが不要になるまでとある。また利尿薬投与を推奨していない。AKIガイドラインでは具体的な目標については記載がなく，尿量やデータから推奨してもよいという記載にとどまっている。

表3には既存のRCTでの見解を示した[11)16)〜18]。VA/NIHとRENALでは項目が少ないが，AKIKIでは離脱をどの程度考慮するかで基準を分けている。ELAINでは利尿薬の有無によって分けている。

尿量は重要なファクターであり，20mL/hrはひとつの重要な基準となりうる可能性があり，クレアチニンクリアランスは病態によってはクレアチニンが上昇するため判断が難しいが，20mL/minがひとつの目安となるかもしれない。ガイドラインに記載できるほどエビデンスとして構築はされていないが，これらのRCTは実際に治療していく上で指標となりうるだろう。

KDIGOガイドライン

5.2.1：Discontinue RRT when it is no longer required, either because intrinsic kidney function has recovered to the point that it is adequate to meet patient needs, or because RRT is no longer consistent with the goals of care.（*Not Graded*）

腎機能の回復
治療ゴールにRRTが不要
➡RRTの離脱を行う

5.2.2：We suggest not using diuretics to enhance kidney function recovery, or to reduce the duration or frequency of RRT.（*2B*）

利尿薬は腎機能の回復目的・治療期間の短縮目的に使用しない

AKIガイドライン

CQ7-2：AKIに対して何を指標に血液浄化療法を終了すべきか？

推奨　臨床データの改善と尿量により終了の時期を判断することを検討してもよい。

推奨の強さ なし　エビデンスの強さ C

敗血症ガイドライン

該当項目なし

図1 ▶ 各ガイドラインのRRT離脱基準の比較

（文献1，3，4をもとに作成）

表3 ▶ RCTごとに比較したRRTの中止基準

RCT	中止基準
VA/NIH	クレアチニンクリアランス：>20mL/min
RENAL	尿量：>400mL/24hr＋臨床医の判断
AKIKI	離脱を検討：尿量≧500mL/24hr 離脱を強く推奨： 尿量1,000mL/24hr（利尿薬なし），尿量2,000mL/24hr（利尿薬あり） 離脱必須：クレアチニンの自然低下
ELAIN	尿量：>400mL/24hr（利尿薬なし），>2,100mL/24hr（利尿薬あり） クレアチニンクリアランス：>20mL/min

（文献11，16〜18をもとに作成）

CRRTに比較して，IRRTは循環動態に与える影響は大きいが，CRRTと比較したいくつかの利点が存在する。患者個人の病態に応じた対応が必要とされる。

文 献

1) AKI（急性腎障害）診療ガイドライン作成委員会（編）：AKI（急性腎障害）診療ガイドライン2016. 日腎会誌. 2017；59（4）：419-533.

2) Rabindranath K, Adams J, Macleod AM, et al：Intermittent versus continuous renal replacement therapy for acute renal failure in adults. Cochrane Database Syst Rev. 2007；(3)：CD003773.

3) 日本版敗血症診療ガイドライン2016作成特別委員会（編）：日本版敗血症診療ガイドライン2016. 日救急医会誌. 2017；28：S1-S226.

4) Kidney Disease：Improving Global Outcomes (KDIGO) Acute Kidney Injury Work Group：KDIGO Clinical Practice Guideline for Acute Kidney Injury. Kidney Int Suppl. 2012；2(1)：1-138.

5) Vinsonneau C, Camus C, Combes A, et al：Continuous venovenous haemodiafiltration versus intermittent haemodialysis for acute renal failure in patients with multiple-organ dysfunction syndrome：a multicentre randomised trial. Lancet. 2006；368(9533)：379-85.

6) Lins RL, Elseviers MM, Van der Niepen P, et al：Intermittent versus continuous renal replacement therapy for acute kidney injury patients admitted to the intensive care unit：results of a randomized clinical trial. Nephrol Dial Transplant. 2009；24(2)：512-8.

7) Liang KV, Sileanu FE, Clermont G, et al：Modality of RRT and Recovery of Kidney Function after AKI in Patients Surviving to Hospital Discharge. Clin J Am Soc Nephrol. 2016；11(1)：30-8.

8) Schneider AG, Bellomo R, Bagshaw SM, et al：Choice of renal replacement therapy modality and dialysis dependence after acute kidney injury：a systematic review and meta-analysis. Intensive Care Med. 2013；39(6)：987-97.

9) Paganini EP, Tapolyai M, Goormastic M, et al：Establishing a dialysis therapy/patient outcome link in intensive care unit acute dialysis for patients with acute renal failure. Am J Kidney Dis. 1996；28(5 Suppl 3)：S81-S89.

10) Schiffl H, Lang SM, Fischer R：Daily hemodialysis and the outcome of acute renal failure. N Engl J Med. 2002；346(5)：305-10.

11) VA/NIH Acute Renal Failure Trial Network：Intensity of renal support in critically ill patients with acute kidney injury. N Engl J Med. 2008；359(1)：7-20.

12) Gotch FA, Sargent JA：A mechanistic analysis of the National Cooperative Dialysis Study (NCDS). Kidney Int. 1985；28(3)：526-34.

13) Held PJ, Port FK, Wolfe RA, et al：The dose of hemodialysis and patient mortality. Kidney Int. 1996；50(2)：550-6.

14) Eknoyan G, Beck GJ, Cheung AK, et al：Effect of dialysis dose and membrane flux in maintenance hemodialysis. N Engl J Med. 2002；347(25)：2010-9.

15) Klouche K, Amigues L, Morena M, et al：On-line hemodiafiltration did not induce an overproduction of oxidative stress and inflammatory cytokines in intensive care unit-acute kidney injury. BMC Nephrol. 2017；18(1)：371.

16) RENAL Replacement Therapy Study Investigators：Intensity of continuous renal-replacement therapy in critically ill patients. N Engl J Med. 2009；361(17)：1627-38.

17) Gaudry S, Hajage D, Schortgen F, et al：Initiation Strategies for Renal-Replacement Therapy in the Intensive Care Unit. N Engl J Med. 2016；375(2)：122-33.

18) Zarbock A, Kellum JA, Schmidt C, et al：Effect of Early vs Delayed Initiation of Renal Replacement Therapy on Mortality in Critically Ill Patients With Acute Kidney Injury：The ELAIN Randomized Clinical Trial. JAMA. 2016；315(20)：2190-9.

鈴木俊嗣，土谷 健

第4章

7 抗凝固薬の選択

point

▶ 血液浄化療法は体外循環であるため，基本的に抗凝固薬の投与が必要である。

▶ 日本ではIHDでは未分画ヘパリンを，CRRTではナファモスタットメシル酸塩を選択する場合が多いが，抗凝固薬の選択にエビデンスはない。

▶ 活動性出血や出血リスクの高い患者に関しては，抗凝固薬を使用しないことも考慮しうる。

1 抗凝固薬投与の必要性

　血液が血管外で凝固するのは周知の事実であり，あらゆる体外循環では抗凝固が必要となる。血液浄化療法中に回路内の凝固により中断を余儀なくされることがしばしばあり，使用する膜にもよるが回路のpriming volumeが大人でおおよそ200mLであるため，返血できなければこれを失うことになりうる。

2 血液浄化療法に使用できる抗凝固薬の種類とモニタリング方法

　日本において血液浄化療法中に使用できる抗凝固薬は未分画ヘパリン，低分子ヘパリン，ナファモスタットメシル酸塩，アルガトロバン，クエン酸ナトリウムの5つが候補となる（**表1**）。このうちクエン酸ナトリウムは海外では第一選択とされるものの，諸事情（後述）により日本では使用しにくい。

　抗凝固薬を適切に使用するためにはその効果をモニタリングし，投与スピードを調整する必要がある。血液浄化療法中の抗凝固モニタリングとしては以下の方法がある。慢性の維持透析では日々の状況はあまり変わらないので逐一モニタリングする必要はないが，急性血液浄化療法として実施する場合は，間欠的血液透析（IHD）でも持続的腎代替療法（CRRT）でも患者の凝固能が変化する可能性があ

表1 ▶ 血液浄化療法における抗凝固薬の種類と特徴

抗凝固薬	分子量	半減期	作用機序
未分画ヘパリン (unfractionated heparin；UFH)	5,000〜30,000	60〜90min	抗トロンビン作用>抗Xa作用
低分子ヘパリン (low molecular weight heparin；LMWH)	3,000〜6,000	120〜180min	抗トロンビン作用<抗Xa作用
ナファモスタットメシル酸塩 (nafamostat mesilate；NM)	540	8min	複数の凝固因子抑制，血小板凝集抑制
アルガトロバン (argatroban)	527	30〜50min	抗トロンビン作用
クエン酸ナトリウム (sodium citrate)	294	−	Caキレート作用

抗凝固薬	モニタリング方法	コスト	その他の特徴
未分画ヘパリン (unfractionated heparin；UFH)	APTT, ACT	安	安価でIHDでは最も使用されている
低分子ヘパリン (low molecular weight heparin；LMWH)	抗Xa活性	中	UFHより出血合併症が少ないがモニタリングしにくい
ナファモスタットメシル酸塩 (nafamostat mesilate；NM)	APTT, ACT	高	調節性がよいが高額，日本のCRRTでは多用
アルガトロバン (argatroban)	APTT, ACT	高	HITに有効
クエン酸ナトリウム (sodium citrate)	APTT	安	日本では使いにくいが，海外では最も使用されている

るため，適宜（患者によっては日に何回も）モニタリングを行う必要がある。

1) 活性化凝固時間 (activated clotting time；ACT)

ヘモクロン®，アクテスター®などの測定器を用いて，セライト®，カオリンなどの活性化剤と混合することで凝血までの時間を測定する。ベッドサイドで簡易に測定できることが最大の利点でモニタリングに適するが，最低限の血小板があることが条件となる。時に他の凝固検査と乖離することがあり，また測定誤差もあることに注意する。血液浄化中は返血で基準値の1.5〜2倍，160〜240secほどにコントロールする。

2) 活性化部分トロンボプラスチン時間 (activated partial thromboplastin time；APTT)

リン脂質と陰性荷電物質を活性化剤として添加し，十分量のカルシウムを加え内因系，共通経路の凝固時間を測定する。血液浄化療法中の抗凝固モニタリングとして最も正確だが，検査室でないと測定できない。血液浄化中は正常値の1.5〜2倍程度にコントロールする。

3）抗Xa活性

抗Xa活性を主作用とする抗凝固薬のモニタリングに使用できるが，検査室でも容易に測定できないため実用的ではない。

4）未分画ヘパリン（unfractionated heparin；UFH）

UFHはウロン酸とグルコサミンが結合した硫酸ムコ多糖類であり，アンチトロンビン（AT）Ⅲと複合体を形成し主にトロンビンを阻害するとともに，Xa因子も阻害し抗凝固作用を発揮する。抗凝固薬の中では安価であることからIHDを中心に広く使われているが，半減期が長く長時間使用で出血のリスクが上がり，CRRTでの使用は少なくなっている。ACTやAPTTでモニタリングできることも利点のひとつとなっており，ECMO（膜型人工肺）などの体外循環中はよく使用される。ヘパリン起因性血小板減少症（heparin-induced thrombocytopenia；HIT）の発症に注意が必要である。

投与方法は施設により異なるが，日立総合病院では1,000Uをloadingの上で血液浄化中750U/hrの持続投与を基本とし，モニタリングにより調整する。

5）低分子ヘパリン（low molecular weight heparin；LMWH）

分離・精製により高分子領域のヘパリンを除去したヘパリン製剤で，日本ではダルテパリンやパルナパリンが使用できる。抗Xa活性が主たる抗凝固作用であり，これにより未分画ヘパリンより出血合併症が少なく，HITの発症も少ないとされる。しかし未分画ヘパリンより高額であり，ACTやAPTTでモニタリングができないことが最大の欠点であり，血液浄化中の使用は少なくなっている。

投与方法は，10U/kg程度loadingの上で血液浄化中5〜10U/kg/hrの持続投与を行う。

6）ナファモスタットメシル酸塩（nafamostat mesilate；NM）

NMはセリンプロテアーゼ阻害薬で複数の凝固因子の作用を抑制し，また抗血小板凝集作用を有する。半減期が8分と短いことから，回路内のみの抗凝固を期待でき，日本ではCRRTを中心に頻用されている。ACTやAPTTでモニタリングができることも利点である。しかし高額であることが難点であり，海外では使用されていない。またそれでも全身の凝固時間の延長をきたしうること，一方で透析条件や膜種類により吸着や透析濾過で除去されうることに注意する。

半減期が短いためloadingは通常不要で，30mg/hr程度の持続で開始し，モニタリングにより調整する。

7) アルガトロバン（argatroban）

選択的抗トロンビン薬であり，AT Ⅲ非依存的に抗凝固作用を発揮する。薬剤が高額であるため血液浄化療法の抗凝固として使用することは少ないが，HIT発症下には有効な抗凝固を発揮しつつHIT病態改善にもなりうるため使用できる。

血液浄化療法中は0.5～2μg/kg/min持続投与で開始し，APTTをモニタリングし調整を行う。

8) クエン酸ナトリウム（sodium citrate）

クエン酸はイオン化カルシウムをキレートし，凝固因子カスケードが進行できなくなることにより抗凝固作用を発揮する。出血合併症が少ないとされ，海外では血液浄化療法の抗凝固の第一選択となっている。しかし日本で使用する場合は輸血保存用のクエン酸ナトリウムを使用するしかないこと，アルカローシス，低カルシウム血症，高ナトリウム血症が副作用となるが，海外ではクエン酸用に調整された透析液を用いることができるのに対し，日本にはそのような透析液が使用できないことなどから用いられにくくなっている。機序的に出血合併症が少ないため，日本でも時に使用する価値はあるものと考える[1]。

総括すると，血液浄化療法中の抗凝固薬には薬剤ごとに一長一短があるため，患者ごとに適切な抗凝固薬を選択する必要がある。一般的には慢性の維持透析におけるIHDではUFHを，急性血液浄化療法（CRRTを中心にIHDでも）では調節性のよいNMを使用する施設が多いと思われるが，いずれを使用するにしても適切なモニタリングを行うことで出血などの合併症を最小限にできる。

3 抗凝固薬を用いない血液浄化療法

抗凝固薬には出血が最大の合併症となるため，出血リスクの高い患者や活動性出血のある患者に対して抗凝固薬の投与はしにくいが，あえて抗凝固薬を投与しないで血液浄化療法を実施する選択肢もある。回路凝固のリスクは高まるものの，長時間でない血液浄化療法には耐えうる可能性があり，またEVAL™膜など血球活性化が少ない膜を選択することで抗凝固薬を減量あるいは使用せずに運用できることもある。これらにより，出血がある患者に血液浄化療法が禁忌とならずに実施することができる場合がある。

血液浄化療法における抗凝固薬選択のエビデンス

　これらの抗凝固薬の選択にエビデンスは存在するのだろうか。日本のCRRTでよく使用されているNM，IHDで使用されるUFH，海外で最も使用されているクエン酸ナトリウムではいずれが優れているのだろうか。

　血液浄化におけるNMは日本と韓国でのみ使用されているため，臨床研究もこれらの国に限られるがいくつか存在する。しかしNMを無抗凝固薬と比較した前向き試験で[2)3)]，あるいはUFHなど他の抗凝固薬や無投与などと比較した観察あるいは後ろ向き研究で[4)〜6)]，生命予後あるいは腎の予後を良くしたとするものは存在せず，一部の研究で膜寿命を良くしたというものがあるものの，UFHとの比較で差がなかったとするものも存在する[7)]。

　一方，クエン酸とNMを比較した臨床試験はないが，クエン酸とUFHを比較したランダム化比較試験は多い。生命予後に差があったものはないが，クエン酸で出血合併症が少なく膜寿命が長かったとするものが多い[8)〜11)]。

　現状，どの抗凝固薬が優れているか，エビデンスを持って推奨されるものは残念ながらない。日本のCRRTで多用されるNMが優れているという根拠もなく，クエン酸は比較的有効と考えられるが日本では使用しにくい。現時点では，血液浄化の種類や患者ごとに適切なものを選択するというclinical practiceでよい。

文献

1) 奥田晃久，内野滋彦，柴﨑多恵子，他：クエン酸による持続血液透析の施行経験．日集中医誌．2013；20(4)：653-4．
2) Lee YK, Lee HW, Choi KH, et al：Ability of nafamostat mesilate to prolong filter patency during continuous renal replacement therapy in patients at high risk of bleeding：a randomized controlled study. PLoS One. 2014；9(10)：e108737.
3) Choi JY, Kang YJ, Jang HM, et al：Nafamostat Mesilate as an Anticoagulant During Continuous Renal Replacement Therapy in Patients With High Bleeding Risk：A Randomized Clinical Trial. Medicine (Baltimore). 2015；94(52)：e2392.
4) Baek NN, Jang HR, Huh W, et al：The role of nafamostat mesylate in continuous renal replacement therapy among patients at high risk of bleeding. Ren Fail. 2012；34(3)：279-85.
5) Hwang SD, Hyun YK, Moon SJ, et al：Nafamostat mesilate for anticoagulation in continuous renal replacement therapy. Int J Artif Organs. 2013；36(3)：208-16.
6) Uchino S, Bellomo R, Morimatsu H, et al：Continuous renal replacement therapy：a worldwide practice survey. The beginning and ending supportive therapy for the kidney (B.E.S.T. kidney) investigators. Intensive Care Med. 2007；33(9)：1563-70.

7) Makino S, Egi M, Kita H, et al: Comparison of nafamostat mesilate and unfractionated heparin as anticoagulants during continuous renal replacement therapy. Int J Artif Organs. 2016; 39(1): 16-21.

8) Monchi M, Berghmans D, Ledoux D, et al: Citrate vs. heparin for anticoagulation in continuous venovenous hemofiltration: a prospective randomized study. Intensive Care Med. 2004; 30(2): 260-5.

9) Kutsogiannis DJ, Gibney RT, Stollery D, et al: Regional citrate versus systemic heparin anticoagulation for continuous renal replacement in critically ill patients. Kidney Int. 2005; 67(6): 2361-7.

10) Gattas DJ, Rajbhandari D, Bradford C, et al: A Randomized Controlled Trial of Regional Citrate Versus Regional Heparin Anticoagulation for Continuous Renal Replacement Therapy in Critically Ill Adults. Crit Care Med. 2015; 43(8): 1622-9.

11) Stucker F, Ponte B, Tataw J, et al: Efficacy and safety of citrate-based anti-coagulation compared to heparin in patients with acute kidney injury requiring continuous renal replacement therapy: a randomized controlled trial. Crit Care. 2015; 19: 91.

中村謙介

第4章

8 ヘモフィルターの選択

point

▶ AKIに対する腎代替療法（RRT）においてヘモフィルター選択基準は存在しない。

▶ 近年，わが国では敗血症性のAKIに対して高サイトカイン血症是正目的で，サイトカイン吸着ヘモフィルター（CAH）を使用した持続的腎代替療法（CRRT）が施行されることが十分考えられる。

▶ 現時点では，CAH-CRRTが敗血症性AKIの予後改善につながるというエビデンスは乏しい。

1 AKIに対するRRTにおける浄化膜の素材

　血液浄化療法における浄化膜の素材は，セルロース系（再生セルロース，酢酸セルロース）と合成高分子系に大別される。セルロース系ではセルローストリアセテート（cellulose triacetate；CTA），合成高分子系ではポリアクリロニトリル（polyacrylonitrile；PAN），ポリスルホン（polysulfone；PS），ポリメチルメタクリレート（polymethylmethacrylate；PMMA），エチレン・ビニルアルコール共重合体（ethylene-vinylalcohol copolymer；EVOH），ポリエーテルスルホン（polyethersulfone；PES），ポリエステル系ポリマーアロイ（polyester polymer alloy；PEPA），AN69ST（アクリルニトリルとメタリルスルホン酸ナトリウムの共重合体）などがある。

　日本では，AKIに対する腎代替療法（RRT）は持続的腎代替療法（CRRT）が大部分を占め，CRRTで使用される血液濾過器（ヘモフィルター）は様々で，膜素材も異なる。現在，日本で使用可能なヘモフィルターは**表1**のごとくである。膜素材としてCTA，PS，PMMA，PES，AN69STの5種類で，PAN，EVOH（EVAL™），PEPAなどはダイアライザーとしての使用はあるがCRRTとしては用いられていない。

8 ヘモフィルターの選択

245

表1 ▶ 日本で販売されている CRRT 用のヘモフィルター

	ヘモフィール®CH	ヘモフィール®SHG	エクセルフロー®	レナサポート®PS
製造会社	東レ		旭化成メディカルMT	旭化成メディカルMT
製造販売会社	東レ・メディカル		旭化成メディカル	川澄化学工業
膜素材	PMMA	PS	PS	PS
膜面積（m²）	0.3, 0.6, 1.0, 1.3, 1.8	0.8, 1.0, 1.3	0.3, 0.7, 1.0, 1.3	0.3, 0.7, 1.0, 1.3
内径（μm）	200, 240	200	225	220±22
膜厚（μm）	30	40	45	20〜75
滅菌方法	ガンマ線		ガンマ線	ガンマ線

	UT フィルター	シュアフィルター®	セプザイリス®
製造会社	ニプロ		ガンブロインダストリーズ
製造販売会社	ニプロ		バクスター
膜素材	CTA	PES	AN69ST
膜面積（m²）	0.3, 0.5, 0.7, 1.1, 1.5, 2.1	0.3, 0.9, 1.1, 1.5, 2.1, 2.5	0.6, 1.0, 1.5
内径（μm）	200	200	240
膜厚（μm）	15	40	50
滅菌方法	ガンマ線	ガンマ線	EOG

	レナキュート®	ダイアフィルター®
製造会社	ジェイ・エム・エス	メディベイターズ
製造販売会社	川澄化学工業	旭化成メディカル
膜素材	PES	PS
膜面積（m²）	0.4, 0.8, 1.1, 1.5	0.09
内径（μm）	200	200
膜厚（μm）	30	
滅菌方法	EOG	EOG

CRRT；continuous renal replacement therapy，EOG；ethylene oxide gas．
PMMA；polymethylmethacrylate，PS；polysulfone，CTA；cellulose triacetate，PES；polyethersulfone，
AN69ST；アクリロニトリル・メタリルスルホン酸ナトリウム共重合体

2 AKIに対するRRTにおいて最適な浄化膜の素材は？

　　AKIに対してCRRTを施行する際のヘモフィルターの選択（膜素材）に関しての基準はなく，CTA，PS，PMMA，PES，AN69STの5種類のどれかを，施設の好みにより選択しているのが現状である。現在，①浄化膜素材の予後（生命予後や腎予後）への影響，②最適な浄化膜に関しては，明確な答えは存在しない。これまでAKIに対するRRTにおいて，膜素材を比較したランダム化比較試験（RCT）は少なく，6編[1〜6]のみが報告されている（**表2**）。5編が間欠的血液透析

表2 ▶ フィルターの膜素材を比較したRCT

報告者	年	RRT modality	膜素材	主要評価項目	結果
Schiffl H, et al [1]	1994	IHD	cuprophane vs. PAN	生存率	有意差なし
Jones CH, et al [2]	1998	CVVHD	PAN vs. PS	生存率	有意差なし
Jörres A, et al [3]	1999	IHD	cuprophane vs. PMMA	14日生存率	有意差なし
Gastaldello K, et al [4]	2000	IHD	high flux PS vs. low flux PS vs. CDA	生存率と腎機能回復率	有意差なし
Albright RC Jr, et al [5]	2000	IHD	CA vs. PS	30日生存率と30日以内の腎機能回復率	有意差なし
Ponikvar JB, et al [6]	2001	IHD	low flux PS vs. high flux PAN	生存率と腎機能回復率	有意差なし

RCT：randomized controlled trial，IHD：intermittent hemodialysis，PAN：polyacrylonitrile，
CVVHD：continuous venovenous hemodialysis，PS：polysulfone，PMMA：polymethylmethacrylate，
CDA：cellulose diacetate，CA：cellulose acetate

（IHD）における透析器の膜素材の比較で，残りの1編は持続的血液透析（CHD）における膜素材の比較で，日本で最も多く施行されている持続的血液濾過透析（CHDF）において膜素材を比較したRCTはこれまで存在しない。6編とも予後が検討されているが，いずれも膜素材間で有意差は認めていない。

2008年のCochrane reviewでは，上述のRCT 5編を含む計10編の研究をメタ解析し報告している[7]。対象症例はAKIに対してIHDを施行した1,100例で，生体適合性の良い膜（biocompatible membranes；BCM，$n = 575$）と，生体適合性の良くない膜（bio-incompatible membranes；BICM，$n = 525$）間で死亡率と腎機能回復率が検討された。結果は両群間で死亡率（相対危険度0.93，95％信頼区間0.81～1.07），腎機能回復率（相対危険度1.09，95％信頼区間0.90～1.31）ともに有意差を認めていない。しかしながら，いずれも現在より10年以上も前の検討であり，最近の新しい膜素材を比較検討したRCTはない。

3 サイトカイン吸着ヘモフィルター（cytokine-adsorbing hemofilter；CAH）

敗血症性AKIでは各種サイトカイン濃度の上昇を認め，高サイトカイン血症が敗血症性AKIにおいて重要な役割を果たしていることはよく知られている[8]。心臓手術後のAKIに対して持続的静静脈血液濾過透析（continuous venovenous hemodiafiltration；CVVHDF）を施行した患者（$n = 153$）を検討した報告によれば，CVVHF後のサイトカイン濃度（tumor necrosis factor-α；TNF-α，interleukin-6；IL-6）が生存群（$n = 89$）において死亡群（$n = 64$）と比較して有意

($P<0.05$) に低下している[9]。このように敗血症AKIにおいてサイトカイン除去が予後改善につながる可能性から，敗血症性AKIに対してはサイトカイン除去目的も兼ねて，サイトカイン除去能の優れたRRTを選択することが十分考えられる。

サイトカインの除去効率が高いRRTとしては，高用量のCRRTやサイトカイン吸着ヘモフィルター（CAH）を使用したCRRTなどが施行される。高用量のCRRTに関しては，最近の大規模なRCTから，高用量のCRRTがAKIの予後改善にはつながらないというのが，現時点でのコンセンサスと言える[10)11]。また，Parkらは敗血症性AKI患者を高用量（80mL/kg/hr）のCVVHDF群と通常量群（40mL/kg/hr）にランダム化して検討した結果，高用量のCVVHDF群で血清サイトカイン濃度（IL-6，IL-8）がCVVHDF 24時間後有意に低下したが（$P=0.03$，$P=0.01$），28日生存率，90日生存率では両群間で有意差は認めていない[12]。

一方，CAHとしてはPMMA膜と最近注目されているAN69ST膜の2種類がある。この2つの膜素材に関しては，AKIに対するRRTにおけるRCTは存在せず，観察研究による検討結果のみが報告されている。Matsudaらは敗血症性のAKIに対してPMMA-CHDFを施行した13例と，PAN-CHDFを施行した13例を比較した。28日生存率はPMMA-CHDF群で84.6％とPAN-CHDF群の38.5％と比し，有意（$P<0.05$）に優れていた[13]。しかしながら，PMMA-CHDF群ではフィルターの膜面積は$2.1m^2$，血液流量（Q_B）が100〜120mL/hr，透析液流量（Q_D）が1,000mL/hr，濾過流量（Q_F）が300〜600mL/hrであるのに対して，PAN-CHDF群では膜面積は$1.0m^2$，Q_Bが80〜100mL/hr，Q_Dが500mL/hr，Q_Fが300mL/hrとCRRTの条件が異なり，膜素材の差のみが生存率に影響を及ぼしたとは言い切れない。またHirasawaらは，PMMA-CHDFによりサイトカイン（TNF-α，IL-6，IL-8，IL-10）が吸着により効果的に血中より除去可能で，敗血症性ショックや敗血症性の急性呼吸窮迫症候群（ARDS），敗血症性多臓器不全など高サイトカイン血症に関連する病態の治療において有効であると報告し，特にIL-6濃度が1,000pg/mL以上の敗血症症例にはPMMA-CHDFが望ましいとしている[14]。

一方，AN69ST膜は，日本で初めて腎不全以外の重症敗血症および敗血症性ショックを適応症として保険収載されたCRRT専用ヘモフィルターである。Shigaらは前向き多施設共同のsingle armの対照群を設けない前向き観察研究で，AN69ST膜を使用したCHDF（AN69ST-CHDF）の効果を，ICUに入室した敗血症性ショック34例を対象として検討している[15]。91％がAKIを合併し，APACHE（Acute Physiology and Chronic Health Evaluation）IIスコアは32.7±9.8であった。28日生存率は73.5％（25/34）で，APACHE IIスコアから予測した生存率（20.3％）より良好であった。この研究では同時にサイトカイン濃度もモニ

タリングしており，IL-6濃度はCHDF施行前，3時間後，72時間後はそれぞれ44,800±77,700pg/mL，30,400±69,400pg/mL，550±1,120pg/mLと有意（$P<0.01$）に低下していた。

Doiらは日本のレセプト（医療保険請求）データベースをもとに，ICUにおいてCRRTを施行した18歳以上の重症敗血症もしくは敗血症性ショックの患者（$n=2,469$）にてAN69ST膜と非AN69ST膜に分けて後ろ向きに解析し報告している[16]。AN69ST膜群と非AN69ST膜群でともにAKI合併が78％，敗血症の合併はそれぞれ64.1％，47.2％であった。院内死亡率はAN69ST膜群が非AN69ST膜群に比し有意に低く（オッズ比0.65，95％信頼区間0.45～0.93），またICU在室期間も有意に短かった。しかしながら，この研究では血中サイトカイン濃度は検討していない。現時点では敗血症性AKIに対して高サイトカイン血症是正目的でCAH-CRRTを推奨できるほどのエビデンスには乏しく，質の高い研究によるエビデンスの蓄積が必要である。

4 現時点では存在しないヘモフィルター選択基準

AKIに対してRRTを施行する際においてのヘモフィルター選択基準は現時点では存在しない。日本では浄化膜はほとんどが生体適合性の良好なタイプであり，浄化膜の素材の違いが予後に影響を及ぼすことを示した報告はない。CAHを含めたRCTにより膜素材の違いが明らかにされることを今後期待したい。

文献

1) Schiffl H, Lang SM, König A, et al：Biocompatible membranes in acute renal failure：prospective case-controlled study. Lancet. 1994；344(8922)：570-2.
2) Jones CH, Goutcher E, Newstead CG, et al：Hemodynamics and survival of patients with acute renal failure treated by continuous dialysis with two synthetic membranes. Artif Organs. 1998；22(8)：638-43.
3) Jörres A, Gahl GM, Dobis C, et al：Haemodialysis-membrane biocompatibility and mortality of patients with dialysis-dependent acute renal failure：a prospective randomised multicentre trial. International Multicentre Study Group. Lancet. 1999；354(9187)：1337-41.
4) Gastaldello K, Melot C, Kahn RJ, et al：Comparison of cellulose diacetate and polysulfone membranes in the outcome of acute renal failure. A prospective randomized study. Nephrol Dial Transplant. 2000；15(2)：224-30.
5) Albright RC Jr, Smelser JM, McCarthy JT, et al：Patient survival and renal recovery in acute renal failure：randomized comparison of cellulose acetate and polysulfone membrane dialyzers. Mayo Clin Proc. 2000；75(11)：1141-7.

6) Ponikvar JB, Rus RR, Kenda RB, et al:Low-flux versus high-flux synthetic dialysis membrane in acute renal failure:prospective randomized study. Artif Organs. 2001;25(12):946-50.

7) Alonso A, Lau J, Jaber BL:Biocompatible hemodialysis membranes for acute renal failure. Cochrane Database Syst Rev. 2008;(1):CD005283.

8) Cho E, Lee JH, Lim HJ, et al:Soluble CD25 is increased in patients with sepsis-induced acute kidney injury. Nephrology. 2014;19(6):318-24.

9) Wang HJ, Wang P, Li N, et al:Effects of continuous renal replacement therapy on serum cytokines, neutrophil gelatinase-associated lipocalin, and prognosis in patients with severe acute kidney injury after cardiac surgery. Oncotarget. 2017;8(6):10628-36.

10) VA/NIH Acute Renal Failure Trial Network:Intensity of renal support in critically ill patients with acute kidney injury. N Engl J Med. 2008;359(1):7-20.

11) RENAL Replacement Therapy Study Investigators:Intensity of continuous renal-replacement therapy in critically ill patients. N Engl J Med. 2009;361(17):1627-38.

12) Park JT, Lee H, Kee YK, et al:High-Dose Versus Conventional-Dose Continuous Venovenous Hemodiafiltration and Patient and Kidney Survival and Cytokine Removal in Sepsis-Associated Acute Kidney Injury:A Randomized Controlled Trial. Am J Kidney Dis. 2016;68(4):599-608.

13) Matsuda K, Moriguchi T, Harii N, et al:Comparison of efficacy between continuous hemodiafiltration with a PMMA membrane hemofilter and a PAN membrane hemofilter in the treatment of a patient with septic acute renal failure. Transfus Apher Sci. 2009;40(1):49-53.

14) Hirasawa H, Oda S, Matsuda K:Continuous hemodiafiltration with cytokine-adsorbing hemofilter in the treatment of severe sepsis and septic shock. Contrib Nephrol. 2007;156:365-70.

15) Shiga H, Hirasawa H, Nishida O, et al:Continuous hemodiafiltration with a cytokine-adsorbing hemofilter in patients with septic shock:a preliminary report. Blood Purif. 2014;38(3-4):211-8.

16) Doi K, Iwagami M, Yoshida E, et al:Associations of Polyethylenimine-Coated AN69ST Membrane in Continuous Renal Replacement Therapy with the Intensive Care Outcomes:Observations from a Claims Database from Japan. Blood Purif. 2017;44(3):184-192.

根木茂雄, 重松 隆

第5章
AKIの予後とフォローアップ

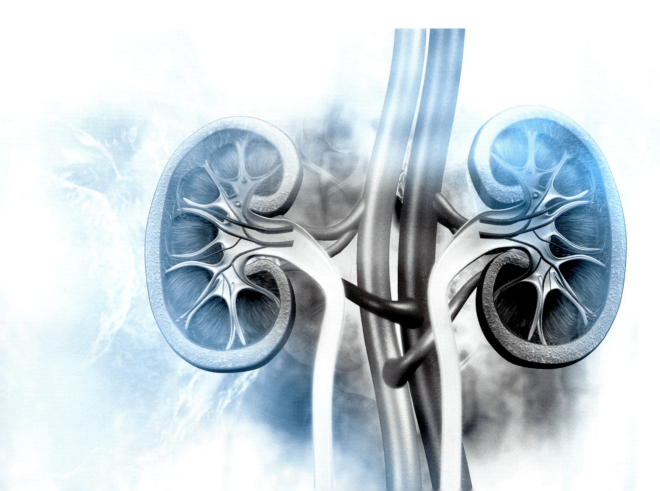

第5章

1

AKI患者の予後と
フォローアップ

point

▶ AKIは，CKDや末期腎不全のリスクとなる。

▶ AKIを発症していない患者に比し，AKIを発症した患者の長期予後（生命予後，腎予後，心血管疾患予後）は不良である。

▶ AKIはたとえ軽度であっても，短期的・長期的に予後と関連があるので，十分に注意してフォローアップする必要がある。

▶ AKI回復後はCKDに移行することが多いため，AKI発症3カ月後腎機能の再評価が必要である。

1 注目されるようになってきたAKI

CKDは2002年に初めて概念が発表され，現在では世界中に広まっている[1]。日本でもCKD患者は約1,330万人ときわめて多く，その理由としてCKD患者の死亡率，心血管系合併症および入院が多いことが挙げられる。これに対し，AKIは従来，腎臓医の中では急性腎不全（ARF）として知られており，多くは一過性で回復し，頻度も高くなかったことから注目度はそれほど高くはなかった。しかし近年，ICUに入院中の患者や外科手術後，抗腫瘍薬治療中の患者に腎障害患者が多くみられることから，集中治療医を中心に急性腎障害の臨床的重要性が注目されるようになり，かかる急性腎障害をAKIとして定義し，研究されるようになった[2]。そこで，AKIは死亡率，CKD発症リスクや心血管系疾患（CVD）発症の有無など，CKDと同様に医学的のみならず医療経済的にも重要な問題として注目されるようになった。

2 AKIフォローアップの重要性

AKIを発症した患者がどのような経過をたどるかについて2002年に報告されている。AKIを発症した患者の予後が不良で，AKI発症前の腎機能まで完全に回復する例はわずか15%程度にすぎないこと，さらにAKIが多臓器不全に伴って合併していることが報告されている（**表1**）[3]。

近年，わが国においてAKI患者の増加とともに長期的フォローアップが重要となっている（**表2**）。心臓外科的手術などの侵襲の大きな手術の増加や医療機器の進歩，ICU保有施設の増加などによって，ICU患者が著しく増加した結果，AKI発症患者が増加したことにより，かかる患者を救命した後，どのような転帰となるかを知っておく必要が生じた。前述のごとく，日本にはCKD患者が1,330万人いると言われているが，今後，AKI患者がCKDに移行するかどうかは重要な問題である。同様にAKI発症患者は予後が悪いと言われているが，AKI発症後に死亡率が高いかどうか，そしてCVD合併の可能性についても知っておく必要がある。

表1 ▶ AKI発症後の経過

AKI発症後の転帰	
死亡	50%
腎機能回復せず透析へ移行	5%
腎機能不完全回復	30%
腎機能が再び悪化	5%
腎機能がそのまま安定	25%
腎機能完全回復	15%

腎以外の不全臓器数	死亡率
AKI単独の場合	0〜15%
多臓器不全が1つ加わる場合	20〜40%
多臓器不全が2つ加わる場合	50〜70%
多臓器不全が3つ加わる場合	50〜80%

（文献3をもとに作成）

表2 ▶ AKI患者フォローアップの重要性

1. CKDに移行する可能性
   CKDに移行するならば，既に1,330万人近く存在するCKD患者の増加につながる。

2. AKI発症後の死亡率増加への関連
   単にAKIが存在する間の転帰だけでなく，AKI発症後に死亡などの転帰に関係しているかもしれない。

3. 心血管系疾患合併の可能性
   CKDと同様，AKIの発症後，心血管系疾患を発症する可能性があり，合併症を合併しやすいかどうか検討する必要がある。

AKIが終息した後，合併症などで直接的あるいは間接的に予後が不良になる可能性がある．AKIの定義が統一されていなかったこと，病態も多彩であることなどから十分に解明されていないが，AKIのフォローアップについて解説する．

3 AKIの長期予後に関する文献的考察

　前述のごとく，AKI自体が新しい概念であり，定義が統一されていなかったことから長期予後の疫学研究が少ない．長期のメタアナリシスの報告はCocaらが行っている[4]．47,017人の患者を調査した48件の論文の中で長期フォローアップした論文は15件あり，その結果をまとめている．AKIに罹患し生存した患者の死亡数は8.9/100人年であり，AKIがなかった患者は4.3/100人年であったと報告している（相対リスク2.59）．AKI合併患者の死亡数が非合併患者より明らかに多い．また，CVDを調べた論文はわずか2報しかなかったが，AKIの1年後のCVD合併が15.4%に比し，非AKIは7.0%である．AKI発症後のCKDは7.8/100人年，ESRDは4.9/100人年である．AKI発症前のCKDを完全に除外した場合，CKDは6.2/100人年，ESRDは4.2/100人年であったと述べている．

　どの報告も，同一コホートの中で非AKIのCKDおよびESRDの発症は調べていない．Cocaらの結論はAKIの後，長期的予後は悪いとしている．

　AKIを発症した患者のその後の経過を図1に示す[5]．このうち，CKDや末期腎

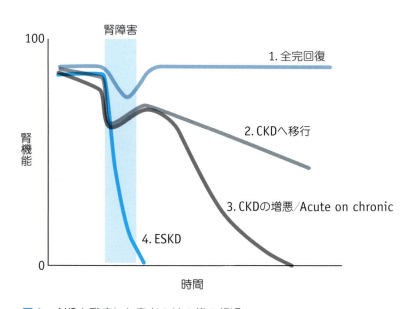

図1 ▶ AKIを発症した患者のその後の経過

（文献5をもとに作成）

不全（end stage kidney disease；ESKD）に移行している例が多いことが以下①～③のようにSawhneyらによって確認された[6]。

①死亡率：1～7年間のフォローアップでAKI発症5年後の時点で死亡率が83%であった。CKDを持ったAKI症例では予後が悪く，非AKI，非CKDに比し，ハザードリスクが2倍と高かった。

②CKD：AKI発症後，CKDとなるかどうかについてはハザードリスク1.91～213と多彩な結果であった。CKDを有したAKIではCKDを持たないAKIに比し3～5倍，ESRDになるリスクが高かった。

③アウトカムの判定時期：AKI発症後，アウトカムを判定する時期が重要である。AKI発症後3カ月（90日）と6カ月（180日）の判定時期があるが，それぞれハザードリスクが異なってくる。すなわち，AKIの死亡リスクは3カ月で1.41であるが，6カ月で1.13と低下する。

Sawhneyらは結論として，「AKI後の長期予後はAKIの原因やそのときの合併症などの病態によって大きく変わってくる。しかし，AKI発症前と発症後の腎機能によっても変化する。したがって，AKI発症前と後の腎機能について十分注意を払うべきである」と述べている[6]。

腎予後（ESKD移行）のみならず，生命予後，脳心血管病（脳卒中や虚血性心疾患など）発症に関する長期予後についても検討されており，いずれも予後不良であることが明らかにされている。AKIを発症すること自体が長期予後に影響を及ぼすということを意味している。

AKIのフォローアップをどうするか

AKIの予後は必ずしも良くないことが前述のメタアナリシスによって明らかになりつつある。しかし，AKIの予後は年齢や性，AKIの原因，原疾患，不全臓器の数と種類などによって大きな影響を受けるため，必ずしも死亡率が高い，あるいは予後が悪いとは言えない。いわゆる従来のARFは多臓器不全と合併しない単独だけであれば，短期的には予後がそれほど悪い疾患ではない[7]。ちなみに日本急性血液浄化学会が行ったサーベイ調査では，28日生存率でみるとARF単独は生存率79.0%に対し，多臓器不全は55.4%である（表3）[8]。今のところ，AKIは多臓器不全を合併した場

表3 ▶ 血液浄化法で治療した重症疾患患者の28日生存率

	生存率（%）
多臓器不全	55.4
急性腎不全	79.0
敗血症	66.0
HUS／TTP	79.5

（文献8をもとに作成）

合，著しく，また単独でもCKDに移行しやすく，転帰は悪い可能性があるとして認識しておくことが望ましい。わが国のAKI診療ガイドラインでも，発症3カ月の時点で全身状態や合併症の有無を含めて評価することを推奨している[9]。これはCKD移行を確認する意味も兼ねている。ただし，腎機能の回復程度はAKIを発症した要因や個々の有する腎予備能・回復能によって大きく異なるため（症例によっては1年近くかけて回復する場合もある），3カ月時点での腎機能がすべてはない。最終的に回復が停止する，または腎機能が完全に回復し，その状態が持続することの確認をもって安定期と判断し，CKD移行か完全回復かを判定する。

完全回復した場合でもAKIの再発やもとのAKIとは別要因による腎障害を生じてこないか注意する必要がある。CKDに移行した場合はCKDに準じた管理が必要となる。

5 今後の課題

AKIは多彩な病態を示す疾患であるが，最近，診断基準が統一化されてきた。今後，臨床上の重要性が増す中で，AKI発症後のフォローアップもまた重要となる。その際の課題を表4にまとめた。多施設によるデータ集積が今後期待される。

表4 ▶ AKI患者フォローアップでの課題

1. AKIの診断基準の同一化
2. AKI合併前後の腎機能，他臓器不全の有無，使用薬剤の調査等の臨床状態の明確化
3. 評価するフォローアップ期間の統一化と調査項目の同一化

文献

1) National Kidney Foundation：K/DOQI clinical practice guidelines for chronic kidney disease：evaluation, classification, and stratification. Am J Kidney Dis. 2002；39(2 Suppl 1)：S1-S266.

2) Acute Kidney Injury Guideline Development Group convened by the National Clinical Guidelines Centre and commissioned by the National Institute for Health and Care Excellence, in association with The Royal College of Physicians' Clini：Prevention, detection and management of acute kidney injury：concise guideline. Clin Med. 2014；14(1)：61-5.

3) 菱田 明：急性腎不全. 日腎会誌. 2002；44(2)：94-101.

4) Coca SG, Yusuf B, Shlipak MG, et al：Long-term risk of mortality and other adverse outcomes after acute kidney injury：a systematic review and meta-analysis. Am J Kidney Dis. 2009；53(6)：961-73.

5) Cerdá J, Lameire N, Eggers P, et al：Epidemiology of acute kidney injury. Clin J Am Soc Nephrol. 2008；3(3)：881-6.

6) Sawhney S, Mitchell M, Marks A, et al：Long-term prognosis after acute kidney injury (AKI)：what is the role of baseline kidney function and recovery? A systematic review. BMJ Open. 2015；5(1)：e006497.

7) 菱田 明：急性腎不全・AKIを理解する：臨床と基礎研究の最前線. 東京医学社, 2010.

8) 日本急性血液浄化学会サーベイ委員会：Current status of Blood Purification in Critical Care in Japan. 日急性血浄化会誌. 2011；2(2)：152-8.

9) AKI（急性腎障害）診療ガイドライン作成委員会（編）：AKI（急性腎障害）診療ガイドライン2016. 日腎会誌. 2017；59(4)：419-533.

海津嘉蔵

索引

欧文

A

ADQI（Acute Dialysis Quality Initiative）**5**

AHF（acute heart failure）**84**

AKI（acute kidney injury）**2**

—（急性腎障害）診療ガイドライン2016 **9, 149, 173**

——バンドル **34**

AKIKI研究 **78**

AKIN（Acute Kidney Injury Network）基準 **3, 6, 102**

AN69ST **245**

—— -CHDF **217**

ANP（atrial natriuretic peptide）**87, 99**

APTT（activated partial thromboplastin time）**240**

ARDS（acute respiratory distress syndrome）**168, 184**

ARF（acute renal failure）**2**

ASAスコア **106**

ASC（adiposederived MSC）**68**

ATI（acute tubular injury）**17**

ATIN（acute tubulointerstitial nephritis）**42, 45**

ATN（acute tubular necrosis）**17**

ATN study（研究）**78, 205**

B

bariatric surgery **106**

BEST Kidney study **73**

blue toe syndrome **131**

BUN/Cr **24**

C

CAH（cytokine-adsorbing hemofilter）**245, 247**

—— -CRRT **245**

Calvertの式 **118**

CCE（cholesterol crystal embolism）**48, 131**

CIN（contrast induced nephropathy）**121**

CKD（chronic kidney disease）**2, 102**

——進展 **39**

CRS
CRS（cardio-renal syndrome）**20, 83**

Crush症候群 **197**

CTA（cellulose triacetate）**245**

D

DAMPs（damage-associated molecular patterns）**74**

DKI（drug-induced kidney injury）**20**

DOSE試験 **147**

E

ECMO（extracorporeal membrane oxygenation）**106**

EGDT（early goal-directed therapy）**76**

EGPA（eosinophilic granulomatosis with polyangiitis）**46**

ELAIN研究 **78**

EPaNIC研究 **174**

ERP（enhanced recovery protocol）**108**

EVAL™膜 **242**

F

FDG（fluoro-2-deoxy-D-glucose）-PET scan **57**

FENa（fractional excretion of sodium）**23, 140**

FEUN（fractional excretion of urea）**23, 140**

free radical **98**

G

gallium 67 scintigraphy **55**

GDT（goal-directed therapy）**107**

GI（グルコース・インスリン）療法 **194**

GPA（granulomatosis with polyangiitis）**46**

H

HIF（hypoxia inducible factor）**60**

HRS（hepatorenal syndrome）**90**

—— -AKI **91**

HUS（hemolytic uremic syndrome）**48**

hydroxyethyl starch（HES）**109**

I

ICA（International Club of Ascites）**91**

ICU **182**

IRRT（intermittent renal replacement therapy）**79, 231**

K

KDIGO (Kidney Disease：Improving Global Outcomes) *3*, *6*, *102*, *179*
 ——基準 *3*, *7*, *72*
Ki67（細胞分裂関連蛋白） *44*
KIM-1 (kidney injury molecule-1) *44*

L

LDL アフェレシス *133*
L-FABP (liver-type fatty acid-binding protein) *27*, *36*, *37*, *75*, *202*

M

macroscopic hematuria-associated AKI *48*
MCN (myeloma cast nephropathy) *49*
MELD スコア *105*, *106*
MM (multiple myeloma) *113*
MPA (microscopic polyangiitis) *46*
myeloma cast nephropathy *47*

N

NAG *38*
NGAL (neutrophil gelatinase-associated lipocalin) *27*, *36*, *75*, *202*
NSAIDs *48*, *127*

O

OPTIMISE 研究 *107*

P

PAMPs (pathogen-associated molecular patterns) *74*
PEEP (positive end expiratory pressure) *185*, *187*
permissive underfeeding *171*
persistent AKI *26*, *28*, *30*
PES (polyethersulfone) *245*
PHD (prolyl hydroxylase domain-containing protein) *60*
 ——阻害薬 *62*
PMMA (polymethylmethacrylate) *245*
 —— -CHDF *215*
PN (polyarteritis nodosa) *46*
pre-dialyzation *220*
PS (polysulfone) *245*
PTC (peritubular capillary) *44*, *58*

Q

Q_B（血液流量） *232*

Q_D（透析液流量） *232*

R

RAI (renal angina index) *23*, *28*
RBF (renal blood flow) *74*
RENAL study（研究） *78*, *205*
RI (resistive index) *53*
RIFLE (Risk, Injury, Failure, Loss and End-stage of kidney disease) 基準 *3*, *6*, *102*
RRT (renal replacement therapy) *6*, *87*, *235*

S

SBP (spontaneous bacterial peritonitis) *91*
Sepsis-3 *72*
SGA (subjective global assessment) *170*
SLED (sustained low-efficiency dialysis) *222*
subclinical AKI *39*
Surviving Sepsis Campaign 2016 *175*

T

technetium 99m scintigraphy *56*
TLS (tumor lysis syndrome) *112*
TMA (thrombotic microangiopathy) *48*, *114*, *116*
TMD (therapeutic drug monitoring) *128*
transient AKI *25*, *30*
TTP (thrombotic thrombocytopenic purpura) *48*

V

volume overload *31*

和文

あ

αSMA (α-smooth muscle actin) *44*
アポトーシス *44*
アルドステロン拮抗薬 *145*, *148*
アルブミン（製剤） *77*, *93*
アレルギー・免疫学的機序 *127*

い

イホスファミド *118*
1 回換気量 *187*
溢水 *201*
院内発症，院外発症 *18*

え

栄養管理 *168*
炎症細胞浸潤 *65*
炎症性サイトカイン *64*, *74*

お

ω-6系脂肪酸 *173*
オクトレオチド *94*
オッズ比 *157*
欧州静脈経腸栄養学会 *172*
横紋筋融解症 *194*
温阻血時間 *106*

か

カルシニューリン阻害薬 *129*
カルペリチド *152*
ガリウム（Ga） *55*
過剰輸液 *107*
加速型‐悪性高血圧 *178*, *180*
下大静脈径 *52*
核磁気共鳴画像法（MRI） *55*
活性化凝固時間（ACT） *240*
活性化部分トロンボプラスチン時間（APTT） *240*
肝移植 *105*
肝腎症候群（HRS） *90*
間欠的腎代替療法（IRRT） *79*, *214*, *231*
間接毒性 *127*
間葉系幹細胞（MSC） *68*
感受性因子 *19*
感染後急性糸球体腎炎 *47*

き

危険因子 *103*
機能的腎機能低下 *91*
起立性低血圧 *154*, *192*
急性間質性腎炎 *21*, *116*
急性血液浄化療法 *209*
急性呼吸窮迫症候群（ARDS） *168*, *184*
急性心不全（AHF） *84*
急性腎障害（AKI） *2*
――のためのKDIGO診療ガイドライン *149*, *172*
急性腎不全（ARF） *2*
急性尿細管壊死（ATN） *17*, *24*, *41*
急性尿細管障害（ATI） *41*
急性肺障害 *184*
虚血ストレス *66*

虚血性ATI *43*
強化インスリン療法 *175*
強皮症 *47*

く

クエン酸ナトリウム *242*
クレアチニンクリアランス *157*
グルコン酸カルシウム *194*

け

ケモカイン *64*
ゲムシタビン *119*
ゲンタマイシン *43*
経腸栄養 *173*
血圧管理 *178*
血液浄化量 *204*
血液浄化療法 *124*, *200*
血栓性血小板減少性紫斑病（TTP） *48*
血栓性微小血管症（TMA） *48*, *114*, *116*
血糖管理 *175*
結節性多発動脈炎（PN） *46*
顕微鏡的多発血管炎（MPA） *46*
限外濾過療法 *87*

こ

コレステロール（結晶）塞栓症（CCE） *47*, *48*, *97*, *131*
コンピュータ断層撮影（CT） *54*
呼気終末陽圧（PEEP） *185*, *187*
高カリウム血症 *194*, *201*
高カルシウム血症 *196*
高血圧緊急症 *48*
高血糖 *169*
高サイトカイン血症 *215*
高リン血症 *196*
高齢高血圧患者 *182*
後稀釈法 *219*
抗凝固薬 *239*
抗菌薬 *76*, *128*
抗GBM病 *47*
抗腫瘍薬 *116*
好酸球性多発血管炎性肉芽腫症（EGPA） *46*
好酸球増多 *131*
膠質液 *161*
骨格筋量 *169*
骨髄腫腎（MCN） *49*, *113*

さ

サイアザイド系利尿薬 *145, 147*
サイトカイン吸着ヘモフィルター（CAH）*245, 247*
細胞内液，細胞外液 *190*

し

シスプラチン *117*
糸球体濾過量（GFR）*152, 156*
脂肪乳剤 *175*
脂肪由来間葉系幹細胞（ASC）*68*
死亡率 *109*
時間依存性 *128*
持続低効率血液透析（SLED）*222*
持続的血液濾過透析（CHDF）*215*
持続的腎代替療法（CRRT）*170, 214*
持続陽圧呼吸療法（CPAP）*186*
主観的包括的アセスメント（SGA）*170*
腫瘍崩壊症候群（TLS）*112, 194*
周術期管理 *102*
出血性合併症発症 *217*
術前腎機能低下 *97*
循環血漿量減少 *31*
晶質液 *32, 161, 109, 180*
小児のAKI *135*
小児へのCHDF施行 *219*
浄化量 *78*
静脈栄養 *174*
心腎症候群（CRS）*20, 83*
心臓手術 *96, 102*
心房性ナトリウム利尿ペプチド（ANP）*87, 99*
腎血管動脈抵抗値（RI）*53*
腎血流低下 *152*
腎血流量（RBF）*74*
腎後性，腎性，腎前性の鑑別 *50*
腎静脈圧上昇 *85*
腎性AKI *41*
腎前性 *191*
　——腎障害の除外 *52*
腎代替療法（RRT）*6, 87*
腎毒性ATI *43*
腎不全用アミノ酸製剤 *174*

す

ステロイド投与 *133*
ステロイド療法 *117*

す

スピロノラクトン *145, 148*
水腎症 *51*

せ

セルローストリアセテート（CTA）*245*
正常圧AKI *33*
正常血圧性虚血性急性腎障害 *98*
生理食塩水 *77, 162*
赤血球輸血 *109*

そ

ゾレドロン酸 *119*
阻血時間 *106*
総合アミノ酸製剤 *174*
造影剤 *97*
　——腎症（CIN）*121*
　——によるAKI（contrast induced AKI）*121*

た

多臓器障害 *168*
多発血管炎性肉芽腫症（GPA）*46*
多発性骨髄腫（MM）*47, 113*
体液過剰率（%FO）*141*
体液量 *162*
代謝拮抗薬 *129*
代謝性アシドーシス *201*
大動脈遮断 *98*

ち

治療薬物モニタリング（TDM）*128*
中心静脈圧上昇 *84*
中毒性 *127*
超音波検査（US）*51*

て

テクネチウム *56*
テルリプレシン *94*
低カリウム血症 *175, 196*
低血糖 *175*
低酸素 *58*
　——誘導因子（HIF）*60*
低マグネシウム血症 *175*
低用量ドパミン *156*
低リン血症 *175*

と

トランスサイレチン *170*
トリクロルメチアジド *145*
トルバプタン *145, 148*

261

ドパミン **99, 156**
糖新生 **169**
等張性炭酸水素ナトリウム液 **124**
特発性細菌性腹膜炎（SBP）**91**

な
ナトリウム排泄分画（FENa）**23, 140**
ナファモスタットメシル酸塩（NM）**239, 241**

に
日本版重症患者の栄養療法ガイドライン **173**
日本版敗血症診療ガイドライン2016 **149**
肉眼的血尿関連AKI **47**
尿細管障害 **116**
尿素窒素出現率（UNA）**171**
尿素排泄分画（FEUN）**23, 140**
尿毒症 **201**
尿量評価 **13**

の
ノルエピネフリン（ノルアドレナリン）**74, 77, 94, 158**
濃度依存性 **128**

は
バイオマーカー **27, 202**
バソプレシン（V_2）受容体拮抗薬 **87, 145, 148**
バンコマイシン（VCM）**128**
パミドロン酸 **119**
敗血症 **165, 183, 215**
　——性AKI（septic AKI）**72**
　——性ショック **182**
白金製剤 **117**
曝露因子 **19**

ひ
ヒドロキシエチルデンプン（HES）**77**
ビスホスホネート製剤 **119**
非心臓手術 **102, 181**
皮膚ツルゴール **192**

ふ
フロセミド **145, 147**
プロリン水酸化酵素（PHD）**60**
腹腔内高血圧（intra-abdominal hypertension）**107**

へ
ベースライン腎機能 **11**
平均動脈圧（MAP）**181**
米国集中治療医学会 **172**

ほ
ポリエーテルスルホン（PES）**245**
ポリスルホン（PS）**245**
ポリメチルメタクリレート（PMMA）**245**
補液 **118**
乏尿 **14**
傍尿細管毛細血管（PTC）**44, 58**

ま
マイトマイシンC **118**
マグネシウム投与 **118**
末期腎不全 **252**
慢性腎臓病（CKD）**2**

み
ミエリン様小体 **43**
ミドドリン **94**
ミルク・アルカリ症候群 **196**
未分画ヘパリン（UFH）**241**
水・電解質管理 **190**

む
無尿 **14**

め
メトトレキサート（MTX）**118**
免疫チェックポイント阻害薬 **119**
免疫抑制薬 **129**

も
毛細血管再充満時間の延長 **192**
門脈圧の亢進 **90**

や
薬剤性AKI **193**
薬剤性腎障害（DKI）**20, 126**

ゆ
輸液バランス **162**
輸液反応性 **164**

よ
ヨード造影剤 **121**
予後予測 **38**
溶血性尿毒症症候群（HUS）**48**

り
両側腎臓腫大 **52**

る
ループ利尿薬 **86, 99, 144, 145, 146, 195**

わ
ワーファリン関連腎症 **48**

編著者

阿部 雅紀　*Masanori Abe*

日本大学医学部内科学系腎臓高血圧内分泌内科学分野主任教授

1997年　日本大学医学部卒業
2003年　社会保険横浜中央病院
2007年　日本大学医学部腎臓高血圧内分泌内科助教
2007年　日本大学医学部付属練馬光が丘病院透析室長
2014年　日本大学医学部内科学系腎臓高血圧内分泌内科学分野准教授
2016年　現職

日本内科学会認定内科医・総合内科専門医
日本腎臓学会専門医・指導医
日本透析学会専門医・指導医
日本循環器学会専門医
日本急性血液浄化学会認定指導者
難病指定医
厚生労働省指定臨床研修指導医
東京DMAT隊員

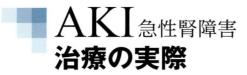

AKI 急性腎障害 治療の実際

定価 (本体6,000円+税)
2018年10月25日　第1版発行

編　著　阿部雅紀
発行者　梅澤俊彦
発行所　日本医事新報社
　　　　www.jmedj.co.jp
　　　　〒101-8718　東京都千代田区神田駿河台2-9
　　　　電話 (販売) 03-3292-1555　(編集) 03-3292-1557
　　　　振替口座　00100-3-25171
印刷所　ラン印刷社

© Masanori Abe 2018　Printed in Japan
ISBN978-4-7849-4487-3　C3047　6000E

・本書の複製権・翻訳権・上映権・譲渡権・公衆送信権 (送信可能化権を含む) は
　(株)日本医事新報社が保有します。

JCOPY　〈(社)出版者著作権管理機構　委託出版物〉
本書の無断複写は著作権法上での例外を除き禁じられています。複写される場合は，
そのつど事前に，(社)出版者著作権管理機構 (電話 03-3513-6969，FAX 03-3513-6979，
e-mail:info@jcopy.or.jp) の許諾を得てください。

電子版のご利用方法

巻末の袋とじに記載されたシリアルナンバーで，本書の電子版を利用することができます。

手順①：日本医事新報社Webサイトにて会員登録（無料）をお願い致します。
（既に会員登録をしている方は手順②へ）

日本医事新報社Webサイトの「Web医事新報かんたん登録ガイド」でより詳細な手順をご覧頂けます。
www.jmedj.co.jp/files/news/20170221%20guide.pdf

手順②：登録後「マイページ」に移動してください。
www.jmedj.co.jp/mypage/

「マイページ」
↓

マイページ中段の「会員限定コンテンツ」より電子版を利用したい書籍を選び，右にある「SN登録・確認」ボタン（赤いボタン）をクリック

表示された「会員限定コンテンツ」欄の該当する書名の右枠にシリアルナンバーを入力

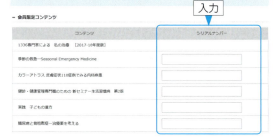

下部の「確認画面へ」をクリック
↓
「変更する」をクリック

会員登録（無料）の手順

1 日本医事新報社Webサイト（www.jmedj.co.jp）右上の「会員登録」をクリックしてください。

クリック

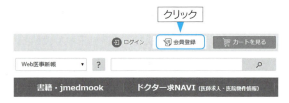

2 サイト利用規約をご確認の上（1）「同意する」にチェックを入れ，（2）「会員登録する」をクリックしてください。

3 （1）ご登録用のメールアドレスを入力し，（2）「送信」をクリックしてください。登録したメールアドレスに確認メールが届きます。

4 確認メールに示されたURL（Webサイトのアドレス）をクリックしてください。

5 会員本登録の画面が開きますので，新規の方は一番下の「会員登録」をクリックしてください。

6 会員情報入力の画面が開きますので，（1）必要事項を入力し（2）「（サイト利用規約に）同意する」にチェックを入れ，（3）「確認画面へ」をクリックしてください。

7 会員情報確認の画面で入力した情報に誤りがないかご確認の上，「登録する」をクリックしてください。